Shere Hite **Sexo & Negócios**

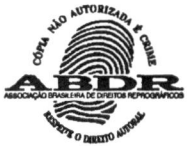

Shere Hite **Sexo & Negócios**

Tradução de Cyana Leahy

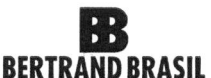

Copyright © Shere Hite 2000

Título original: *Sex & Business*

Capa: Rodrigo Rodrigues

Composição: Art Line

2001
Impresso no Brasil
Printed in Brazil

Cip-Brasil. Catalogação-na-fonte
Sindicato Nacional dos Editores de Livros, RJ

H584s	Hite, Shere
	Sexo & negócios / Shere Hite; tradução de Cyana Leahy. — Rio de Janeiro: Bertrand Brasil, 2001
	260p.
	Tradução de: Sex & business
	ISBN 85-286-0815-8
	1. Papel sexual no ambiente de trabalho. 2. Relações homem-mulher. 3. Homens — Psicologia. 4. Mulheres — Psicologia. I. Título.
01-0631	CDD - 306.7
	CDU - 392.6

Todos os direitos reservados pela:
BCD UNIÃO DE EDITORAS S.A.
Av. Rio Branco, 99 — 20º andar — Centro
20040-004 — Rio de Janeiro – RJ
Tel.: (0xx21) 263-2082 Fax: (0xx21) 263-6112

Não é permitida a reprodução total ou parcial desta obra, por quaisquer meios, sem a prévia autorização por escrito da Editora.

Atendemos pelo Reembolso Postal.

Sumário

Introdução
Uma Nova Psicologia no Trabalho

Páginas **11 – 12**

Prefácio
Uma Nova Paisagem Emocional

Páginas **13 – 14**

Apresentação Geral
Uma Breve Orientação de Leitura

Páginas **15 – 18**

Capítulo 1
Um Minirrelatório Hite sobre Negócios: Empresas e Sexo

Páginas **19 – 23**

Achados e fatos

Capítulo 2
Homens e Mulheres Podem Trabalhar Juntos?

Páginas **25 – 42**

Tudo que você pensava que sabia, mas vai ficar surpreso/a em descobrir que agora é diferente

A situação vista pelos homens

A situação vista pelas mulheres

Trabalhando de perto com um/a colega do outro sexo

Minirrelatório Hite: dados estatísticos

Como jogar para ganhar no trabalho na nova corrida dos gêneros!

As novas relações

Comandos de *software* cerebral

Jogo cerebral de laboratório

Os quatro S

Jogo cerebral 2.1

Jogo cerebral 2.2

Comandos de *software* cerebral

Jogo cerebral 2.3

Orientação

Sua opinião...

Capítulo 3
Os Diretores Executivos e Você: Quem São os Rapazes Charmosos com Poder sobre sua Vida?

Páginas 43 – 78

A visão de cima: como o diretor vê as coisas

O alto escalão: quem é ele na vida privada?

Executivos devem ser casados e ter filhos?

Executivos vão começar a refletir a nova demografia familiar?

Minirrelatório Hite: dados estatísticos

Conversas com diretores: um estado de transição

Informação obtida no Relatório Hite: ícones do coração

Mudando os arquétipos de família, amor e identidade

Sua opinião...

Capítulo 4
Homens Fazendo Negócios com Mulheres: Tudo que os Homens Deveriam Saber sobre Trabalhar com Mulheres...

Páginas 79 – 136

Está surgindo uma nova psicologia masculina?

Quanto sabem os homens a respeito de trabalhar com mulheres?

Minirrelatório Hite: dados estatísticos

Pessoas em fase de transição: o que elas dizem?

Comandos de *software* cerebral

Jogo cerebral 4.1

Uma armadilha: como uma mulher pode pedir promoção?

Comandos de *software* cerebral

'Não se pode confiar numa mulher nos negócios'

Igualdade: a grande questão

Jogo cerebral 4.2

Problemas que os homens podem ter quando promovem mulheres

Guetos femininos dentro das empresas

Quais mulheres os executivos deveriam promover?

Comandos de *software* cerebral

Como um homem pode trabalhar melhor com colegas mulheres no escritório?

O planeta do menino mau: *software* antiquado

Jogo cerebral 4.3

Exame de *software*: os sete pecados mortais

Jogo cerebral 4.4

Jogo cerebral 4.5

Idéias e ajudas

'O que o amor tem a ver com isso?'

As mulheres são 'fixadas em amor', mais do que em trabalho?

'Fazendo mulheres felizes'

Esposas de executivos e as 'novas mulheres de carreira'

Como as secretárias e colegas mulheres vêem as esposas?

Psicologia feminina – mudou?

Homens pensando como mulheres: novas tendências brigam com velhos chavões

Jogo cerebral 4.6 – para homens

Comandos de *software* cerebral – para homens

Qual deve ser o estilo de gerenciamento de um homem?

Como as mulheres reagem ao poder masculino?

Papais e filhinhas

Comandos de *software* cerebral – para mulheres

Informação obtida no Relatório Hite: crescendo mulher

Filhinhas e papais

Informação obtida no Relatório Hite: o que todo homem deveria saber sobre crescer como mulher: uma nova proposta

À procura de Alice

Sua opinião...

Capítulo 5
Como Trabalhar com Homens: Tudo que as Mulheres Deveriam Saber sobre Trabalhar com Homens...

Páginas **137 – 184**

'Quanto dinheiro ele tem?': os velhos chavões ainda estão ativos?

Como as mulheres descrevem trabalhar com os colegas?

Como os homens descrevem trabalhar com mulheres?

As reações dos homens à 'invasão feminina' hoje

Não dá para voltar atrás: mudar é bom

Comandos de *software* cerebral – para homens

O que o trabalho significa para os homens?

Chaves para entender a psique masculina

Informação obtida no Relatório Hite: crescendo macho

O trauma secreto dos meninos: rompendo com a mãe

'Não seja mulherzinha!'

Informação obtida no Relatório Hite: sexo e violência

Sexo e violência: assédio sexual e o desenvolvimento da identidade sexual dos meninos

O novo homem no trabalho?

Problemas dos homens em relação às figuras masculinas de autoridade

Meninos e seus pais: distância e necessidade

Projeções da vida privada?

Atitudes dos homens no amor e no sexo com mulheres: por que são importantes no trabalho

Informação obtida no Relatório Hite: homens gostam de se apaixonar por mulheres?

O que o amor significa para os homens?

Informação obtida no Relatório Hite: o que é igualdade emocional?

Como as mulheres se sentem gerenciando homens?

Uma nova psicologia feminina no trabalho

Qual deveria ser o estilo gerencial de uma mulher?

Como ser uma figura de autoridade

Comandos de *software* cerebral – para mulheres

Autoridade feminina e poder

Como as mulheres podem se sentir à vontade e bem em posições de autoridade (assim como aqueles ao seu redor...)

Comandos de *software* cerebral – para mulheres

Jogo cerebral 5.1

Jogo cerebral 5.2

Jogo cerebral 5.3

Comandos de *software* cerebral – para mulheres

Quando um homem tem uma chefe

Jogo cerebral 5.4

Comandos de *software* cerebral – para homens

Sua opinião...

Capítulo 6
Como as Mulheres Estão Trabalhando com Outras Mulheres?

Páginas 185 – 209

Como as mulheres estão se saindo, trabalhando com outras mulheres?

Modos empresariais necessários para mulheres trabalhando juntas serem bem-sucedidas

Histórias de secretárias sobre suas chefes

Histórias de chefes mulheres sobre suas secretárias

A política do escritório: identificar-se com um homem ou com uma mulher?

Será que mostrar 'solidariedade' ajuda ou prejudica a carreira de uma mulher?

Novas relações de negócios entre as mulheres: mentoras e pupilas

Conclusão: o futuro

Comandos de *software* cerebral

A nova psicologia com a qual as mulheres vêem outras mulheres: um tabu da lealdade?

Informação obtida no Relatório Hite: por que as mulheres brigam?

Sua opinião...

Capítulo 7
Assédio Sexual

Páginas 211 – 241

Assédio sexual: o que é e como evitá-lo

Minirrelatório Hite: dados estatísticos

Experiências de assédio sexual

Teste-se: essas histórias são casos de assédio sexual ou não?

A definição clássica de assédio sexual

Jogo cerebral 7.1

Chavões que você pode ouvir

Pondo sofás no escritório

Minirrelatório Hite: dados estatísticos

Causas mais profundas do assédio sexual

Comandos de *software* cerebral

Informação obtida no Relatório Hite: assédio sexual tem a ver com sexo – ou com poder?

Informação obtida no Relatório Hite: 'homens com H' e Viagra

Submissão sexual – o ponto do assédio?

Batom e saia curta no trabalho

A solução será 'neutralizar' o escritório?

Informação obtida no Relatório Hite: por que as mulheres às vezes cooperam com o assédio sexual?

Como 'pais' superexecutivos se sentem a respeito da sexualidade de suas 'filhas' funcionárias?

Informação obtida no Relatório Hite: pais e filhas: a necessidade de amizade

Como os pais podem 'ver' e aceitar a sexualidade de suas filhas?

Soluções e modos práticos de lidar com situações no trabalho

A base

Sua opinião...

Capítulo 8
Amor e Sexo no Escritório – Tabu?

Páginas **243 – 257**

Amor e romance são inadequados no trabalho?

Histórias de amor

Você pode se apaixonar no trabalho – sem conseqüências desastrosas?

Medo de sexo...

A estrada acidentada para o amor: e se você se apaixonar por alguém no trabalho?

O escritório (sexualmente) neutro (!)

Amigos ou amantes?

Comandos de *software* cerebral

Um novo espectro de emoções: novas relações no trabalho

Jogo cerebral 8.1

Comandos de *software* cerebral

O futuro sexual

Amizades no trabalho – levando a novos tipos de relações entre mulheres e homens

Sua opinião...

Explosão final do *software*

Página **259**

Está surgindo uma paisagem emocional mais diferenciada, com conceitos positivos de dignidade 'masculina' (menos vinculados a dinheiro/carreira) e de força 'feminina', além de outros valores positivos. Esse *software* aprimorado (para emoções e mentes) irá melhorar o cotidiano e torná-lo mais rico e mais profundo.

Introdução
Uma Nova Psicologia no Trabalho

Homens e mulheres podem realmente trabalhar juntos?

Mulheres e homens estão desenvolvendo novos tipos de relações entre si no trabalho – apesar dos percalços do 'assédio sexual', dos processos judiciais e de outros terrenos minados. Essas novas relações podem mudar fundamentalmente a natureza da sociedade:

Novos tipos de relações entre os sexos, iniciadas no local de trabalho, se estenderão ao resto da sociedade e à 'vida privada', à medida que mais pessoas forem mudando fundamentalmente o modo de se relacionar umas com as outras no ambiente de trabalho, assim como a visão que têm de si mesmas.

Qual a qualidade de seu *software* mental? Você está 'programado/a' para enfiar a cabeça na areia e torcer para que as mudanças não sejam 'nem rápidas nem dolorosas' demais – ou para ter uma perspectiva positiva e atual?

As tão anunciadas 'Grandes Mudanças do Século 21 estão aqui: no trabalho, se observarmos de perto, estão surgindo 'novas relações' em todo lugar. Há um novo cenário no local de trabalho. Espero propor aqui uma nova possibilidade de lidar com dilemas evitáveis e oferecer um pacote de *software* de pronta instalação para viciados no *status quo*, desmazelados mentais e outros desanimados – qualquer pessoa interessada em saber como usar a nova situação no trabalho em proveito próprio. Os homens, tanto quanto as mulheres, se beneficiarão imensamente da nova e possível dinâmica de trabalho.

Isso não tem que ser complicado, nem levar uma eternidade. Pode até mesmo ser divertido. Você vai ver.

PS: Se você pensa que este livro e as questões nele abordadas são principalmente sobre mulheres, está errado/a: o foco central desta análise das relações no trabalho está voltado para os homens e para a 'psicologia masculina'. A questão de quem são os homens, quem têm sido e quem estão se tornando é tão importante quanto a questão de quem são as mulheres e quem elas se tornarão. De fato, os homens estão começando a deixar entrever suas mudanças mais profundas.

Shere Hite

Prefácio
Uma Nova Paisagem Emocional

Uma nova paisagem emocional é possível, até mesmo onde nunca houve outra.

Como podemos criar um novo cenário psicológico-emocional?

Afrescos Submersos da Mente

Alguns dizem que a 'natureza humana' é um fenômeno fixo e que é impossível uma nova paisagem psicológico-emocional. Apontam o dramaturgo ateniense Sófocles, ou Shakespeare, dizendo que suas peças provam que 'a natureza humana sempre foi a mesma; as civilizações sempre foram as mesmas, e os seres humanos sentem amor, ódio, ciúme, ambição e medo uns pelos outros...'

Não será essa uma justificativa meramente preguiçosa do *status quo*? Pensem nos mitos gregos ancestrais (anteriores ao século VI) e em como é difícil para nós entender algumas das histórias míticas em sua forma original. A arqueóloga Marija Gimbutas* propôs uma visão de mundo para esse período, a pré-história, que é bastante diferente da visão padrão, que afirma que 'a história começa com os gregos e os egípcios' – uma história que se estende por 20.000 anos no passado, com uma tradição complexa, sofisticada e viva – e muito provavelmente uma paisagem psicológica e emocional diferente.

Freqüentemente as pessoas preferem afirmar que não alimentam mitos e que mitos são válidos para povos 'ignorantes' ou 'primitivos'. Porém, sob o sistema social estudado pelos sociólogos e sob as emoções estudadas pelos psicólogos, encontram-se mitos do desenvolvimento e da criação, mitos de família e mitos de comportamento heróico. Esses arquétipos, atualmente ignorados ou chamados de 'instinto', constituem a base de nossa psique e de nossas crenças.

Atualmente, os mitos estão passando por uma mudança; uma nova paisagem psicológica está lutando para existir. Para que isso aconteça, e para tomar parte na definição da nova paisagem, é importante compreender tais mitos.

Lentamente, meu trabalho vem conseguindo descobrir a identidade de alguns desses afrescos 'inconscientes' submersos em nossas mentes – a base de nossa psique e de nossas emoções.

Como resultado de minha pesquisa, acredito que está a caminho uma paisagem psicológico-emocional completamente diferente. Parte de nossa psicologia tem resistido a mudanças

---

* Gimbutas, M., *The Language of the Goddess*, Harper, San Francisco, 1995.

porque uma camada oculta da psique, uma identidade anterior a nossas psicologias (com freqüência chamada erroneamente de 'natureza humana'), ainda não foi analisada. Sob essa camada submersa e enterrada encontra-se um dos objetivos de meu trabalho. Essa camada oculta se compõe de todos os mitos e histórias que criaram o espectro emocional humano como o conhecemos. Esse é o território que encontramos quando nascemos e que aprendemos a assumir como 'inevitavelmente' nosso.

Nomear esse terreno permitirá o surgimento de uma nova paisagem.

A Psicologia do Mito: Um Novo Campo

Quando nascemos, recebemos a oferta de uma variedade de mitologias com as quais escrevemos o cenário de nossas vidas. Nossa escolha depende de vários fatores psicológicos criados em nossa situação individual e familiar (ler Freud e outros psicólogos).

Meu trabalho é tentar redefinir o pacote inteiro de opções ou mitologias disponíveis em oferta – e não reescrever a psicologia (embora faça isso também, em parte). É possível um conjunto completamente diferente de cenários? Os mitos subconscientes que nos regem são mutáveis? Sim.

Os cinco Relatórios Hite e este livro tentam questionar e repensar (tomando por medida o contraponto entre o que as pessoas dizem que experimentam e o que a sociedade diz que deveriam experimentar, o modo como a sociedade diz que as pessoas deveriam interpretar suas experiências), o repertório de vidas que podemos ter, pois há novos caminhos para interpretar nossas experiências e emoções.

Dentro da maioria de nós se trava uma batalha intensa entre 'valores tradicionais' e novas crenças.

Essas crenças ainda têm formas e nomes indefinidos, mas aqui tentamos nomear algumas delas e acender algumas fontes de luz nessa nova paisagem.

Assim como os gregos e romanos antigos se viam de modo diferente dos cristãos que os sucederam, estamos agora começando a nos ver de modo diferente, mais uma vez.

Apresentação Geral
Uma Breve Orientação de Leitura

O que Homens e Mulheres Deveriam Saber sobre Fazer Negócios Juntos

Podem homens e mulheres realmente trabalhar juntos?

Pode ser desconfortável admitir, mas, apesar de sermos seres liberados, em nosso íntimo, vagando pelos cantos do subconsciente estão estereótipos involuntários aos quais provavelmente nos submetemos sempre que lidamos com outras pessoas. É quase impossível fazer diferente: os estereótipos nos chegam através de gerações de comportamentos sociais, sedimentados e apoiados por nossos amigos, família e pela mídia.

Enquanto podemos compreender parcialmente as complexas relações pai–filha, mãe–filho, mulher–marido (ou amantes) ou irmão–irmã, não há uma forma de treinamento nas vidas da maioria das pessoas para que aprendam a trabalhar ou fazer negócios com o sexo oposto.

Os gêneros não estão mais fazendo cabo-de-guerra.

E o que está havendo? Se pudermos chegar à raiz do problema e descobrir a natureza real de nossos pensamentos e motivações, jogar fora as atitudes improdutivas e manter as boas, então poderemos aproveitar as diversas habilidades que homens e mulheres possuem e combiná-las de uma nova maneira, para mudar a atmosfera e, quem sabe, até mudar a natureza do 'trabalho'.

O trabalho de hoje e os ambientes executivos estão a uma distância estratosférica do que existia há apenas uma geração atrás da nossa. A proliferação de mulheres em posições executivas e gerenciais, a evolução da assistente pessoal, o índice de homens assumindo tarefas de secretários e o aumento no número de empresárias representam apenas alguns dos fatores que contribuem para um enorme realinhamento das posições de gênero. E ainda assim, embora as velhas regras não mais se apliquem, há uma confusão generalizada em ambos os sexos em relação a quais das novas regras – se é que há alguma – devem ser aplicadas. Desse modo, as pessoas recorrem aos estereótipos.

O Problema com a Sociedade...

O mundo parece despreparado (ainda...) para aceitar que tanto homens quanto mulheres possam ser grandes (ou, por outro lado, péssimos) líderes. Velhos estereótipos inundam a mídia, onde líderes femininas são retratadas como monstros titânicos, tais como Margaret Thatcher (a Dama de Ferro), ou predadoras perigosas e sedutoras, tais como a personagem de Demi Moore em *Assédio Sexual*, enquanto líderes masculinos são figuras heróicas como Tony Blair ou pais benevolentes como Gandhi...

De quem é a culpa? Bem, quem nunca riu de piadas que descrevem mulheres como seres petulantes, indecisos e inúteis, interessadas apenas em casamento e cremes de beleza? Ou casos sobre um homem de verdade, caçador extraordinário, provedor e artesão hábil?

Todo o nosso sistema social está construído em torno do reforço dos papéis de gênero que vêm sendo lapidados há gerações.

O Problema com as Mulheres...

Mesmo hoje em dia, muitas famílias ainda funcionam em torno do velho sistema patriarcal, o homem como o rei de seu lar, a mulher criada para se submeter ou, caso não se submeta, para 'arcar com as conseqüências'. Associa-se a isso a crença de que o homem é o provedor e, sendo assim, tem direito a mais dinheiro, e, conseqüentemente, a mais poder. É difícil, psicologicamente, romper com esse sistema.

Já que as mulheres aprendem que devem ser as que alimentam e que sustentam a vida, ao tentar tomar as rédeas do poder para si geralmente temem estar quebrando um tabu perigoso, sujeitas a punição – rejeitadas, vistas como pouco femininas, impiedosas, agressivas ou dominadoras. Esse é um medo que seus colegas do sexo masculino em geral desconhecem.

Quando somos adolescentes, a sociedade ainda dita que é o homem quem deve iniciar a caça durante o namoro. Embora isso esteja mudando, muitas mulheres ainda ficam nervosas ou se sentem desconfortáveis em convidar um homem para um encontro; a situação piora quando se trata de pedir uma promoção ou um aumento de salário.

Transferindo isso para o ambiente de trabalho, nota-se uma semelhante confusão de papéis: rotulam-se mulheres como 'paqueradoras' ou filhas dóceis e trabalhadoras, e os homens como figuras de pai ou autoridade. O que as mulheres conseguem realizar no trabalho parece, nesse contexto, quase invisível.

Além disso, mulheres trabalhando com outras mulheres como colegas, como chefes ou como secretárias sentem que uma nova dinâmica está ocorrendo, rivalizando (de forma ainda parcialmente localizada) com o *software* das 'mulheres como concorrentes ou melhores amigas'.

O Problema com os Homens...

Homens têm um 'problema oposto': condicionados a se tornar provedores e protetores da 'família', eles têm que brigar, presumindo que as mulheres não deveriam ser colegas ou concorrentes. Os homens (bem como as mulheres) buscam a aprovação de outros homens – seus companheiros machos são ainda basicamente 'as pessoas que contam'. Afinal, homens também são criados em famílias do tipo o-pai-fica-sempre-por-cima (ou deveria ficar).

Há uma pressão enorme sobre os homens para progredir, subir sempre a escada profissional, para finalmente se tornarem senhores de tudo. Geralmente, serem apresentados à idéia de trabalhar com mulheres num espaço que tradicionalmente lhes pertencia torna-se uma preocupação a mais. Assim, a promoção de uma mulher em detrimento de um homem pode levá-lo a se sentir lesado em seus direitos, constrangido socialmente, ferido em seu orgulho.

Misture esses coquetéis 'masculino' e 'feminino', sacuda – e vai ter uma mistura espumante pronta para explodir: ressentimento e falta de compreensão podem ser implacáveis.

Alguns homens (já em número decrescente) vêem as mulheres como intrusas que merecem receber qualquer tratamento, desde o assédio sexual até a exposição ao ridículo. Elas têm que provar competência ao dobro, em comparação com os homens, merecendo inclusive salários menores (porque, afinal, 'elas têm bebês e levam as suas carreiras menos a sério'). E arrematam com comentários do tipo 'se ela não agüenta o tranco, deve ficar em casa'.

Em contraste com isso, homens que acreditam que as mulheres têm um lugar merecido no mundo dos negócios, homens que gostam de trabalhar com mulheres, precisam analisar a questão da promoção e de benefícios salariais delas inócuos aos comentários de que só podem estar tendo algum tipo de 'relação imprópria'. Muita gente ainda se apóia no chavão de que homens e mulheres não podem ser amigos: se uma mulher ganha uma promoção funcional, deve haver um motivo além do respeito genuíno e da crença nas suas habilidades profissionais.

Jogue Fora o Manual

E agora? Alguns dos 500 Superexecutivos da revista *Fortune* citados neste livro tentam responder a essas incógnitas na vida empresarial; outros retornam aos erros e becos sem saída do passado.

Homens e mulheres, hoje em dia, já estão em um novo tempo e espaço. Às vezes, porém, atitudes nascidas de hábitos arraigados são difíceis de mudar; teimosas, custam a sair – como manchas de café.

Mesmo assim, as pessoas têm condições de ultrapassar os chavões e ver umas às outras como indivíduos e profissionais de uma nova maneira, para gratificação mútua e um modo mais progressista de trabalhar e interagir.

Ao longo deste livro há uma série de comandos de *software* para seu cérebro – maneiras rápidas de aprender essa informação, incluindo teorias de minha pesquisa anterior – chegar ao escritório na segunda-feira com um/a Novo/a Você à mostra...

Após pesquisar e entrevistar homens e mulheres de negócios ao redor do mundo, Superexecutivos de 500 empresas listadas na *Fortune*, ofereço aqui chaves para entender os mistérios e a dinâmica atualmente em ação nos escritórios, além de minhas próprias teorias e soluções para resolver rapidamente velhos (constrangedores) chavões de gênero.

Em vez de enterrarem as diferenças de gênero e ficarem paranóicos em relação uns aos outros, homens e mulheres podem reunir suas forças e delas se orgulhar. Uns e outros trazem algo valioso para o trabalho. As diferenças entre os gêneros são algumas das forças mais energéticas e produtivas em ação hoje, se usadas de forma criativa.

Do amor no local de trabalho ao assédio sexual, de homens gerenciando mulheres a mulheres gerenciando homens – ou outras mulheres – este livro tenta cobrir todos os aspectos das relações empresariais entre os gêneros – acreditamos ser o primeiro e único livro do gênero a tratar desse tópico.

Eu o escrevi porque acredito que, através de um entendimento mais profundo dos motivos, necessidades e atitudes que temos, podemos derrubar os muros que construímos e começar uma nova era de entendimento, respeito e sucesso mútuos.

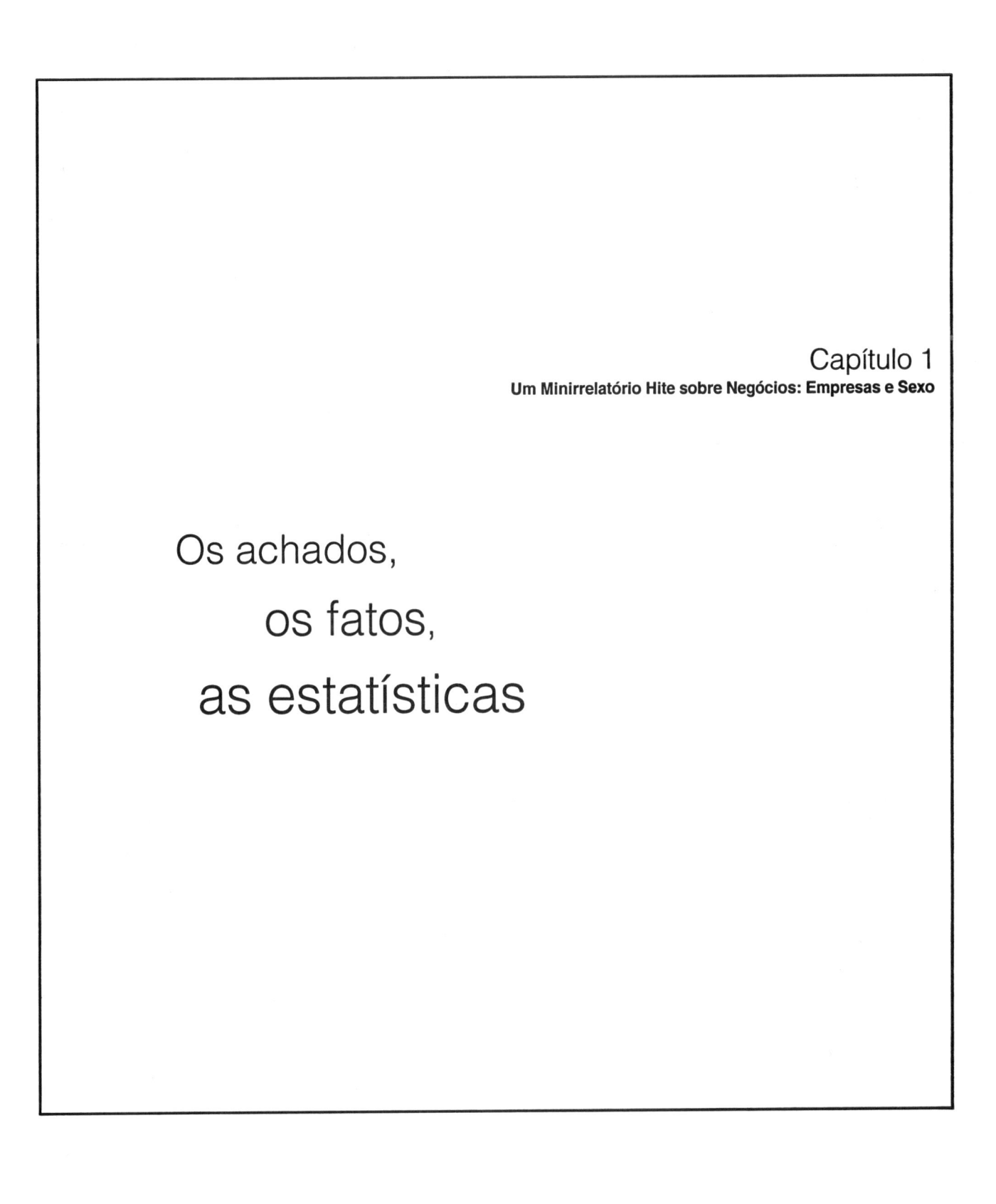

Capítulo 1
Um Minirrelatório Hite sobre Negócios: Empresas e Sexo

Os achados,

os fatos,

as estatísticas

O que está acontecendo de verdade nas empresas? Nenhum estudo formal ou estatístico já foi feito. Assim, era mais do que urgente que alguém fizesse uma amostragem das perguntas básicas.

Empresas em conflito com mulheres estão cada vez mais presentes nos noticiários: processada, a Texaco pagou 40 milhões de dólares a mulheres por diferenças salariais e discriminação sexual em 1998; a Toshiba foi processada por assédio sexual e pagou 5 milhões de dólares (1999); 900 mulheres na Merrill Lynch entraram com processo de discriminação num caso de ação classista em 1999; e Monica Lewinsky se tornou manchete: 'Foi assédio sexual ou ato consensual?' O que está acontecendo?

Esses casos que se tornaram manchete são a ponta do *iceberg* das questões não resolvidas entre mulheres e homens, agora presentes de forma mais marcante e acentuada no trabalho.

Não são somente as mulheres que têm queixas. As empresas também estão em conflito, com seus empregados do sexo masculino, incluindo seus executivos.

Quantos estudos já lemos demonstrando que os homens estão trabalhando demais, por horas longas demais, 'negligenciando seus filhos e famílias', tendo enfartes jovens demais etc.? Todos esses estudos são verdadeiros. Mas *por que* isso está acontecendo? Não nos tinham prometido que as novas tecnologias e mudanças no quadro econômico global iriam facilitar as vidas das pessoas, permitindo que trabalhas sem menos?

Por que, então, esses estudos e estatísticas sobre as dificuldades e insatisfações dos homens? Existe algo que os próprios homens possam fazer para mudar as coisas? Podemos encontrar um caminho melhor à frente.

Eu queria investigar o escritório de hoje e a cultura empresarial em maior profundidade, e descobrir se o trabalho teórico que eu havia feito anteriormente era relevante para situações empresariais atuais. Afinal, assédio sexual é um assunto que está diretamente ligado ao meu trabalho sobre sexualidade e identidade sexual, tanto masculina quanto feminina.

O que encontrei – usando um questionário modesto, relativamente sintético e não aleatório de amostragem, e conduzindo entrevistas em vários países – é que questões de identidade e psicologia caminham juntas agora nas relações de escritório, de um modo que seria imprevisível mesmo dez anos atrás – e com possibilidades extremamente positivas.

Aqui estão alguns dos resultados do meu questionário para empresas; outros resultados se encontram no decorrer do livro.

Esses dados estatísticos contam uma história, mas não necessariamente (como sempre se presume) uma história de tristeza e sina.

Achados e Fatos

Estas estatísticas basearam-se numa amostragem de dez empresas, mantidas anônimas devido a pedidos. Deixo aos leitores decidir até que ponto elas representam sua própria experiência.

Mulheres gostam do trabalho que fazem?
66% de executivas
53% de auxiliares e secretárias
41% em funções de gerenciamento intermediário
83% de profissionais liberais (médicas, advogadas e professoras)

Homens gostam do trabalho que fazem?
75% de executivos
22% de auxiliares e secretários
31% em funções de gerenciamento intermediário
67% de profissionais liberais (médicos, advogados e professores)

Por que executivas gostam do trabalho que fazem?
72% por causa do *status*, da sensação de importância e da valorização
91% por causa do desafio da tarefa
74% por causa das pessoas interessantes com quem trabalham
82% por causa do salário e dos benefícios adicionais

Por que executivos gostam do trabalho que fazem?
73% por causa do *status*, da sensação de importância e da valorização
69% por causa do desafio da tarefa
66% por causa das pessoas interessantes com quem trabalham
90% por causa do salário e dos benefícios adicionais

Mulheres em funções de gerenciamento intermediário acreditam que possam progredir e chegar a fazer parte da diretoria, como executivas ou diretoras?
41% sim, é uma questão de trabalho
22% não, o topo da companhia é todo masculino; não há chance de mudança
37% não quero fazer carreira na empresa

Homens no gerenciamento intermediário acreditam que possam chegar à diretoria?
59% sim, é uma questão de trabalhar mais do que os outros e de ter bons relacionamentos
23% não, há outros que são mais favorecidos ou preenchem melhor os requisitos
18% não quero ascender na empresa

Homens gostam de trabalhar no mesmo nível com mulheres?
31% sim, é mais interessante
17% sim, se a mulher não for agressiva
52% não, francamente acho mais fácil e prefiro trabalhar com homens

Mulheres gostam de trabalhar no mesmo nível com homens?
41% sim, é interessante, e eles me aceitam
45% sim, se o homem não é negativo e trabalha tanto quanto eu
14% não, francamente acho mais fácil e prefiro trabalhar com mulheres

Você se sente valorizado/a e pago/a pelo que merece no trabalho?

Homens:
32% sim
68% não

Mulheres:
44% sim
56% não

Você já sofreu assédio sexual no trabalho, isto é, já foi pressionado/a sexualmente numa situação que poderia afetar seu emprego?

Mulheres:
38% muito
21% um pouco
41% repetidamente

Homens:
14% muito
68% um pouco
18% repetidamente

Você acha que uma paquera discreta no escritório é aceitável?
40% mulheres
65% homens

O diretor de sua empresa deve ser solteiro ou casado?
33% casado é estável
18% solteiro, se não for 'galinha'
49% é problema dele

Você já se envolveu amorosamente no trabalho?
62% mulheres
71% homens

Foi uma experiência mais positiva ou mais negativa?

Homens:
61% positiva
39% negativa

Mulheres:
27% positiva
73% negativa

Você acha que no trabalho homens implicam mais com outros homens ou com as mulheres?

Homens:
23% mulheres sofrem mais
77% homens sofrem mais

Mulheres:
81% mulheres sofrem mais
19% homens sofrem mais

Você acha que mulheres em cargos de chefia tratam suas subordinadas de modo diferente dos seus subordinados?

Homens:
91% sim
9% não

Mulheres:
94% sim
6% não

Sua esposa, marido ou companheiro/a tem ciúmes, às vezes, das pessoas com quem você trabalha na empresa, principalmente as do sexo oposto?

Homens:
61% sim
25% não
32% às vezes
64% depende de como toco no assunto

Mulheres:
39% sim
62% não
31% às vezes
43% depende de como toco no assunto

Como você se sentiria se sua empresa tivesse uma diretoria só de mulheres?
13% chocado/a
16% feliz
38% preocupado/a
18% não gostaria de trabalhar para uma empresa assim
15% gostaria de trabalhar para uma empresa assim

Essas tendências podem ser usadas de um modo bastante positivo, levando a relações pessoais e profissionais melhoradas, se não temermos mudanças e seguirmos essa transição da forma adequada.

Este livro é dedicado a ajudar a atingir essa meta.

Será que, no trabalho, mulheres e homens devem se relacionar do modo como fazem quando estão 'à vontade' juntos ou namorando? É claro que não. Devem se relacionar como amigos? Sim e não. Colegas nem sempre são amigos, nem têm que ser; as relações de trabalho não são, por definição, relações de 'amizade'. O futebol, o vôlei e os times esportivos são uma das maneiras pelas quais os homens aprendem a competir e a usar o trabalho em equipe com todos os outros tipos de homens, quer sejam amigos, inimigos ou rivais. Não há, porém, um treinamento semelhante para aprender a trabalhar ou fazer negócios com o sexo oposto. Em geral, somos ensinados apenas (de algum modo) a 'encontrar e casar'. Essas velhas lições são inadequadas.

Capítulo 2
Homens e Mulheres Podem Trabalhar Juntos?

Tudo que você pensava que sabia,
     mas vai ficar surpreso/a em descobrir
que agora é diferente

**Tudo que Você Pensava que Sabia,
mas Vai Ficar Surpreso/a em Descobrir que
Agora É Diferente**

Homens e mulheres podem realmente fazer negócios juntos?

Hoje em dia, os ambientes de trabalho e negócios deram um salto quântico em relação àqueles de uma mera geração atrás. A proliferação de mulheres em posições executivas e de gerenciamento, a evolução do assistente pessoal, o número de homens se iniciando em papéis secretariais e o aumento do número de empresárias – tudo isso representa apenas alguns dos fatores que estão contribuindo para um brutal realinhamento das posições de gênero.

Embora as velhas normas não mais se apliquem, há uma confusão generalizada nos dois gêneros quanto a quais são – se é que existem – as novas regras.

Entender o ambiente de negócios de hoje exige uma reavaliação radical dos papéis dos gêneros e das regras de engajamento. Questões de ética e comportamento têm sido deixadas, com muita freqüência, aos caprichos do que se chama bom senso e sabedoria convencional; permitimo-nos tropeçar num campo minado ético de moralidade sexual que pode levar a um julgamento final nos tribunais.

Uma idéia melhor: implementar novas estratégias e instrumentos para estabelecer canais efetivos de comunicação entre os gêneros – façamos um favor a nós mesmos/as, ao mundo e aos negócios.

Do jeito que as coisas estão, a atmosfera no trabalho está envenenada por ridículos preconceitos e idéias semi-inconscientes. Por exemplo, Billy Graham, um dos mais populares e conhecidos pregadores norte-americanos, falando com Larry King num programa de televisão da CNN, no outono de 1998, a respeito do julgamento de *impeachment* de Clinton, afirmou: 'Nunca, em meus 40 anos de ministério, fiquei sozinho com a minha secretária numa sala de porta fechada. (Ela) é minha secretária há anos, mas sempre deixo a porta aberta.' Será que essa idéia corresponde ao velho chavão: 'Mulheres são o portal do pecado, o convite diabólico para os homens'???

Com tantas mulheres mais do que nunca trabalhando nas empresas, parece necessário dar uma arejada.

Casos de assédio sexual levados aos tribunais, em índice crescente na mídia, podem se tornar desnecessários (bem como a dor, os sentimentos e o orgulho feridos que eles envolvem, sem falar nos custos financeiros) se as simples orientações e técnicas de treinamento fornecidas aqui forem utilizadas.

Não é de surpreender que as relações entre mulheres e homens passem por maus bocados ou acabem em nós cegos. Chavões antigos causam grande parte dessa dificuldade. Se as pessoas puderem tirar tais chavões de suas mentes, a produtividade e o moral serão muito mais altos.

Um modo rápido de apreender a profundidade do problema em seu próprio *software* mental é considerar o seguinte:

Tanto homens como mulheres trazem algo valioso para o trabalho. A diferença em suas abordagens pode ser uma das mais energéticas e produtivas forças em ação atualmente – se as diferenças forem compreendidas e usadas de modo criativo. O que estamos tentando criar não é um mundo unissexuado, mas um mundo com diferentes indivíduos florescendo – em tecnicolor. Como qualquer pessoa que esteja trabalhando em um ambiente empresarial moderno e misto dirá, o desafio importante é conseguir criar e manter um novo tipo de interação.

Será que, no trabalho, mulheres e homens devem se relacionar do modo como fazem quando estão 'à vontade' juntos ou namorando? É claro que não. Devem se relacionar como amigos? Sim e não. Colegas nem sempre são amigos, nem têm que ser; as relações de trabalho não são, por definição, relações de 'amizade'. O futebol, o vôlei e os times esportivos são uma das maneiras pelas quais os homens aprendem a competir e a usar o trabalho em equipe com todos os outros tipos de homens, quer sejam amigos, inimigos ou rivais. Não há, porém, um treinamento semelhante para aprender a trabalhar ou fazer negócios com o sexo oposto.

Em geral, somos ensinados (de algum modo) a 'encontrar e casar'. Essas velhas lições são inadequadas.

A cultura nunca acreditou de verdade em amizade entre os sexos, vendo ambos como inevitavelmente destinados a sofrer pruridos sexuais se forem deixados sozinhos numa sala! Assim, para a maioria das pessoas, desenvolver relações de trabalho com pessoas do gênero oposto não é fácil nem confortável. Porém, pode vir a ser.

Precisamos criar uma variedade de novos estilos de relações trabalháveis. Continue lendo...

A Situação Vista pelos Homens

A maioria dos homens agora acredita ser politicamente correto dar as boas-vindas às mulheres no ambiente de trabalho; na verdade, porém, eles têm algumas reservas – até mesmo os que dão o maior apoio à 'nova mulher' –, como comentam abaixo:

'Acho inevitável que mulheres estejam nos altos escalões das empresas – atualmente as mulheres estão em todo lugar nos negócios – mas eu quase preferiria que não estivessem. Eu me pergunto se isso é para melhor. As coisas não eram melhores quando as mulheres não tentavam ser duronas e não saíam competindo conosco no trabalho? Gosto de mulheres femininas, e as pressões da igualdade as fazem mais duras do que aprecio.'

'Tenho uma filha e certamente planejo pagar uma boa faculdade para ela estudar (quando chegar a hora, pois ela ainda tem apenas seis anos!). Mas me pergunto o que o futuro lhe reserva – uma linda casa com filhos? Uma vida solteira brigando com o chefe? Ela vai ficar satisfeita com a recompensa obtida no trabalho, voltando para casa tarde da noite, talvez com um marido à espera, talvez não? Ainda assim, vou fazer tudo o que posso para ensinar a ela que somos iguais.'

'Quero mulheres no trabalho. Acho que elas tornam o trabalho mais interessante, trazem outra perspectiva para os projetos, uma outra energia – elas têm muito entusiasmo e não se intimidam em demonstrar. Por outro lado, às vezes fico tão preocupado em não usar meu *status* de homem para bloquear suas carreiras, fico tão ocupado em ser um cara legal, que atrapalho a minha própria carreira.'

Obviamente há homens que não querem, de jeito algum, mulheres no trabalho, mas esses são uma minoria em minha amostragem (ver Capítulo 5).

A Situação Vista pelas Mulheres

As mulheres dizem que precisam encarar diferentes obstáculos – o teto de vidro 'invisível' (você vai ficar grávida, vai se apaixonar, já temos uma mulher, duas ou três mulheres com quem você nunca vai se dar bem, vai ficar um clube da Luluzinha...), discriminação evidente (não conseguir convocar uma reunião, 'você não pode estar falando sério'), os perigos de assédio sexual (embarcar no clima, sair correndo ou gritar e reclamar – todas as estradas são perigosas e levam ao afastamento) e salários baixos (processos de discriminação sexual estão agora pegando fogo; Merrill Lynch, Texaco e Ford já fizeram acordos vultosos para ressarcimento em processos por discriminação).

Naturalmente, as mulheres não estão contentes com essa situação, mas otimistas quanto ao futuro; se tantas mudanças ocorreram nos últimos vinte anos, mais mudanças não estarão por vir?

As mulheres vão tentar mudar mais nos próximos anos, porque gostam de trabalhar (apesar dos problemas), tanto pela gratificação financeira quanto pela qualidade de vida.

Um estudo realizado em 1999 mostrou que as mulheres dizem que gostam de trabalhar, primeiramente, não porque 'o casal hoje não pode viver com uma só renda' (um pensamento comum antes do estudo), mas porque os ganhos no trabalho são mais palpáveis (receber um salário, ser mais valorizada) do que as gratificações do trabalho doméstico. Isto é, cuidar das crianças pode ser maravilhoso, mas não costuma ser remunerado nem valorizado à altura – as crianças brincam com a mãe e ironizam sua autoridade sobre elas, enquanto o pai evita tudo isso porque volta para casa tarde. No final das contas, o trabalho parece ser um passo definitivo na ascensão do *status* e das finanças para a maioria das mulheres. E elas gostam disso.

Ainda estão lentas as relações das mulheres com outras mulheres no trabalho. A maioria das mulheres vê os homens como os verdadeiros centros de poder, talvez por hábito, mas também porque essa é a realidade de muitas empresas atualmente. Será preciso uma mudança de atitude das mulheres em relação às outras mulheres para que o índice crescente dessas profissionais signifique melhores salários e maiores ganhos. É difícil para as mulheres levar umas às outras a sério, se ver como centros de poder. Esse, porém, parece ser o próximo grande passo a dar.

Embora mais e mais mulheres hoje em dia encontrem uma posição sólida dentro das 500 empresas destacadas pela *Fortune*, o índice de mulheres no topo continua, do ponto de vista estatístico, teimosamente pequeno, sobretudo no alto escalão e na diretoria. Os motivos geralmente citados para isso – por exemplo: 'não encontramos mulheres com qualificação', 'estamos contratando jovens como estagiárias e esperamos que elas abram caminho com seu trabalho' ou 'o problema em relação às mulheres é que elas precisam interromper as suas carreiras para ter e criar filhos' – não são os motivos reais desse déficit. A situação vem de uma cultura que historicamente via as mulheres como seres secundários, até mesmo afirmando que mulheres não tinham alma. Embora muitos agora elogiem a inteligência e a capacidade das mulheres, a discriminação no trabalho ainda se encontra na ordem do dia – pelo menos, se os índices do governo e as estatísticas constituem uma indicação. Dizer que 'tudo está mudando' pode ser prematuro, a menos que seja encontrada uma nova análise do encaminhamento, e uma análise assim é oferecida aqui.

Muitos executivos se sentem desconfortáveis com a falta de mulheres no alto escalão, mas, por outro lado, muitos (compreensivelmente) não querem lidar com os clichês que alguns dos colegas lhes atiram. Por exemplo: 'Ele quer dar uma promoção a ela porque ele tem uma namorada!'

Em suma, uma das causas básicas, embora ocultas, de tão poucas mulheres estarem nos altos postos das empresas tem a ver com a política sexual:

um executivo não quer ser apontado como 'aquele que a trouxe para cá', insistindo numa promoção ou contratando uma executiva, pois pode ser acusado de ter um 'caso' com ela (e 'por isso ele a promoveu') – ou de não saber julgar com competência.

Trabalhando de Perto com um/a Colega do Outro Sexo

'Seja simpática, não seja simpática, nunca paquere, não leve a sério, saia para um cafezinho, não saia para um cafezinho'... O que é certo? Se você às vezes fica confusa, saiba que não está sozinha.

Quais são as novas regras?

As pessoas se encontram em transição, fazendo as regras à medida que caminham, como afirmam em seguida:

'Encontrei um homem no escritório, gosto dele. Não tenho certeza do que isso significa. Posso simplesmente gostar dele ou quero passar mais tempo com ele? Acho que gostaria que fôssemos amigos. Vou trabalhar com ele num projeto. Tenho namorado, moro com ele, e somos muito felizes juntos. Esse homem também vive com sua nova esposa; acho que foi ele mesmo que me contou. Ele me chama várias vezes por semana para conversarmos, e sinto que temos um tipo de amizade especial. Não seria ótimo se pudéssemos ser amigos e nos ver todo dia? Ainda assim, questiono minha motivação e onde isso pode dar. Então penso: não seja boba, não tem que dar em nada! Vocês podem ser amigos, ou melhor, colegas, desde que só conversemos sobre nosso trabalho e política, e coisa e tal, e não sobre nossas vidas particulares ou sobre como nos sentimos um a respeito do outro, na maior parte do tempo.

'Eu me pego pensando se a reação adequada à simpatia dele é ser insinuante às vezes, feminina, você sabe. Pode ser divertido flertar só um pouquinho, quer dizer, flertar como amigos, fazer piada, brincar com outro amigo, homem ou mulher, fazer uma gracinha e dar a sensação de que eles são especiais e engraçados. Acho que ele entende que a idéia é essa, mas não dá para ter certeza. E se ele interpretar errado? E se uma pequena parte de mim quiser que ele interprete de outra forma? Seria uma massagem no meu ego se ele fizesse uma pequena demonstração de desejo, mas isso teria realmente algum significado? Ou significaria que ele sentiu que estava fazendo o que era esperado, naquela situação? Poderia querer dizer que ele não sabia como expressar seus sentimentos positivos a meu respeito, sem ser com os gestos habituais do eu – homem, você – mulher. (Sabe como? Ha!)'

'É duro se relacionar com qualquer um deles, os rapazes no trabalho, porque eles sempre parecem fazer parte de um grupo de outros homens. Não posso ser mais simpática com um do que com outro, ou eles fecham a guarda. Naturalmente gosto mais de uns do que de outros; até penso que poderia fazer amizade com um ou dois. Não tenho certeza de como eu me relacionaria se não houvesse o bloqueio automático da brigada masculina, além do sinal de alerta piscando, dizendo "todas as atrações e flertes sexuais no trabalho são ilegítimos e fogem dos limites. Você será considerada dissidente e perderá seu emprego se sair da linha".'

'Eu paquero? Credo, estou tão confusa, que não sei como me sinto de verdade; só sei que os homens parecem muito paqueradores para mim (fazendo de conta que não são, mas esperando que eu e as outras mulheres aqui pensem que são uns gatos desejáveis). Bem, se eles não têm que fazer gracinha com os outros caras para se dar bem, por que nos reprovam por tentar? É, praticamente, a nossa única arma especial, e precisamos dela para nos igualar à arma especial deles, isto é, ser "um dos rapazes". Nunca vou poder ser "um dos rapazes"; então, faço gracinhas para conseguir privilégios especiais até para ficar no mesmo nível de atenção.'

Uma recepcionista descreve como ela pensa que é vista pelos homens da empresa:

'Sou uma mulher negra que trabalha como recepcionista num escritório de seguros totalmente masculino. Não deixo nenhum dos homens aqui me dar trabalho. Sei que fui contratada, em parte, porque sou negra, mas fiquei no emprego porque sou qualificada e boa no que faço. Vejo os homens aqui como meus filhos, meninos perdidos que precisam de uma mão. Eles me vêem como sua "mãe", mas, ao mesmo tempo, me desprezam porque sou "apenas a recepcionista" – então funciona direitinho. Penso que também não deixo suas esposas com ciúme, porque sou negra e tenho mais de 30 anos. Só me sinto solitária de vez em quando, ao sair para almoçar, mas há uma ou duas secretárias com quem às vezes saio. Na maior parte do tempo, porém, fico sozinha, na minha.'

Homens falando de suas secretárias podem ser bastante reveladores:

'Com minhas secretárias, não sou muito exigente. Acho que não sou o típico chefe. Já me interessei por uma ou duas por pouco tempo, mas elas me disseram para me ferrar e dar um tempo, e isso me pôs no meu lugar. Uma delas em particular era novinha e linda, e eu também era – foi uma diversão!'

'Minha esposa é um saco, e me casei com ela porque meus pais e os pais dela mais ou menos insistiram. Gosto do clima de ficar brincando com as meninas no trabalho; elas falam dos namorados, de ir a festas e dançar, fumam e contam piadas – outro mundo em comparação com a minha mulher, que está sempre reclamando de alguma coisa que as crianças fizeram (e dizendo que eu preciso conversar com elas) ou exigindo mais dinheiro para a casa. Se eu fico excitado sexualmente com as meninas no trabalho? Sim, com uma ou duas em especial, mas até agora não chamei nenhuma para ir a lugar nenhum – só um cafezinho na cantina da empresa. Uma vez foi constrangedor. Estávamos em pé lá, esperando nossos cafés, e senti que estava tendo uma ereção. Havia uns colegas mais velhos por perto, e fiquei preocupado com o fato de eles pensarem que eu não estava trabalhando direito. Então dei um corte e a deixei lá tomando café sozinha.'

'Eu tinha uma secretária idiota, mas fiquei com ela porque era jovem e bonita, e tinha boa aparência, para ser bem franco – ela era um elemento decorativo para o meu escritório de advocacia. Eu não estava interessado nela nem um pouco, mas talvez alguns dos meus clientes estivessem. Não sei como ela se sentia.'

'Secretárias são atraentes? Depende do tamanho de sua fome. Às vezes você se sente um predador, um animal no ataque, pronto para o pior, sabendo que vai se odiar depois (e ainda por cima criar o problema de ter que se livrar dela), mas, por outro lado, é divertido e excitante. Quando fui transferido de outra cidade para cá (eu tinha 29 anos, agora estou com 33), me peguei olhando para todas as secretárias e para qualquer mulher no escritório. Eu trabalhava até tarde e depois ia para casa, um apartamento recém-alugado onde a mobília ainda não estava toda no lugar (eu nunca tinha tempo) e a geladeira vazia – o lugar parecia um deserto, caixas ainda empacotadas no chão. Minha namorada e eu nos falávamos diariamente por telefone, planejávamos fins de semana juntos, mas, com o trabalho dela e o meu, nem sempre a gente conseguia se ver. Quando ela me visitava ou eu a visitava, o tempo era tão curto, que não nos sentíamos bem e às vezes brigávamos mais do que nos divertíamos ou fazíamos amor. Eu sabia que nossas cartas estavam marcadas.'

'Cada vez eu ficava mais de olho nas secretárias – engraçadinhas, jovens, bem-vestidas. A situação foi ficando incontrolável, e uma vez levei uma delas para o meu apartamento e fizemos amor animal na mesa da cozinha. O problema era que eu não queria vê-la novamente, mas lá estava ela, todo dia no escritório. Então chamei minha namorada e pedi a ela que deixasse o emprego e viesse morar comigo, e arranjasse um emprego na cidade onde eu estava. Felizmente, ela veio, e estamos juntos há quatro anos. Isso me ajudou a me estabilizar e a dar impulso à minha carreira.'

Essas respostas podem fazer algumas mulheres se perguntar se elas, como executivas, são mais respeitadas que as secretárias. Obviamente, mulheres esperam ser mais respeitadas que 'as outras mulheres' no trabalho, mas ao mesmo tempo se sentem traindo as mulheres que são malfaladas: sofrem, julgando-se desleais. A que grupo no trabalho elas deveriam ser leais – às outras mulheres ou aos detentores do poder? Como deveriam lidar com tal situação?

Minirrelatório Hite: Dados Estatísticos

Como estão indo as coisas entre colegas homens e mulheres? Será a igualdade verdadeira entre mulheres e homens a norma agora? Como homens e mulheres sentem essa nova situação de 'igualdade'?

Homens:
26% tratamos as mulheres no trabalho com igualdade
13% tratamos as mulheres no trabalho com igualdade, mas elas provavelmente recebem salários mais baixos que os nossos
61% tenho que admitir que as mulheres realmente não são incluídas nem levadas a sério

Mulheres:
15% sinto-me tratada com igualdade
22% sinto-me tratada com igualdade, mas não sou paga igualmente
63% sinto-me discriminada de vários modos

Novas regras e regulamentos
Pensar nesse assunto parece confuso demais? Coisas demais para pensar? Não se preocupe! As mudanças estão chegando mesmo e vão melhorar e beneficiar sua vida rapidamente. Entenda-as para maximizar seus benefícios.

Como Jogar para Ganhar no Trabalho na Nova Corrida dos Gêneros!

Há uma tendência a se considerar a permanente ausência das mulheres nos níveis mais altos do gerenciamento empresarial como um 'problema de mulher' ou um 'problema de homem'. Ou seja, uma questão da extensão da maldade dos homens ('homens são preconceituosos, se comportam mal') ou das mulheres, que 'não estão se comportando direito' ou que 'engravidam'.

Prefiro ver isso como um problema mútuo, com ambos os lados freqüentemente encenando antigas dinâmicas adquiridas 'em família' ou agindo através de chavões sobre a vida pessoal – inclusive chavões de namoro. As mulheres no trabalho podem ver o chefe ou o diretor como 'pai', e os homens podem ver as mulheres como 'filhas' (as que são boazinhas) ou como 'profissionais difíceis' (as más, segundo o chavão das mulheres que não ficam em casa nem se comportam como filhas obedientes ou boas mães).

O perigo: projetar estereótipos de família sobre mulheres ou homens no trabalho, ou seja, vê-las/los através dos mitos de 'como as pessoas devem se comportar em família' (especialmente mulheres) – a 'filha obediente', a mãe mártir que tudo sofre e 'que nada pede para si' ou a 'profissional malvada' que 'não aceita o estereótipo de família'.

Precisamos inventar novas relações para ir ao encontro do futuro.

Não temos tido muito espaço que possibilite a amizade entre homens e mulheres na sociedade, e agora – com tantas mulheres e homens trabalhando juntos – espera-se que saibam, de repente, como tratar uns aos outros, como se comportar e pensar de maneira inovadora.

E será que sabemos? Podemos nos beneficiar de alguns exercícios simples... talvez, simplesmente dando uns poucos comandos a nossos cérebros (como fazemos com nossos computadores), seja possível fazer mudanças.

Isso não precisa ser complicado ou levar muito tempo. Pode até ser fácil...

As Novas Relações

Novas relações homem-mulher: companheiros de equipe e amigos de escritório
Acho que muitas relações sofrem o problema do 'existe uma atração, gostamos um do outro e, já que somos de sexos opostos, certamente estamos a fim de sexo'.

Muitas pessoas sentem um lampejo de atração por outra pessoa, mas será que a melhor forma de expressão dessa atração é fazer sexo?

(O que você faz depois? No dia seguinte? Na semana seguinte? Talvez você não queira sexo uma segunda vez, 'de novo'.) Tudo bem, mas o que acontece com a relação? Freqüentemente, uma pessoa pode deixar de gostar da outra ou se aborrecer porque a outra parece ter-se sentido satisfeita com apenas 'uma noite de amor'. Essa história não precisa se repetir: aquele embrião de relação, que estava tentando acontecer, não tem necessariamente que se realizar sexualmente.

As pessoas podem encontrar novas formas, ainda não inventadas, de fazer florescer um relacionamento através do trabalho e da amizade.

Quando as pessoas no trabalho sentem uma atração suave, um lampejo de simpatia pela outra, elas decidem usar essa energia numa variedade de direções. Geralmente tal lampejo é interpretado como um sinal de perigo, um sinal de que está surgindo o desejo sexual como pano de fundo; isso, entretanto, não precisa ser interpretado assim. Até agora, vemos apenas aquele caminho, porque a cultura nos diz que é a única direção possível. Duas pessoas podem pensar: 'Parece uma vergonha ficar por aqui, deixar essa nova amizade potencial chegar lá. Eu gostaria de conhecê-lo/la melhor.' Mas isso pareceria implicar 'namoro ilícito' ou 'sexo'; elas sabem que há pelo menos dois ou três tipos de relações duradouras que podem ser desenvolvidas ('e que são pública e socialmente aceitáveis) entre os sexos, não apenas uma (sexual).

Deveria haver vários modos socialmente aceitáveis de homens e mulheres serem amigos, e compartilhar seu tempo, sem ter que 'dar o que falar'. É bom conhecer outra pessoa e estar por perto de alguém que traz energia e uma sensação de felicidade ao seu dia. Na realidade, quando dois homens se encontram no trabalho e 'acertam os ponteiros', eles não precisam pensar: 'É, eu gostaria de trabalhar com ele, gostaria de contratá-lo como meu substituto imediato no comando, mas se eu fizer isso vou criar problema em casa com a minha mulher, e vou ter que me lembrar constantemente de que "preciso tomar cuidado!". Poderia ser gratificante, mas é complicado demais.'

Enquanto o repertório de relações consideradas 'normais' entre mulheres e homens não se expandir, as mulheres serão bloqueadas pelo 'teto de vidro' no trabalho. E os homens continuarão isolados em situações previsíveis.

Terá havido algum tempo em que a situação que temos (a relação homem-mulher limitada a acontecer entre cônjuges, entre pais e filhos, entre irmãos e irmãs) fez sentido de verdade e ajudou a sociedade a progredir? Talvez nos tempos antigos, quando a necessidade crescente de reprodução da espécie era o objetivo principal – os homens atuando como 'provedores' para a família (mulheres e filhos), enquanto as mulheres se ocupavam com a gravidez e a amamentação dos pequenos, pode ter feito sentido concentrar toda a interação macho-fêmea nas atividades reprodutivas. Hoje em dia, entretanto, a maioria das pessoas faz uso de métodos de controle da natalidade durante as relações sexuais. A maioria não quer ter mais do que um ou dois filhos.*

O fato é que a sociedade poderia sempre ter estado melhor, se houvesse mais opções de formas de relacionamento entre mulheres e homens. Não podemos mudar o passado, é inútil argumentar em cima do 'e se...'.

Dilemas básicos ainda acontecem – as pessoas têm filhos juntas, mas não querem morar juntas; ou temem se apaixonar 'inadequadamente' no trabalho, por exemplo –, mas não prevaleceriam tanto quanto agora, se duas pessoas que se encontrassem e se acertassem, de sexos opostos, pudessem encontrar estruturas socialmente aceitáveis nas quais expressar sua felicidade por conhecer alguém. Elas não mais seriam forçadas a expressar seus sentimentos de afeto e proximidade tornando-se um casal. Afinal, dois homens podem 'sair juntos' (o que também se conhece por 'farrear', ou 'reuniões de negócios'); as mulheres e os homens também deveriam poder fazer isso juntos.

O que está claro agora é que se faz necessária uma diversidade de relações possíveis, e isso irá nos trazer benefícios. Não estamos usando, no momento, nossas energias de forma produtiva, estamos gastando muita energia brigando entre nós. Brigas entre homens e mulheres são improdutivas e devem terminar.

'Mas', você dirá, 'eles estariam somente participando de um jogo. Será que no fundo não gostariam mesmo é de terminar juntos na cama? Essa situação não seria desonesta?' E eu pergunto: será que eles gostariam mesmo de ir para a cama? Dois homens não se perguntam incessantemente se são gays somente porque não estão expressando sua amizade através de sexo. Tampouco devem um homem e uma mulher se perguntar isso, se há estruturas sociais que aceitam a amizade entre homens e mulheres. Eles aceitariam gostar uns dos outros dentro dos limites da amizade ou de uma nova possibilidade que estou propondo aqui: a de companheiros de trabalho.

* Por que algumas pessoas gritam que 'uma taxa de natalidade reduzida' está levando ao 'colapso do Ocidente' – principalmente à luz das altas taxas de natalidade de 'outras culturas'? A assim chamada civilização não se faz com índices elevados. Se assim fosse, como teria a Inglaterra dominado o mundo durante parte do século 19? (Nota: taxas de natalidade em outras partes do mundo também irão cair à medida que mais mulheres escaparem da situação de analfabetismo, separarem a expressão sexual e o amor do medo de engravidar ou da reprodução forçada, para ter tempo de estudar. Ver a Declaração de Direitos da Mulher das Nações Unidas, 1995, Beijing, documento síntese.)

É possível para duas pessoas ver um futuro brilhante à frente para si mesmas, como companheiras de trabalho. Essa relação não seria escondida dos colegas, cônjuges ou seres amados.

Essa nova convivência entre mulheres e homens irá criar uma imensa energia positiva e fará uma grande diferença – na empresa, nas vidas dos indivíduos envolvidos, e no mundo, já que todas as nossas ações têm efeitos concêntricos...

Companheiros de trabalho se concentrariam no trabalho, mas se divertiriam fazendo isso juntos.

Você pode fazer a diferença

Atualmente, homens e mulheres já estão em um novo tempo e espaço, mas às vezes atitudes habituais podem ser difíceis de mudar – elas grudam teimosamente como velhas manchas de café. Ainda assim, as pessoas podem ultrapassar os limites dos chavões, e ver-se uns aos outros como indivíduos e profissionais de uma nova maneira, para gratificação mútua e um modo mais progressista de trabalhar.

Pessoas em empresas, imaginando novos modos de ver as coisas, podem contribuir de forma relevante para estruturar uma nova cultura global – principalmente agora que as empresas estão maiores e mais importantes do que nunca. Talvez as culturas empresariais estejam evoluindo para se tornar uma nova cultura global. Se assim for, os indivíduos, por sua própria escolha e modos de se relacionar uns com os outros, já podem contribuir de forma muito importante para estruturar essa nova cultura global, a 'sociedade global cosmopolita' do futuro, como Anthony Giddens, diretor da London School of Economics, a ela se refere.

Comandos de *Software* Cerebral

Observação: Neste livro, são oferecidos comandos de *software*, como um atalho para você efetuar mudanças rápidas em seu comportamento e em suas percepções no trabalho. Esses comandos podem até salvar seu emprego! Naturalmente, você pode tomar o caminho alternativo (também oferecido neste livro) de entender com maior profundidade como surgiram alguns dos chavões e princípios que todos nós carregamos em nosso *software* mental; entretanto, também é possível mudar sua forma de pensar rapidamente, apenas decidindo fazê-lo e seguindo as anotações das mudanças de *software*. Inacreditável, mas verdadeiro.

TRABALHANDO SEU *SOFTWARE* MENTAL

⊖ **Idéias a esquecer.**

⊕ **Novo *software* a instalar (em seu cérebro).**

Jogo Cerebral de Laboratório

Providências e orientações para mulheres e homens trabalharem juntos:

- Elogie seu companheiro de trabalho por suas habilidades e qualidades, e também pelos pontos fracos.

- Imagine o modo mais produtivo de vocês combinarem seus próprios talentos para realizar objetivos a longo e curto prazos.

- Converse com ela ou ele sobre esses objetivos e planos, e como vocês podem trabalhar juntos.

Resultado: Escreva os resultados dessa parceria ou relação de trabalho em sua agenda no fim de cada semana de trabalho. (Faça um controle escrito do trabalho e do desenvolvimento da relação.)

Teste você mesmo/a depois de um mês dessa abordagem em seu escritório:

- Organizei uma equipe que trabalha melhor?

- Minha própria reputação melhorou?

- Como me sinto?

- Compartilhei informações sobre essa relação com outras pessoas significativas para mim, quer sejam amigos, cônjuge ou companheiros amorosos?

Jogos divertidos para jogar com seus colegas... experimente em casa primeiro!

As coisas nem sempre correm suaves, embora possa não haver conflito externo aparente. Considere esta cena:

Uma mulher e um homem estão conversando no corredor de um escritório. Durante a conversa, ela se cala, parecendo deprimida ou irritada, sem olhar nos olhos do interlocutor, e logo depois vai embora. Voltando à sala de trabalho no escritório, ela logo encontra outra mulher com quem tem uma rápida conversa, procurando compreensão nessa nova conversa.

O homem percebeu? Quando ela se vai, o que passa pela cabeça dele?

ⓐ Fui grosso.

ⓑ Ela foi grossa.

ⓒ Estou confuso! Onde foi que eu errei?

Agora pense na situação com as posições do homem e da mulher trocadas, isto é, ele se cala e sai, deixando-a imaginando o que ele teria pensado. Ela conclui a, b ou c?

O mais importante: como qualquer um deles pode/deve agir para fazer com que a comunicação seja restabelecida?

Vamos voltar à situação. Em vez de sair, os dois, ou apenas um, poderiam seguir os Procedimentos Básicos de Comunicação da Pesquisa Hite: os Quatro S.

Os Quatro S

① **S**orria.

② **S**ente-se, diminua o ritmo e ouça com cuidado; peça à outra pessoa para repetir sua idéia ou comentário, se for necessário – não importa que o comentário possa parecer insignificante ou casual.

③ **S**intetize o que entendeu da fala da outra pessoa, repetindo brevemente o que ouviu, e então...

④ **S**olte suas amarras, explique como reage, responda.

Jogo Cerebral 2.1

Imagine que você tem um encontro para uma entrevista de emprego com alguém do sexo oposto, que tem poder de decisão.

Agora, imagine que você vai a uma entrevista de emprego com alguém do mesmo sexo, com poder de decisão.

Perceba a diferença entre suas reações. Existe uma diferença? Em que situação você ficou mais à vontade? Mais você mesmo/a? Mais confiante? O que foi diferente em sua linguagem corporal nas duas situações imaginadas? Você se prepararia de modo diferente na véspera, ou teria preocupações diferentes?

Se possível, dramatize essas situações com um/a amigo/a ou colega. Converse sobre elas.

Jogo Cerebral 2.2

E se a outra pessoa no trabalho estiver mandando sinais de interesse sexual para você (ou pelo menos você acha que está): como você transforma isso em uma possível amizade, sem ofender a outra pessoa? Escolha uma das seguintes respostas:

(a) Você age como se não soubesse nem percebesse o interesse do outro, e simplesmente continua agindo com a gentileza habitual que tem para colegas do mesmo sexo.

(b) Você parte para o confronto direto, dizendo: 'Por favor, não faça assim... porque estamos no trabalho, e não estou interessado/a'.

(c) Você reconhece a diferença de relacionamento, e diz: 'Esta é uma das primeiras vezes em que trabalho diretamente com alguém do sexo oposto, e quero tentar de todas as maneiras fazer com que tenhamos uma relação de coleguismo amigável. Se por acaso mandei alguma mensagem ambígua, é porque estou confuso/a mesmo! (sorria) Bem, provavelmente porque não estou acostumado/a a esta situação. Mas meu objetivo é trabalharmos juntos de modo produtivo e profissional a longo prazo, e termos os melhores resultados possíveis.'

Dramatize estas situações com um/a amigo/a ou colega. Reflita sobre elas.

Comandos de *Software* Cerebral

⊖ ***SOFTWARE* A DELETAR**

Como será namorar essa pessoa (ele ou ela)?

⊕ ***SOFTWARE* A INSTALAR**

Estou numa situação nova. Aqui está a minha chance de tentar algo novo!

Jogo Cerebral 2.3

O que você deveria fazer quando há 'palavras atravessadas' no meio do caminho?

Toda situação real passa por momentos de impasse. Aqui estão algumas coisas úteis para dizer quando a outra pessoa (não importa de que gênero) fica aborrecida:

- Pergunte: 'Fiz alguma coisa errada? Deixe-me tentar voltar atrás e melhorar as coisas.'

- Diga: 'Converse comigo sobre o que está se passando em sua cabeça. Estou escutando.'

- Pergunte: 'O que decepcionou você? O que está faltando no que eu lhe disse, ou não está acontecendo?'

Isso não vai fazer com que você pareça fraco/a, nem dará à outra pessoa todo o poder (no sentido negativo). Ao contrário, possibilita o diálogo – embora possa ser doloroso por alguns minutos. Vale a pena.

Orientação

Os quatro sinais mais importantes a dar, para facilitar a relação de trabalho (em nível individual):

① Pergunte, mostre interesse, ouça e compartilhe suas idéias com outra pessoa, individualmente.

② Sorria, não resmungue nem seja negativo/a durante a troca.

③ Mostre que você sabe para onde vai, demonstre seu entusiasmo pelo trabalho, crie uma atmosfera que inclua a outra pessoa naquela direção.

④ Não julgue, se precisar discordar de novas indicações que lhe pareçam erradas. Então, ouça as reações, caso você esteja errado/a. Se concluir que está errado/a, reconheça isso. Tente chegar a decisões conjuntas.

SUA OPINIÃO...

Quais são a sua opinião e experiência? O que você pensa? Quais têm sido as *suas* experiências a respeito do que foi discutido neste capítulo?

Por favor, use este espaço para escrever suas anotações, ou mande comentários por *e-mail* para o *website Sexo e Negócios* em www.sexandbusiness.com/myopinion. Naturalmente, pode se expressar sem identificação.

_____

_____

_____

_____

_____

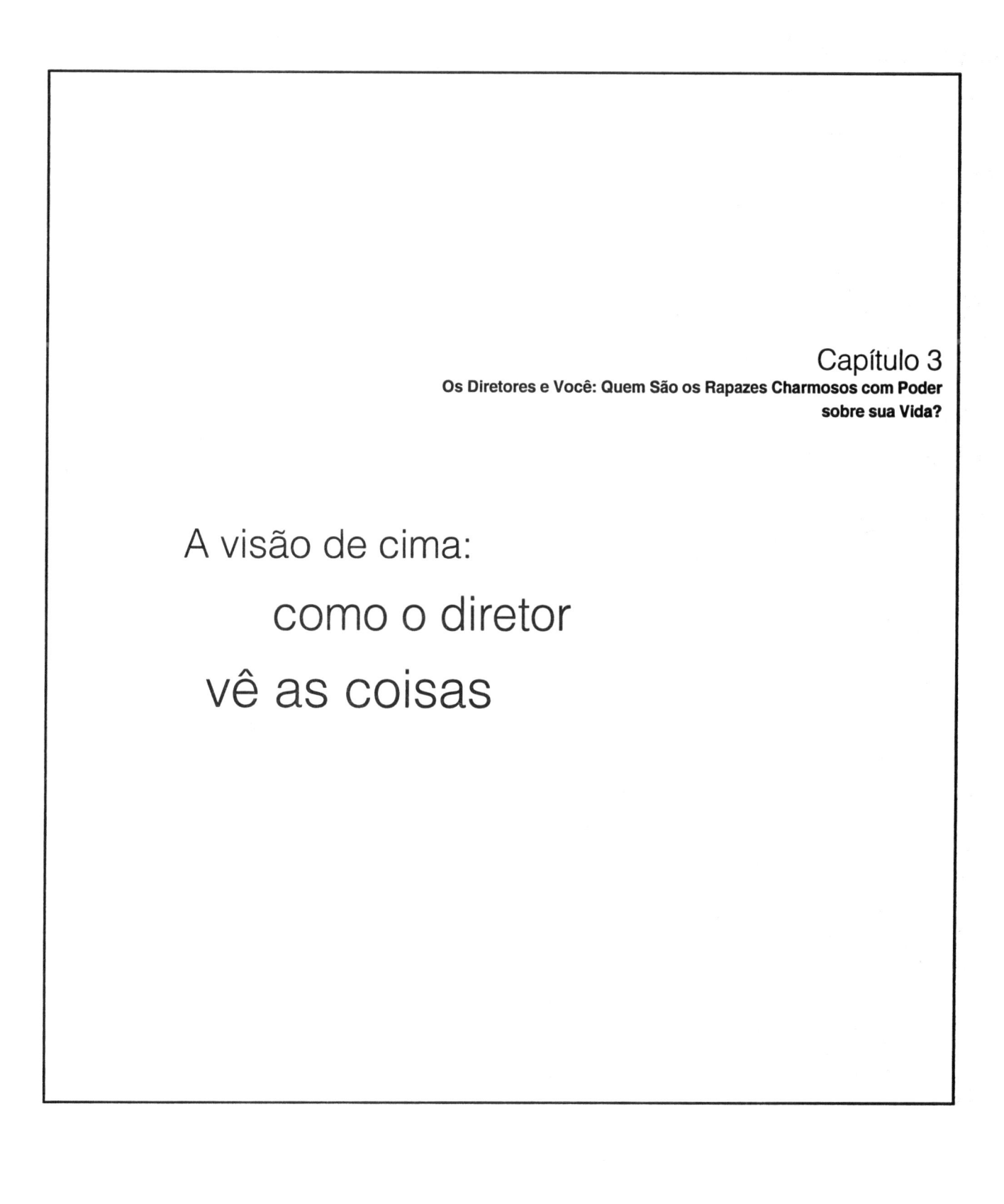

Capítulo 3
Os Diretores e Você: Quem São os Rapazes Charmosos com Poder sobre sua Vida?

A visão de cima: como o diretor vê as coisas

A Visão de Cima: Como o Diretor Vê as Coisas

Toda empresa tem um chefe que influencia o ambiente, a propaganda e as vendas da companhia, assim como seu futuro (e o seu emprego).

Trabalhar numa empresa corresponde a viver num território dirigido por alguém equivalente ao presidente de um país, ou seja, o presidente ou diretor da companhia dita os procedimentos de cada dia seu de trabalho.

Poucas empresas têm constituições que descrevem seus objetivos (Bertelsmann, a empresa global de mídia, tem uma constituição); dessa forma, saber quem é o diretor e o que ele pensa pode ser a chave para se compreender o cenário no trabalho.

Num esforço para desmistificar a Terra do Trabalho, apresento aqui entrevistas feitas com alguns dos principais diretores mundiais, para ajudar a entender as questões humanas ocultas por trás da 'máscara de poder'.

Diretores e altos executivos são algumas das pessoas mais poderosas na Terra atualmente, mas geralmente são desconhecidos. Mais poderosos do que muitos presidentes e primeiros-ministros, eles costumam cultivar uma atitude discreta, para que suas companhias tenham mais liberdade e menos escrutínio da mídia. Outros simplesmente não vêem razão para estar sob os refletores. Entretanto, com o jornalismo econômico se tornando mais e mais popular – já que a importância dos negócios vem rivalizando com os países em tamanho de população, e o poder vem se tornando mais visível, isto é, negócios globais vêm correspondendo aos novos estados-nações –, mais e mais diretores atualmente estão sendo questionados e ouvidos.

O Alto Escalão: Quem É Ele na Vida Privada?

De que maneira diretores (homens)* vêem seu papel: quem deve ser o homem que dirige uma empresa? Devem esses superexecutivos ser casados e ter filhos, 'bons homens com famílias estáveis', julgados moralmente 'perfeitos' na vida privada? No julgamento do presidente Clinton em 1998-99, tais questões foram tema de extenso debate público. Esse tipo de escrutínio chegará àqueles que dirigem as empresas, já que também são líderes importantes de quem se espera 'determinado' comportamento?

Enquanto no passado se pensava nos diretores como 'os homens de terno cinza', conformados, desbotados e apáticos, que pouco faziam de dinâmico ou interessante, hoje eles se parecem mais com os homens charmosos do século 21. Da mesma maneira como as empresas da Revolução Industrial do século 19 construíram fortunas através de novas indústrias, os

---

* Como só há uma diretora na lista das 100 maiores empresas da *Fortune* (na Hewlett-Packard, indicada em julho de 1999) e no índice FTSE das 300 maiores, o tema diretores é aqui tratado como sendo masculino.

conglomerados empresariais de hoje em dia têm um movimento considerável, tornando-se cada vez maiores, controlando territórios cada vez mais extensos da superfície da Terra, assim como as pessoas que deles dependem para emprego, bens e serviços. As grandes empresas organizam vidas.

Apesar de todo o seu poder, pouco se sabe a respeito de presidentes e diretores. Muitas vezes, não sabemos nem mesmo seus nomes, acessíveis apenas a seus pares dentro das muralhas do mundo dos negócios. Menos ainda se sabe de suas vidas privadas e de suas visões sobre determinadas questões, tais como a nova política familiar, a revolta masculina contra 'a família' e o desejo de 'liberdade', a promoção de mulheres a cargos executivos, a democratização das famílias etc. Suas visões sobre tais assuntos são importantes, já que as empresas que eles dirigem afetam as vidas de tantas pessoas. E, assim, suas políticas de 'família' (identidade masculina e feminina) continuam a definir o mundo.

Não há uma lei internacional que obrigue empresas internacionais a seguirem quaisquer práticas morais ou de 'direitos humanos' (nem dentro das companhias, nem atuando pelo mundo afora). Os governos assinaram a Carta das Nações Unidas prometendo garantir certos princípios, incluindo os 'direitos humanos', mas as empresas não a seguiram à risca. Se elas se sentirem compelidas a empregar mulheres ou 'minorias' sem discriminação, será somente por causa da opinião pública ou de leis nacionais.

Embora não tenham assinado a Carta das Nações Unidas, as empresas estão sujeitas a leis nacionais, leis dos países onde operam ou vendem seus bens. Por exemplo, a japonesa Toshiba foi acionada num tribunal norte-americano.

Na Inglaterra, o Ato De Discriminação por Sexo (ADS) passou em 1975. As empresas devem, por conta disso, seguir suas diretrizes. Ele estabelece que ocorre discriminação direta quando uma pessoa é tratada de modo menos favorável devido a seu sexo. O Ato de Relações Raciais (ARR) passou um ano mais tarde, em 1976, tendo sido beneficiado pelo ato anterior, o ADS. O ARR também deixa claro que as intenções ou a motivação de um empregador ou gerente são relevantes quando se faz necessário decidir se houve ou não discriminação.

A política de 'direitos humanos' e familiar praticada por uma empresa também depende de o seu capital ser aberto ou fechado. Uma empresa de capital aberto pode sentir uma pressão maior para 'agir corretamente' porque é comprada e negociada no mercado de ações, enquanto que uma companhia de capital fechado é mantida por diversos indivíduos ou companhias, atendendo apenas a seus interesses.

Entrevistando diretores em vários países, fiquei perplexa ao constatar as variações filosóficas e éticas, bem como as diferentes formas de entender tudo que se refere à psicologia masculina e às mulheres no trabalho.

De vez em quando, diretores, ou seus assessores, deixam claro que querem distância dessas questões – a questão das mulheres no trabalho ou o modo como os homens se sentem acerca do trabalho e de si mesmos. O assessor da Unilever, por exemplo, me disse: 'Ele falou que não tem nada a ver com esse tipo de questões, e essas questões nada têm a ver com a nossa companhia!' Essa é uma visão míope, como veremos adiante.

Executivos Devem Ser Casados e Ter Filhos?

Um alto executivo ou diretor deve ser um 'bom chefe de família estável'? As pessoas respeitam mais os chefes quando eles têm família e parecem levar uma vida 'plena', cumprir o que a sociedade considera o 'papel adequado' – exibir símbolos de poder, isto é, um escritório, uma equipe, um carro e uma família?
É permitido ao presidente ou diretor se separar ou se divorciar?

Dentre as 500 principais grandes empresas listadas pela *Fortune*, apenas 5% dos diretores não são casados, e um pequeno número deles está no segundo ou terceiro casamento, ou são divorciados. Embora isso possa estar mudando, parece necessário para a maior parte dos políticos importantes em todos os países estar casado e ter filhos, ter a 'família perfeita'. (Será para mostrar sua capacidade de reprodução??? Não, porque senão só seria necessário ter filhos, até mesmo fora do casamento.) Parece que um 'líder' deve cumprir o mandato social de respeito aos códigos sociais tradicionais de 'bom comportamento', preenchendo o dever patriarcal e reprodutor de chefiar uma família.

A regra parece ser, em outras palavras: se você quer ser promovido ou eleito, deve se casar, ter filhos – e continuar casado, não importa como.

Isso é bom? Vai continuar assim? Num mundo em que atualmente 50% das pessoas são solteiras, assim como hoje em dia, talvez não. Alguns poderiam argumentar que 'as pessoas mais bem-sucedidas' são casadas, mas eu diria algo bem diferente: eu diria que, como sociedade, estamos no meio de uma revolução social que está mudando o modo como vivemos e está mudando as regras da vida privada para melhor (ver página 73, 'A Democratização da Família'). As pessoas hoje não estão mais querendo viver numa unidade reprodutora apenas porque esse é o antigo dever; as pessoas agora acreditam que é obrigação delas ser tão honestas e genuínas com os outros quanto possível, e que a vida privada deve se basear numa relação de amor verdadeiro; acreditam ainda que procurar estabelecer uma relação é um procedimento mais ético do que meramente seguir o modelo social aprovado.

Um dilema social particularmente preocupante para muitos executivos é: e se um indivíduo bem-casado durante muitos anos conhece, um dia, outro alguém e se apaixona? É mais moralmente ético para ele continuar com a pessoa com quem está casado, manter a obrigação ou seguir seu 'amor verdadeiro' e ser 'honesto com o mundo'? Ele tem escolha? Perguntas como estas ameaçam a sabedoria comum de que um líder deveria 'mostrar estabilidade e ser casado'. Um líder tem mais moral se permanece casado ou se segue seu coração, nessa situação? Essa pode ter sido parte da questão no julgamento Clinton – Monica Lewinsky; isto é, havia pressões sobre ele como o 'líder do mundo livre' para permanecer casado e não demonstrar qualquer dúvida ou 'falta de estabilidade' em relação a seus deveres familiares?

Executivos Vão Começar a Refletir a Nova Demografia Familiar?

Se 50% da população do Ocidente hoje em dia são compostos de 'solteiros', é possível que 50% dos diretores de uma empresa (e dos demais empregados) sejam solteiros – ou seria isso um elemento desestabilizador? (As empresas devem preferir 'homens casados' a 'homens solteiros'? Mulheres ou homens divorciados a pessoas solteiras? Gente com ou sem filhos? Lésbicas ou heterossexuais?)

Estudos demográficos indicam que agora, ou no futuro, metade dos empregados de uma companhia não serão casados (quer por decidirem continuar solteiros, divorciados ou separados, quer por viverem com companheiro/a do mesmo sexo ou do sexo oposto sem se casar). No passado, as empresas eram estruturadas como se esperassem que seus empregados fossem homens casados, provavelmente com filhos. Esse é cada vez menos o caso, embora espere-se que o diretor de uma empresa seja, de preferência, casado e pai. Embora gays representem cerca de 10% da população, estão esses 10% representados na maioria dos grupos masculinos dentro das empresas?

Geralmente, o homossexualismo é ocultado nos cargos executivos mais elevados. Continuará sendo assim?

Há quem afirme que, se 50% das pessoas no trabalho são solteiras, isso causará instabilidade na empresa (será por isso que diretores ou executivos 'devem ser casados', para dar o exemplo?); tal conclusão, entretanto, é inverídica. As novas tendências sociais, pessoas vivendo com novos tipos de famílias e relações (até mesmo pessoas solteiras), assim como em 'famílias tradicionais', não constituem, em hipótese alguma, uma ameaça à saúde da empresa. Na verdade, tais tendências podem ser usadas de forma vantajosa para a companhia.

Conversas com Diretores: Um Estado de Transição

O que pensam esses altos executivos sobre os 'novos valores sociais'? Eles acreditam nos 'valores da família tradicional' ou numa variação deles? Devem diretores e executivos ser 'bons chefes de família' ou podem ter outros valores

Minirrelatório Hite: Dados Estatísticos

90% dos diretores dizem que sim, as mulheres deveriam ser promovidas a cargos de direção, embora ainda não tenham chegado lá (em 99% dos casos).

75% dizem que as mulheres têm melhores resultados do que os homens nos exames, tanto na escola quanto no ingresso no mercado de trabalho.

Entretanto, os motivos que oferecem para tentar explicar por que as mulheres não estão nos altos escalões variam:

30% – 'A tragédia para as mulheres é que a gravidez e a maternidade interrompem suas carreiras, e então elas não podem verdadeiramente dar seu tempo, recuperar os anos de experiência perdidos...'

30% – 'O problema tem sido a discriminação, mas estamos agora contratando (ou vimos contratando nos últimos dez anos) jovens mulheres brilhantes com MBA (mestrado em administração empresarial), que estão subindo dentro da empresa e que, em vinte anos, chegarão aos cargos mais altos.'

20% – 'Os homens não se sentem tão bem com mulheres por perto e, nesse nível, para tomar decisões difíceis mas necessárias, você precisa de uma atmosfera de trabalho extremamente agradável. Talvez no futuro as coisas mudem, mas, no momento, tenho que fazer aquilo que funciona para a empresa e para os acionistas.'

10% – Nenhum motivo foi dado ('precisa responder'?).

pessoais e viver 'estilos de vida privada alternativos' (as chamadas 'Spice Girls', as executivas que são mães solteiras, os pais domésticos) benéficos para o mundo? E as mudanças na posição das mulheres na sociedade?

As perguntas

As perguntas que fiz aos diretores incluíram:

- O que você pensa dos valores familiares?
- Quais são as novas 'regras' que estão emergindo no gerenciamento empresarial, agora que tantas mulheres trabalham lado a lado com os homens?
- É bom ter mulheres no trabalho? Na gerência? Qual é a política de sua empresa?
- Como a sua companhia lida com casos de assédio sexual? Qual é o novo comportamento ou quais são as normas de etiqueta necessárias agora para fazer homens e mulheres trabalharem bem, juntos, como amigos, protegidos e mentores?
- O que você pensa dos escândalos sexuais de Clinton?
- Executivos de hoje devem se apresentar como 'bons chefes de família' e manter as rédeas curtas sobre suas vidas privadas? Pode um executivo ser solteiro e sair com várias pessoas? Arriscar se apaixonar (e talvez se deixar levar pela emoção ou 'descontrole')?
- Pode uma executiva ser solteira – por exemplo, Thatcher poderia ser solteira?
- A mídia tem o direito de saber sobre você?
- Executivos devem ser 'bons chefes de família'?
- Como os executivos estão lidando com suas vidas pessoais? Sentem falta de liberdade ou sofrem pressão para fazer sua vida doméstica funcionar, não importa como?
- Como funcionarão as empresas no futuro para incorporar a 'nova política de família' ou as mudanças que as pessoas vêm fazendo – e ainda fazem – em suas vidas?

Juan Villalonga, Diretor, Telefônica, Madri

O que vocês pensam de 'valores de família'?

Isso é uma abstração. A realidade é: o mundo está mudando.

Como sua empresa está tentando integrar a nova situação 'familiar' e as necessidades profissionais de mulheres e homens?

Nossa companhia está no processo de uma enorme mudança cultural, assim como o restante da sociedade espanhola. Nosso objetivo é o lucro para nossos acionistas: os clientes vêm em primeiro lugar. Logo, precisamos de um grupo altamente motivado de pessoas para trabalhar aqui, e não de burocratas – queremos resultados. Nesse contexto, as mudanças na estrutura e na composição familiar, especialmente as mudanças no lugar ocupado pelas mulheres na sociedade, têm participação crucial em nossas decisões na hora de contratar alguém.

A Telefônica espanhola foi totalmente privatizada recentemente. Sempre foi uma empresa privada, apesar do governo, operando como monopólio. Mas agora temos concorrência, enquanto as telecomunicações francesa e holandesa não enfrentam concorrência, fazem parte dos ministérios do governo e têm uma mentalidade mais de serviço público.

Qual é a situação das mulheres dentro da Telefônica – especialmente no alto gerenciamento?

Estamos contratando um grupo grande de mulheres jovens com mestrado em administração (MBA). Mais de 50% das pessoas saindo das universidades com mestrado são mulheres. Sua atuação e suas notas na universidade são melhores do que as dos homens. Há obviamente uma correlação entre isso e o desempenho que uma mulher terá em sua vida profissional.

Ter mulheres nos altos escalões de gerenciamento é um pouco muito lento, e, sendo assim, o progresso também é lento, porque na Espanha as mulheres não têm ocupado essas posições, e desse modo não temos ainda uma rede ativa de talentos, no nível executivo, de onde recrutar. Estamos começando agora, procurando jovens mestras e trazendo-as para nossos programas de treinamento executivo. Esperamos que em poucos anos haja mais mulheres no topo.

Existe uma diferença entre mulheres casadas e solteiras em sua empresa? Um grupo funciona melhor do que o outro? Vocês têm mais executivas numa categoria do que em outra?

Como as mulheres aqui são mais jovens, já que a maioria das egressas de MBAs são jovens, elas tendem a ser solteiras. Isso não ocorre porque queremos, em particular, mas reflete o estado da sociedade, uma situação complicada. O estatuto do casamento e da vida pessoal está mudando.

Quando um homem e uma mulher decidem viver juntos e compartilhar um projeto de vida, isso funciona para as mulheres. Mas, quanto aos homens, não sabemos como reagir a esse fenômeno mundial, a mudança no *status* da mulher perante nós, homens. Estamos tentando entender. Em geral, os homens ainda não estão prontos para ficar em pé de igualdade com as mulheres no trabalho, nem a ter uma mulher cujo trabalho seja igualmente importante, não ainda na Espanha. Mas estamos chegando lá.

Penso que o casamento tradicional se desenvolveu por estágios. Primeiro, havia uma poligamia (a mulher em casa e o homem com outras), depois o amor livre dos anos 60, e agora as mulheres têm a possibilidade de compartilhar experiências com outras pessoas no local de trabalho. Isso muda tudo em relação ao arranjo psicológico do casal.

Hoje em dia, se uma mulher tem um amigo homem com quem quer dividir a vida, muitas vezes é o homem que vai ter que adaptar sua carreira. (É sempre melhor viver com alguém, mas ter seus próprios objetivos.) Em cargos executivos, em alguns casos mandamos pessoas para o estrangeiro e às vezes mandamos mulheres. Podem ser mulheres casadas também. Às vezes a esposa vem e nos pergunta: 'Vocês poderiam arranjar um emprego para meu marido lá também?' Tentamos fazer isso, para que fiquem juntos; queremos ver todo mundo feliz. É difícil ser feliz quando você tem que ficar imaginando noite após noite com quem vai passar o tempo, com quem vai sair etc.

E quando as mulheres têm filhos? Algumas empresas dizem que não podem promover mulheres para cargos executivos porque elas tiram licença-maternidade.

Cada vez mais o homem pode ficar em casa ou ser ele quem tem um emprego de meio expediente. Ao ter um filho, a mulher não é necessariamente obrigada a ficar em casa. Se ela quer desenvolver sua carreira, pode continuar trabalhando, como os homens sempre fizeram.

Na Espanha, a maior parte das companhias com boa cotação na bolsa de valores ainda tem uma participação pequena de mulheres. Mas isso está mudando dramaticamente.

Acredito que o avanço das mulheres é absolutamente sem retorno.

O melhor que podemos fazer é usar esse talento e fazê-lo funcionar a nosso favor. As mulheres serão aquelas que estarão comandando o mundo daqui a cem anos.

Como vocês contratam e promovem funcionários dentro da empresa?

Quando recrutamos e promovemos empregados e graduados, procuramos por liderança, vontade de vencer, comprometimento, bom senso, capacidade de não se perder no J.F. Kennedy nem em Heathrow* (saber por onde está indo...), falar vários idiomas e ter abertura e flexibilidade. Promovemos baseados nessas características. Não acreditamos em cotas; apenas queremos a pessoa mais qualificada para a função.

Em nossa experiência, o desempenho das mulheres é superior ao dos homens. As mulheres estão menos interessadas na política do escritório – coisas como o tamanho do espaço que recebem, a ascensão, alguns símbolos de *status*, tais como pertencer a clubes, dirigir um carrão, possuir cartões de crédito e títulos profissionais – e mais preocupadas com sua auto-satisfação dentro do trabalho que estão realizando.

Sou totalmente devotado aos acionistas. Pessoalmente, procuro dentro da companhia por talentos potenciais. Gasto uma parte importante de meu tempo tentando identificar talentos. Nossa companhia precisa de recursos humanos; é atribuição de nossos gerentes ver as pessoas e reconhecer talentos. A contribuição que as mulheres estão dando à companhia agora é imensa e vai aumentar.

---

* J. F. Kennedy (Nova York) e Heathrow (Londres) são aeroportos gigantescos, com um emaranhado de corredores, terminais e conexões. (N. T.)

Laurenz Fritz, Generalsecretariat Industriellenvereinigung (Presidente, Ministério dos Negócios), Ministério Austríaco da Indústria (ex–Presidente e Diretor da Alcatel)

Qual é a sua opinião sobre o conhecido slogan 'retorno aos valores de família?'

Nada me convence de que isso não passa de um *slogan*. Se examinarmos o mundo real, o índice de casais divorciados e mães solteiras aumentando etc., deveríamos repensar essa questão, que pode ter conseqüências importantes: mais gente empregada. Se a sociedade é principalmente 'solteira', então todo indivíduo precisa pagar o aluguel... e precisa de um emprego.

As mulheres são valorizadas quando têm um emprego. Assim, 60% das mulheres na Áustria trabalham fora. 'Dona de casa' – o que é isso? Essa é a atitude na Áustria. A Europa tem menos mulheres trabalhando do que o Japão ou os Estados Unidos. Setenta e dois por cento de todas as mulheres nos Estados Unidos têm emprego, 62% no Japão e apenas 56,1% na Europa.

O percentual de mulheres atuando na força de trabalho na Europa é, em média, de 66,7%, embora na Áustria 71,9% das mulheres participem.

Muitas mulheres na Europa estão perdendo seus empregos atualmente. Minha experiência na Alcatel, da qual fui presidente, demonstra isso. Antes, a Alcatel produzia *hardware*; agora produz apenas *software*. Quando fazia primeiramente o *hardware*, havia uma quantidade de mulheres não treinadas, e 2/3 do operariado eram mulheres. Isso mudou: agora há apenas umas 200 mulheres ou 10% de mulheres num total de 2.000 trabalhadores. A maioria é agora composta de homens; o trabalho para mulheres sem qualificação técnica desapareceu.

Se houvesse um 'retorno aos valores de família', menos mulheres trabalhariam, criando assim mais empregos de tempo integral?

Esse não é o modo de abordar o futuro. Devemos manter as opções abertas para as mulheres, assim como fazemos para os homens. De qualquer maneira, a definição de trabalho está mudando. No futuro, aqueles com o emprego regular de oito horas serão uma minoria (e não irão trabalhar para uma só empresa a vida inteira); muitos outros estarão trabalhando de forma independente para várias empresas ou como empregados em tempo parcial.

Como as mulheres podem ser mais bem integradas ao gerenciamento de alto padrão?

Na Alcatel não havia mulheres no alto escalão, nem na diretoria. Mudei essa situação, mas foi meio complicado. Para começar, eu disse que queria uma mulher na diretoria. Quando você diz isso, as pessoas fazem muitas perguntas, como: 'Por que você quer uma mulher' etc. Eu dizia, já que era mesmo o presidente (!): 'Quero uma mulher, e ponto final. Achem a melhor que puderem, melhor que um homem, para a função.' No final, encontramos uma mulher tão boa, que teve que ser contratada; ninguém conseguia encontrar um motivo para não aceitá-la. Ela soube exatamente como se apresentar à diretoria para ser aprovada e sabia como agir nesse ambiente de encenação montado por homens. Porém, ela tinha algo bastante diferente: seu modo de pensar!

'Por que eu queria uma mulher? Porque mulheres têm cérebros diferentes dos homens... as mulheres pensam com os dois lados do cérebro.'

Pesquisas científicas já demonstraram que há um elo entre os dois lados do cérebro. Se algo acontece a esse elo nas mulheres, são necessários meses ou anos para a pessoa funcionar normalmente, porque as mulheres estão acostumadas a usar ambos os lados do cérebro. Se algo acontece ao elo no cérebro do homem, tudo permanece na mesma! O lado direito do cérebro é geralmente usado para as emoções e as línguas, enquanto o esquerdo é usado para a matemática e as ciências.

Literalmente suprimimos a maior parte de nossos cérebros; apenas usamos uma parte diminuta deles, e isso influencia a densidade das sinapses. A música dá ao cérebro alimento para implementar as sinapses.

Um homem pode ter uma protegida? Ou as pessoas vão dizer: 'Ah, isso é coisa de sexo!'?

Essa pergunta é tendenciosa... Quer dizer, não se deve ter medo de tentar! Eu já passei por isso. Sim, tive que conviver com o clichê e as acusações, mas a mulher e eu superamos tudo, e hoje ela ainda está na companhia. Demanda coragem, mas é importante fazê-lo.

Em minha antiga empresa, a Alcatel, que eu presidi, falei desde o começo que queria ter uma mulher na diretoria. Para evitar rumores, deixei o trabalho de encontrá-la a uma firma de recrutamento. E então ela teve que provar que era a escolha certa para a diretoria (éramos seis homens e estávamos acrescentando uma mulher). Era uma mulher divorciada e muito bem qualificada em termos de trabalho.

Não foi fácil para ela no começo: tinha que provar que era não só diferente, mas também excelente. Ficava muito exposta, e todo mundo não tirava o olho dela, observando um pequeno deslize, todos prontos para julgá-la... e a mim!

Ela era especialmente gentil com o senhor ou, pelo contrário, tentava compensar a 'expectativa natural' de uma mulher, isto é, ser 'agradável'? As mulheres nessas posições têm que ser mais duras do que os homens? Afinal, uma mulher pode se sentir grata pela posição e acabar flertando com alguém ou se aproximando demais, por causa da política sexual tradicional. Ser 'agradável' pode parecer flerte. (Naturalmente, é difícil acreditar na situação.) As pressões do escritório poderiam até mesmo provocar sentimentos sexuais...

Era engraçado para ela, porque acabou sabendo que fui eu que havia pedido uma mulher e provavelmente sentia uma certa afinidade comigo por causa disso. Ela era minha protegida, e todo mundo sabia. Tínhamos que ter o trabalho de mostrar que não havia qualquer relacionamento especial entre nós, e as pessoas acabaram aceitando isso.

Ela ainda está lá na empresa, e, por falar nisso, depois de mim, o novo presidente, um francês, trouxe consigo uma gerente de recursos humanos – mulher também.

Diretores podem ter medo de contratar mulheres ou tê-las como protegidas, porque podem acabar como Clinton – acusados de um episódio sexual – e até mesmo tendo um caso. Alguns homens precisam repensar suas opções com as mulheres; não existe apenas um tipo de relação possível entre um homem e uma mulher... Tive uma irmã mais jovem e por isso eu sabia que poderia haver mais de um modo de homens e mulheres se relacionarem. A maneira como um homem é criado pode afetar sua política para com as mulheres na empresa. Ele pode viver dentro de velhos padrões, isto é, uma mulher lá é somente para sexo e sedução! Ou ele pode entender que há muitos tipos de relação entre homens e mulheres.

Escolas mistas também fazem diferença: elas significam mais possibilidades de homens e mulheres trabalharem juntos mais tarde, dando a conhecer o sexo oposto além dos aspectos estritamente sexuais. Da mesma forma como trabalhar com negros, existe o medo de as crianças não aprenderem a conhecer o 'outro' na escola.

Homens e mulheres podem ser amigos e colegas. Muitos homens se relacionam com mulheres, mas não sabem como, a não ser sexualmente. Isso pode ser verdade para as mulheres também; elas não conhecem outra forma, e então agem de maneira sedutora quando o que realmente sentem é amizade. Conclui-se que o 'assédio sexual' não é apenas um problema europeu, mas também universal. Entretanto, na Europa, acho que conseguimos lidar melhor com ele.

Jean-Jacques Gauer, Diretor, Leading Hotels of the World, Lausanne, Suíça

O que o senhor acha do *slogan* 'preservação dos valores de família'?

O que são, na verdade, os 'valores de família'? Muitos executivos hoje têm duas famílias – uma família no trabalho (onde você passa de oito a nove horas) e uma família privada (com quem você gasta muito menos tempo!... Uma hora de manhã, quando acorda e está de mau humor mesmo, e uma hora no final do dia, quando está morto de cansaço – pode ter sido um dia tumultuado!)

[Risos]

Há muitos ciclos e modismos. Tivemos a liberação sexual, os Beatles, os anos 60, as drogas etc. Depois de todas essas experiências e ondas de comportamento, é apenas normal que alguns valores tradicionais retornem. (Principalmente com o surgimento da AIDS, as pessoas pensam duas vezes antes de ir em frente sexualmente, tendo se tornado mais conservadoras.) Na propaganda, por exemplo, os anúncios da Volvo ou de agências de viagem agora enfatizam como seus produtos são adequados à família, ou seja, os anúncios hoje em dia se concentram menos nos solteiros do que antes. Não tenho certeza se esse conservadorismo ficará para sempre, pois o pêndulo certamente irá mudar de novo.

Dos dois extremos, a liberdade individual e os valores de família, qual lhe parece mais importante para levar para o futuro?

Extremos nos dois lados, ou em qualquer lado, não são bons – como os extremos religiosos que vemos hoje. A liberdade individual para circular e pensar por conta própria foi o que de bom aprendemos nos anos 60 e 70, sendo o grande valor positivo que devemos levar adiante. O foco dos anos 80 e 90 sobre os 'valores de família' pode ter sido bom, se entendermos seu significado como uma ênfase a valores de cuidado e carinho real por outras pessoas, não como uma proposta de que a única maneira boa de viver seja papai-mamãe-filhos. Afinal, uma família pode ser constituída por dois amigos!

Políticos e diretores de empresas devem ser 'bons chefes de família'?

Ridículo! Principalmente nos Estados Unidos, para dar um exemplo prático. Há uma diferença entre a vida privada e a vida pública, não se devendo esperar que uma pessoa na vida pública seja um Super-homem ou uma Supermulher.

Parece que muitas pessoas vivem hoje, na vida privada, de um modo muito diferente do que querem aparentar em público. Elas podem não gostar de fingir, mas não sabem o que fazer para mudar a situação. Nessas condições, o mundo vai mudar um dia? Se os líderes têm que manter uma fachada de 'bons membros de famílias tradicionais', podem os outros construir suas vidas abertamente de um modo diferente?

As coisas vão mudar porque de repente acontecem eventos que podem facilitar uma mudança. Veja quando Martin Luther King foi a Washington; ele de repente se viu diante de uma platéia muito maior do que esperava. Isso mudou o cenário, de modo que outras pessoas então puderam se abrir também; pensamentos que estavam se criando dentro das pessoas foram ventilados publicamente, abrindo caminho para um novo consenso do que deveria ser a justiça e de como a sociedade deveria agir.

O senhor tem muitas funcionárias em seu hotel? Na empresa como um todo? Elas estão na gerência? O senhor concorda com o diretor que me disse: 'Tentamos o feminismo, mas descobrimos que não funcionava; é melhor para todos se as mulheres ficarem em casa cuidando do trabalho doméstico e dos filhos'?

Isso é um absurdo. Vou tentar responder de duas maneiras: tenho dois chapéus que uso no trabalho. Um é o de diretor da Leading Hotels, e o outro é o de gerente do Hotel Palace. A Leading Hotels sempre tentou promover mulheres nos hotéis. Aqui no Palace, metade da gerência sênior é composta de mulheres. Elas chefiam departamentos como finanças, vendas e marketing, saúde, atendimento ao público e recursos humanos (o departamento que contrata e organiza o pessoal).

Geralmente trabalho muito com mulheres, porque elas parecem ter um jeito melhor de lidar com a indústria de serviços, a nossa indústria, do que os homens. (Talvez mulheres não vendam motores de automóvel tão bem quanto homens, mas elas os superam no ramo hoteleiro.)

As mulheres têm um radar diferente dos homens nesse aspecto. Acho que, no futuro, o mundo dos negócios estará cada vez mais nas mãos delas. O debate homem-mulher não estará mais em questão, pois educação e atitude é que contarão.

E o famoso teto de vidro tão dolorosamente evidente nas estatísticas? Isto é, há muito poucas mulheres como altas executivas. E raramente uma mulher nos comitês diretores...

Não promover mulheres está errado, se elas têm a qualificação. E hoje quase toda mulher pode se qualificar! Uma mulher pode ter um MBA, mesmo uma dona-de-casa, com mais de 35 anos – não interessa! A Universidade de Genebra tem um MBA que você pode fazer pela Internet! Essas mulheres ficam muito bem qualificadas, pois é um bom MBA.

Para algumas pessoas, ainda há uma percepção de que pôr um homem na recepção de um hotel ou restaurante dá aparentemente mais prestígio?

Gente que pensa assim vai ter problema no futuro.

A experiência de quem trabalha com mulheres é muito boa. Por exemplo, minha diretora financeira tem 27 anos. Ela conseguiu o emprego disputando com um ex-gerente de empresa multinacional, um peixe graúdo. Estou feliz por tê-la escolhido, porque ela faz coisas extraordinárias para melhorar sua atuação profissional. Estou neste ramo há 26 anos e nunca tinha visto alguém fazer o que ela fez: por iniciativa própria ela vem aos sábados e domingos ajudar nos vários departamentos para poder ver em primeira mão como eles trabalham e quais são suas necessidades. E quando ela mostra os índices, sabe exatamente o que significam. Ela visita regularmente todos os departamentos para aprender o que está realmente acontecendo e se mantém envolvida. A maioria dos homens diria: 'Fim de semana? Epa, estou fora!'

Estatisticamente, as mulheres não estão recebendo promoções, nem sendo integradas aos conselhos empresariais. Por quê? A maternidade interrompe a carreira das mulheres ou causa problemas na promoção?

Schwarzenegger nos mostrou que todos os homens podem ter filhos! Pensei que essa questão já estivesse resolvida...?! No futuro, as pessoas terão múltiplos empregos e carreiras em sua vida afora; não será como no passado, quando você aprendia um ofício na adolescência ou juventude e o seguia até se aposentar ou morrer. Hoje, um homem pode ficar em casa com o filho, principalmente se ele pretende mudar de carreira uma ou mais vezes. Talvez os homens entendam que é importante dar amor a uma criança antes de ela completar 18 anos, que é quando importa de verdade.

Este é o mundo real; o mundo de hoje significa que você tem que mudar de emprego ou de profissão pelo menos uma ou duas vezes, para se adaptar – então por que não cuidar mais de sua vida privada em certos pontos e depois voltar a trabalhar, e assim por diante?

O senhor acha que muitas empresas preferem acreditar que este não é o mundo real ou estão presas em culturas empresariais antigas, com velhas estruturas das quais não conseguem se livrar? Muitos diretores me disseram que o motivo por que não há mulheres nos altos comandos é apenas uma questão de tempo (um problema de tempo): gostam de contratar profissionais recém-formadas com novos MBAs e trazê-las para a empresa. Nenhuma delas tem experiência ainda para ser diretora...

Mas no tempo em que você tinha que trabalhar, digamos, na Swissair durante 40 anos, para poder se tornar diretor, e depois presidente por quatro anos de glória, e depois disso se aposentar e morrer... esse tempo já acabou. (No meio desse caminho, você se divorciou e se casou com a secretária, viu seus entes queridos não mais do que uma hora por noite...). A Swissair, por exemplo, pela primeira vez contratou um diretor egresso de outra companhia. Ele tornou a empresa lucrativa novamente após dois anos. A idéia de que é melhor e uma aposta mais segura ('ele será mais estável') contratar um homem com filhos é falsa – veja o Príncipe Charles!

O assédio sexual é um assunto atual na mídia. É esse um dos motivos (medo de tais problemas) pelos quais as empresas evitariam contratar e promover mulheres?

Evidentemente, o assédio sexual acontece, é real, mas não estará o problema sendo exagerado, principalmente nos Estados Unidos? Temos normas de conduta na divisão americana da Leading Hotels a esse respeito: essas normas para empregados estabelecem coisas como até que ponto se pode ir sem estar criando um problema. Mas aqui, na Suíça, não sinto que realmente tenhamos esse problema, honestamente.

Só porque alguma coisa vem dos Estados Unidos não quer dizer que a idéia deva ser aplicada automaticamente da mesma forma na Europa. Os Estados Unidos têm muitos produtos e idéias boas e importantes, como a tecnologia espacial (e a igualdade em geral), mas nós, na Europa, vamos encontrar modos melhores de integrar mulheres no trabalho e no alto gerenciamento, evitando essas armadilhas. Americanos são engraçados. Embora eles rotulem produtos como a Coca Diet com todos os ingredientes, composição mineral etc., ainda assim são gordos e doentes! O povo mais voltado para dietas na face da Terra é justamente o mais fora de forma. Americanos não caminham, não vão a lugar nenhum a pé, pegam o carro para ir ao supermercado, e por aí vai. Por que será que o país é assim? Por que fazem viagens à Lua, mas o sujeito comum é tão mal-educado?

As empresas têm a obrigação ou a responsabilidade de seguir uma agenda de direitos humanos?

Não exatamente, mas há algo como uma etiqueta de vida, cultural. Uma empresa de sucesso hoje deve tentar se adaptar às expectativas que estão aí e seguir os novos tempos. Isso é normal. A cultura de negócios que eu quero é aquela na qual o desempenho é o que conta. O salário deveria depender da atuação, e não do fato de o empregado ser casado, solteiro, gay ou lésbica – isso não me interessa.

Empresas européias hoje serão mais lucrativas quando acharem modos construtivos de lidar com as novas necessidades das pessoas, os novos modos de vida que as pessoas desenvolveram, aproveitando o que há de melhor nos dois maiores movimentos dos últimos 40 anos, isto é, um individualismo atento às necessidades do outro e direitos iguais visando ao futuro, fazendo disso parte das novas estruturas empresariais e das soluções para o futuro.

Dr. Mark Wössner, Presidente (1980-98), Bertelsmann Corporation, Alemanha

Presidente da Bertelsmann por dezoito anos, Mark Wössner – agora à frente da Fundação Bertelsmann, que controla a Bertelsmann Corporation – quadruplicou o tamanho e o valor de sua companhia nos últimos dez anos.

Bertelsmann, um dos dois maiores conglomerados mundiais de mídia, possui editoras em quatro continentes, canais de televisão, a AOL (América On Line) na Alemanha, clubes do livro no mundo inteiro e um número de revistas em vários países.

O que o senhor pensa do atual *slogan* 'vamos voltar aos valores de família'?

Concordo com essa idéia. Historicamente, a humanidade sempre teve um sistema de valores centrado na família, baseado na tradição religiosa. Hoje esses valores trazem embutidos o senso comum de todas as culturas da Europa. Infelizmente, depois da Segunda Guerra Mundial, os valores foram se esfacelando (na verdade, durante todo este século), à exceção da Itália e da Espanha. Admiro os italianos e os espanhóis, pois a riqueza de sua cultura se apóia em seu foco sobre os antigos valores de família.

Na Alemanha, os valores mudaram completamente: temos cada vez mais lares desfeitos, gente solteira com filhos, e não há mais o hábito de cuidar dos mais velhos. As pessoas não vivem mais juntas, e não se vêem mais três gerações sob o mesmo teto.

Quando eu era menino, dormia num quartinho com meus pais, depois da Segunda Guerra Mundial; tínhamos que fazer assim, pois não havia outro quarto. Depois eu fui dormir com meu irmão. (Hoje em dia ele dirige a divisão de livros daqui.) Depois que casei, os quartos de meus filhos, quando eram pequenos, também não eram separados; tinham a escolha de ficar sozinhos ou juntos. Construímos uma passagem entre seus quartos para que pudessem fechar a porta ou conversar e compartilhar segredos até altas horas, quando quisessem... Era assim comigo e meu irmão; era uma maravilha ficar conversando noite adentro.

Há novas 'regras' emergindo no gerenciamento de sua empresa em relação às mudanças sociais na situação de mulheres e homens e à mudança de valores pessoais? Claramente, está acontecendo uma revolução nos valores pessoais. O que o senhor acha do movimento das mulheres, o feminismo?

Depende. Há vários tipos de feminismo. Alguns tipos de feminismo vêm ferindo os valores familiares, mas outros têm mudado e estão mudando a família de modo certo. Se a emancipação feminina significa que as mulheres agora não mais estão prontas para cuidar das famílias e ter filhos, eu não concordaria com isso, pois seria ir longe demais. As mulheres têm direito à educação e à decisão sobre com quem se casar, mas deveriam retornar aos valores familiares e construir suas famílias, além de trabalhar. Ou descobriremos que causamos o colapso da civilização.

Por que colapso? Os homens não podem ficar em casa e construir as famílias, enquanto as mulheres dirigem um pouco as coisas? Digo, homens deveriam ter a oportunidade de ser mais iguais! Em minha opinião, é falso acreditar que o feminismo sozinho causou o fim da família tradicional (como se supõe). Os homens começaram o ataque à família na década de 60 com a revista *Playboy* e com heróis solitários como o agente 007 de James Bond; agora, por quase 40 anos só vemos filmes que glorificam solteirões, homens que querem evitar o casamento e que não querem estar 'amarrados'. Eles não pensam no casamento como uma grande aventura, uma oportunidade para uma intimidade especial e maravilhosa para eles; muito dessa propaganda leva a crer que suas vidas reais, suas aventuras, ocorrem no local de trabalho ou nos esportes, lá fora, com seus camaradas. Em muitos filmes, a mulher é apenas uma conveniência sem sentido, uma necessidade para um homem cumprir suas obrigações e ter filhos. Astros do rock também se apresentam publicamente como solteiros, 'buscando a liberdade'. Quando John Lennon se casou com Yoko Ono, algumas pessoas entenderam isso como traição!

O papel dos filmes de Hollywood é muito importante... Vou pensar melhor sobre isso.

Sua empresa tem uma política para mulheres? Há mulheres na direção da Bertelsmann?

Nosso comitê diretor tem sete assentos. Não há mulheres nele. Nosso segundo escalão (as divisões) tem 45 assentos e nenhuma mulher. Por quê? É difícil encontrar mulheres com as qualificações certas. Elas precisam ter um MBA de Harvard ou de uma escola equivalente e experiência docente no mesmo nível.

Não há mulheres assim em nenhum lugar?

Sim e não. Tivemos um encontro uma vez com um grupo de mulheres que queria que contratássemos algumas delas. Eu lhes disse: 'Mas vocês não têm a experiência dos homens em gerenciamento.' É um problema; as mulheres ainda não tiveram tempo suficiente para desenvolver o mesmo campo de experiência dos homens. Naturalmente, é verdade que as mulheres têm experiência de outras maneiras, experiência que tem seu valor. Admiro as mulheres que vejo nos aviões, por exemplo, lutando com as crianças e ainda dando conta de lidar com um marido difícil, um homem complicado. Dirigir uma casa e um homem difícil demonstra grande inteligência! Talvez as empresas devessem empregar mulheres com essa grande experiência.

Mas, se o senhor quer empregar mulheres que aprenderam a cuidar de filhos e de maridos, como as que o senhor vê em aviões lutando com os filhos, quando esses filhos estiverem crescidos e elas não mais estiverem tão ocupadas, o senhor as consideraria 'velhas demais' ou alegaria que elas não têm a experiência exigida. Assim, parece que isso significa, na verdade, que elas nunca vão ser contratadas, não é? Estatisticamente, as mulheres parecem repetidamente bater num teto de vidro quando chegam a uma certa idade e a um certo estágio no trabalho.

Há muito poucas mulheres em conselhos diretores na Alemanha. Mas nós estamos planejando empregar mulheres em cargos executivos e de gerenciamento. Neste momento elas estão apenas em funções editoriais e administrativas.

O senhor e a Bertelsmann vão tomar a frente nessa área, sendo os primeiros na Alemanha a colocar mulheres nos conselhos?

Eu vou aumentar a participação feminina na Fundação Bertelsmann, que dirijo, a partir deste ano. Temos muito a fazer!

Um homem pode tomar uma mulher como sua protegida? Isso causaria fofocas ou algum desconforto?

Eu tenho várias. Uma vez tive uma que foi chefe de nosso Departamento de Planejamento Estratégico. Foi um departamento que fundei, com vinte ou trinta pessoas, que ajudou a desenvolver nossos jovens campeões. É como um serviço de inteligência, nosso grupo consultor interno. Agora há várias protegidas, a quem vou ajudar na Fundação Bertelsmann, meu novo grande projeto.

Não creia que sou um típico sujeito da 'velha família'. Acho que mulheres devem ter carreiras. Minha filha é uma profissional. Acabou de se casar. Mas quando tiver filhos, não poderá mais trabalhar quinze horas por dia (como você tem que fazer, como eu faço, se realmente quiser ter uma carreira notável ou significativa). Mulheres não têm oportunidades iguais simplesmente porque suas vidas são complicadas pela maternidade. Ter filhos consome dez anos de suas vidas, e isso é difícil. Como pode uma mulher fazer as duas coisas?

Não pode. Depois das crianças, ela pode voltar a trabalhar, é claro, mas enquanto isso ela já perdeu cinco ou dez anos de experiência profissional.

Minha história, pessoalmente... Bem, sou casado, estou no segundo casamento. Minha esposa é uma profissional. Já que ela tem um pouco mais de tempo do que eu, cuida da casa. Ela me ajuda nos negócios, recepcionando com jantares. Lamento que meu primeiro casamento não tenha dado certo, mas você entende por quê: se uma mulher se dedica a ajudar um homem, depois de vinte anos dessa função você desenvolveu um mundo completamente diferente do dela. Ela sabe tudo sobre filhos e vida doméstica, e você sabe tudo sobre os negócios e o mundo lá fora. Fui ficando cada vez com menos tempo, à medida que iam aumentando minhas responsabilidades no trabalho, e então passava o tempo que sobrava com as crianças, e minha esposa e eu ficávamos cada vez menos tempo juntos...

> A solução para a questão de como as mulheres podem trabalhar e estar integradas, em permanente crescimento, é ter projetos de vida novos, diferentes, e ser muito tolerantes – algumas mulheres trabalham, alguns homens trabalham.

Como mulheres e homens trabalham juntos nos altos escalões das empresas é, recentemente, uma área de vasto interesse. Quais são as suas experiências a respeito do modo de funcionamento dessas relações?

Quando eu tive uma assistente importante (a que mencionei, chefe do Departamento de Planejamento Estratégico), estávamos dia e noite juntos em aviões, viajávamos para Nova York, na Alemanha inteira, todo lugar. Nossa relação funcionava bem. Então, um dia ela se adiantou para cumprimentar as pessoas antes de mim. Acho que ela pensava que, por ser mulher, embora fosse minha subordinada, podia fazer essa 'coisa de mulher', sorrir e cumprimentar primeiro. Eu a puxei por trás da gola, coloquei-a em seu lugar atrás de mim e comecei a cumprimentar as pessoas primeiro.

Não deveria haver gênero nas empresas. Eu poderia ser mais gentil em certas situações com uma colega, mas colegas são sempre colegas. Se você está numa companhia, você é neutro – nem macho, nem fêmea. Um subordinado é um subordinado, homem ou mulher. Não abro a porta para uma mulher, se for colega. Se sou seu superior, ela deveria segurar a porta para mim. Um homem deve se comportar como colega para as mulheres no trabalho, não ser machão nem fresco.

A Bertelsmann já teve casos registrados de assédio sexual?

Não, nunca ouvi falar de nada assim.

No império gigantesco da Bertelsmann, nunca houve um caso, nem mesmo uma queixa extra-oficial?

A cultura de uma empresa deve respeitar todos. Precisamos de mulheres.

O que o senhor acha dos escândalos sexuais de Clinton em Washington? O público tem o direito de saber o que homens em posições de liderança executiva fazem?

A vida privada não deveria ser coberta pela mídia; um homem é responsável pelo emprego, não por sua vida particular.

Os homens com uma vida pública devem ser casados? Um diretor tem que ser um 'bom chefe de família'?

Homens de vida pública não precisam ser chefes de família perfeitos. É surpreendente que mesmo o público americano atualmente tolere isso, ou seja, o público não está especialmente aborrecido com Clinton, desde que ele esteja fazendo seu trabalho direito. Isso é sábio: insistir no escrutínio público da vida privada dos líderes causaria danos às instituições públicas e particulares no futuro.

Há um problema com a atitude das mulheres no mercado de trabalho. Elas não lutam o bastante por poder.

Juan Luis Cebrián, Diretor, PRISA, um dos dois maiores conglomerados de mídia da Espanha.

A PRISA tem o controle acionário do jornal mais importante da Espanha (*El País*), uma televisão privada (Antenna 3) e várias editoras, revistas e outras participações. É ligada diretamente a muitos grupos de negócios de mídia na Espanha e na América Latina.

O que o senhor pensa dos 'valores de família'? As mudanças em tais valores estão mudando as empresas?

As empresas são entidades extremamente conservadoras e, conseqüentemente, a maioria dos executivos também o é. Durante os dez anos em que venho dirigindo a PRISA, tenho notado que, se um executivo tem 'problemas familiares', considera-se que a esposa tem um problema; o executivo não sente que precisa parar e lidar com isso.

Há muitas mulheres trabalhando aqui nos níveis mais altos?

Não, elas estão no segundo escalão. Nos cargos mais elevados há apenas homens. Mulheres não têm responsabilidades de gerenciamento – embora o jornal *El País* (uma de nossas companhias, da qual fui diretor por muitos anos) tenha uma subeditora executiva. Ela está lá há muitos anos.

Por que não há mulheres nos cargos mais altos?

Há um problema com a atitude das mulheres no mercado de trabalho. Elas não lutam o bastante por poder. Freqüentemente elas são melhores do que os homens, mas preferem não brigar, optando por centrar seus esforços na família, principalmente nos filhos, enquanto os homens se concentram no poder e no trabalho. Algumas mulheres parecem não gostar de competição de jeito nenhum.

Mas as mulheres podem ser chamadas de coisas terríveis se tentam abertamente ser poderosas. Por exemplo, 'má por ser poderosa' é um dos modos de fazer com que as mulheres se sintam... culpadas!

Tais atitudes são uma tradição filosófica da sociedade, causadas em parte pelas educações escolar e familiar. São desnecessárias e deveriam ser eliminadas. Por que separamos as meninas de apenas cinco anos de idade em escolas femininas? Dessa maneira não será possível que elas cheguem a conhecer vários indivíduos do sexo oposto, nem a trabalhar com eles.

O senhor acha que tem a responsabilidade de colocar uma mulher em uma das posições de comando na PRISA? O senhor é um dos homens mais poderosos da Espanha e...

Bem, depende das mulheres. Nos próximos meses, terei que fazer três ou quatro indicações importantes. Todo mundo sabe disso. Mas nenhuma mulher está pleiteando esses postos. Por quê? Espero que no futuro elas se envolvam mais.

Atualmente, as mulheres só pedem coisas como um ano de afastamento com vencimentos para ter um filho ou tempo para sair e escrever um livro. Elas não pedem cargos importantes. Os homens pedem. Acredite se quiser: isso torna muito mais fácil indicar um homem!

E também, a qualquer momento que eu ofereça um cargo elevado a uma mulher, as demais pessoas pedem uma demonstração maior das qualidades dela, mais provas de que ela é boa, mais do que se fosse um homem. Uma mulher precisa ser muitas vezes melhor do que um homem para ganhar poder empresarial.

Entendo isso. Em meus livros, sempre tenho que provar minhas idéias. Enquanto outros podem despejar suas opiniões em 'livros de idéias', eu tenho que provar cada frase – duas vezes.

Persistem velhas atitudes prejudiciais às mulheres. Entretanto, as próprias mulheres deveriam mudar suas atitudes frente ao poder.

Muitos homens me pedem favores e coisas por *e-mail*, cartas, eles vêm e se aproximam de minha mesa. Isso facilita para eles, porque estão batendo à porta. Por outro lado, tenho que admitir que é um pouco difícil ter uma mulher de pé à minha mesa, pedindo alguma coisa.

Por quê? Se há tão poucas mulheres nos postos superexecutivos, o senhor está dizendo que a culpa é delas? As mulheres dizem que, embora tenham as qualificações, são sempre preteridas nas promoções para os cargos verdadeiramente altos. Quando pergunto por quê, elas me dizem: 'Eles simplesmente não vêem minhas qualificações. Tenho qualificação em excesso para o que faço, mas cheguei ao teto de vidro, como a maioria das outras mulheres...'

As relações num comitê ou num grupo são diferentes se os membros são todos homens. Se lá existe uma mulher, a atitude dos homens muda. É difícil descrever. A atitude é mais ou menos assim: 'Uma mulher, temos que tomar cuidado!'

Cuidado com o quê?

Bem, a atmosfera fica completamente diferente. Existe uma cumplicidade entre os homens; compartilhamos atitudes, cultura. Há coisas que só acontecem entre homens.

Homens preferem estar com outros homens, se sentem mais à vontade – homens com homens? Parece que homens têm duas identidades, uma com outros homens, outra com as mulheres...

Eis um exemplo de hoje de manhã. Tenho uma filha de quatro anos. Hoje cedo eu a levei à escola (normalmente não levo). Lá vi poucos homens; a maioria era composta de mulheres, evidentemente. Nós, homens, éramos 10% a 15% (e metade desses era de aposentados, avôs etc.). Esse número reduzido não ocorre porque 'homens têm que trabalhar': era cedo e daria tempo suficiente para os homens irem para o trabalho.

As mulheres estavam conversando com seus filhos, mas os homens ficavam andando por lá, sem falar. Eu me perguntei: por quê? Lá os homens não ficam à vontade. Não acreditamos que seja parte do jeito normal da vida masculina; o gerenciamento da família pertence à mulher. As mulheres se sentem seguras em família, mas os homens apenas se sentem seguros e demonstram sua real identidade, no trabalho.

Eles somente demonstram sua real identidade com outros homens no trabalho? Bem, como podem as mulheres ser integradas nos altos escalões executivos das empresas nesse caso?

Cotas seriam úteis. Se, como homem, eu sei que tenho a obrigação de indicar uma mulher – talvez 25% a 30% –, então faço isso sem problema. As leis de igualdade trabalhista são muito importantes. A força da tradição é tão forte, que é impossível mudar a situação de outra maneira.

A experiência de países escandinavos usando cotas, praticando a contratação de um certo percentual de mulheres, mostra que o sistema de cotas funciona. Nos países que as têm usado, a situação agora é boa. Leva uma ou duas décadas, só isso. Então, depois que o sistema inteiro já foi afetado de modo positivo, podemos esquecer as cotas e retornar à meritocracia.

Empresas particulares, companhias de capital fechado, não seriam afetadas pelas leis das cotas, exceto de modo voluntário. Tais empresas podem ter uma obrigação moral para com os direitos humanos e a igualdade, mas isso será uma questão de escolha, não de obrigação. As regras governamentais relativas à justiça não são praticáveis. Muito mais empresas serão privatizadas agora na Espanha.

Isso é muito sério. Como então a legislação de cotas vai ajudar? Se a legislação do governo não se aplicar à maior parte das empresas, cada empresa terá que definir sua própria normalização moral?

Muitas mulheres estão em conselhos diretores na Espanha, mas isso nada tem a ver com o fato de ser mulher. O conselho diretor de uma empresa de capital fechado é formado pelos seus donos. Por exemplo, somos uma empresa de capital fechado, não somos uma empresa de capital aberto, e assim nosso conselho diretor consiste nos donos da companhia. Um ou dois deles são mulheres, mas elas não discutem direitos femininos.

Qual é, então, a solução? Os homens irão promover as mulheres? Ou os homens às vezes hesitam em indicar mulheres para cargos importantes por causa da política homem-mulher?

Sendo a mulher bonita, haveria um grande problema. As pessoas falariam. Se ela for competente e feia, fica mais fácil.

Depois do escândalo de Clinton e de outros, os executivos devem manter rédeas curtas sobre suas vidas privadas e sempre se apresentar como 'bons chefes de família'? Pode um executivo ser solteiro e sair com várias pessoas?

Neste país, as pessoas não podem acreditar no que aconteceu a Clinton. Por um lado, é difícil para um homem como Clinton ter uma vida sexual comum. Aonde ele pode ir? Ele não pode ligar para um hotel e reservar um quarto, afinal de contas, como qualquer pessoa.

Assédio sexual ainda não é um problema na Espanha. Acredito que nas culturas latinas seja muito difícil decidir o ponto em que uma gentileza ou uma atitude *don-juanesca* se torna assédio sexual. Pense nas universidades, por exemplo: professores têm muitas alunas à sua volta, e é fácil para eles ter uma relação que pode ou não ser sexual. A idéia toda de assédio sexual é de difícil definição.

Eu acho que assédio sexual é um problema em todo lugar, mas, desde que se tornou 'parte da vida', ficou invisível. Agora que as mulheres estão começando a tomar parte de verdade na vida pública e empresarial, elas sentem que é fundamental lidar com essa questão. Embora já tenha sido considerado um 'problema americano', têm surgido casos na França, Alemanha, Inglaterra e outros países; muitas empresas se verão diante de processos em países que não o da matriz, agora que se tornaram globalizadas ou internacionais. Obviamente, para progredir nos negócios, em muitos casos as mulheres precisam ter a boa vontade de seus superiores; isso pode criar uma situação explosiva. Sendo assim, é de se estranhar que tantas novas relações executivas entre homens e mulheres estejam indo bem. Casos de assédio sexual – embora uma minoria dos casos – vão continuar existindo durante este período de transição até a total 'integração', à medida que tentamos redefinir as idéias dos gêneros e o modo como eles se relacionam de forma produtiva.

Rudolph Giuliani, Prefeito e Superexecutivo, Cidade de Nova York

A mais importante empresa em Nova York é a própria cidade de Nova York. Ela é o maior empregador no estado de Nova York, com 200 mil funcionários. Seu presidente: prefeito Rudolph Giuliani.

Poucos anos atrás, a cidade de Nova York estava falida. Não podia pagar seus funcionários e teve que declarar isso abertamente. Como qualquer outra empresa, precisou se esforçar para sair do buraco. Para fazer isso, vendeu bens e outras coisas. Agora vai de vento em popa.

O que o senhor acha do *slogan* 'retorno aos valores de família'?

Todo mundo define isso de formas diferentes. A idéia de manter famílias unidas pode ser boa, dependendo. É claro que uma boa família torna as pessoas mais estáveis no trabalho, mas não há uma fórmula para uma 'boa família'. As famílias hoje podem ser formadas de elementos diferentes.

De fato, na cidade de Nova York, atualmente 50% das pessoas são solteiras; quando moram juntas, geralmente ambas trabalham; essa é a situação para a maioria das pessoas agora. Todo mundo trabalha. Os negócios aqui, em sua maioria, precisam ter atendimento diurno para as pessoas; a cidade de Nova York também provê atendimento diurno para os pobres, e assim pais com filhos pequenos podem trabalhar, não precisando deixar de fazê-lo.

Como a cidade de Nova York está lidando com a integração de mulheres em sua rede de altos executivos de gerenciamento?

Há muitas mulheres aqui em postos importantes. Na verdade, um terço do pessoal do alto escalão é de mulheres. A vice-prefeita é mulher (Teresa Mason), a diretora do Escritório de Negócios Estrangeiros da Cidade de Nova York é mulher (Alice Tetelman), a presidenta da Comissão de Direitos Humanos é Marta B. Varela, e por aí vai. Deborah Weeks é a primeira comissária substituta do Departamento de Serviços Empresariais.

Temos 50 comissários. Um terço dos quinze conselheiros internos é de mulheres! Toda manhã começamos o dia com um encontro dos membros mais importantes do pessoal para organizar a agenda do dia. Cerca de metade dos membros desse encontro de 20 a 25 pessoas é de mulheres.

Quando haverá uma prefeita comandando a cidade de Nova York? Como se explica que esta cidade nunca tenha tido uma diretora executiva?

Disputei com uma mulher na última campanha eleitoral. Na próxima vez, haverá mais mulheres candidatas; elas são mais organizadas e contam com mais apoio.

O que o senhor acha da idéia fomentada por algumas empresas de que mulheres trabalhando aumentam os níveis de desemprego?

Nesta cidade, cerca de metade da força de trabalho é composta de mulheres, e temos muito pouco desemprego também. Nossa economia está saudável, e o desemprego é menor do que na maioria dos outros lugares, embora grande número de mulheres faça parte da força de trabalho. Então é claro que qualquer argumento dizendo que a exclusão das mulheres da força de trabalho diminuiria o desemprego e, conseqüentemente, seria salutar para a economia é falso.

Excluir as mulheres seria nos isolarmos da sociedade, como se cortássemos nosso potencial pela metade. Por que fazer isso? Para pôr de outra forma: se você acredita em competição, quanto mais pessoas competindo, melhores serão os resultados. Nos negócios, as mulheres dão uma contribuição enorme; elas são necessárias, e o mercado de trabalho é seu lugar. Elas têm o direito de ser tratadas exatamente da mesma maneira que os homens. Nos negócios, você deve ver se ele, ela ou o que seja estão fazendo um bom trabalho. O trabalho é neutro. Discriminação contra a mulher é ilegal. (Discriminação contra gays e lésbicas também é ilegal, sendo, entretanto, mais difícil de eliminar.)

É do interesse das empresas perceber a atuação e o potencial das mulheres. Por quê? O jogo limpo dentro da equipe de gerenciamento aumenta o desempenho – é isso que temos aprendido.

O que o senhor pensa do escrutínio da vida privada de Clinton? Políticos e homens de negócios devem ser 'exemplos perfeitos' de 'bons homens casados'? Eles podem se apaixonar e se desapaixonar e demonstrar suas emoções? A mídia tem o direito de vasculhar a vida privada de uma figura pública como Clinton? Um diretor executivo deve ser 'moralmente perfeito'?

Desde Roosevelt, todos os presidentes americanos têm sido casados. Acho que houve apenas um ou dois presidentes que nunca se casaram. Mas a vida privada de uma pessoa só é relevante quando ela afeta a vida pública; isso não deveria ser uma desculpa para *voyeurismo*. As pessoas ou a imprensa podem ficar fascinadas com a vida particular de uma figura famosa, quando isso não tem a menor relevância em seu trabalho. No caso de Clinton, quaisquer que tenham sido as alegações, o desempenho dele é bom.

Há casos de assédio sexual entre os 200 mil funcionários de tempo integral na cidade de Nova York?

Assédio sexual – nenhum! Esta é uma cidade muito sofisticada. As pessoas aqui sabem como se conduzir e não se envolvem nesse tipo de coisa.

Como supervisor, fico fora dos casos particulares das pessoas. Quando vivemos, sempre passamos por problemas pessoais. A questão é: como lidar com eles?

Parte da promoção de mulheres hoje em dia parece acontecer em torno da questão da relação mentores–protegidos. Isso tem funcionado bem entre homens. Pode um homem ter uma protegida? Ou será acusado de estar envolvido com ela ou de assédio sexual etc.?

Você sempre será criticado; tem que deixar essas coisas seguirem seu rumo. Você pode ser acusado de estar tendo um caso com a mulher (vozes sussurram ao seu redor ou os inimigos atacam), mas não se pode deixar que isso tome grandes proporções; a gente tem que fazer o que é certo. Se uma mulher que trabalha com você é mais qualificada para uma promoção, isso tem que valer. Seria um insulto negar-lhe o posto – e uma traição a si mesmo.

Naoki Ogino, Presidente e Diretor Executivo, Comitê Editorial Executivo, Yomiuri Shimbun, Tóquio

O *Yomiuri*, um dos dois principais jornais do Japão, tem também seu próprio time de beisebol.

O senhor tem mulheres em seu conselho diretor?

Não, não há mulheres entre os diretores, nem há mulheres na maioria das outras empresas japonesas, nem nos altos escalões. Isso é normal.

Em 1922, o *Yomiuri Shimbun* começou a aceitar pedidos de emprego de homens e mulheres, mas somente a partir de 1972 as mulheres foram admitidas em nosso pessoal. Portanto, há mulheres jovens na empresa agora, mas ainda são jovens demais para estar no conselho diretor.

Os homens do seu conselho ficariam à vontade com mulheres entre eles?

Ah, sim. Eu, pelo menos, ficaria!

Como as mudanças na família japonesa estão afetando as pessoas que trabalham para o senhor?

O sistema social e a família estão mudando atualmente, mas essas mudanças evidentemente ainda não estão terminadas. Às vezes me pergunto onde isso vai parar... Atualmente 25% dos casamentos no Japão terminam em divórcio, e esses divórcios na maioria são pedidos pelas mulheres, muito embora exista uma palavra tradicional em japonês usada para rotular uma mulher divorciada de modo desagradável e cruel. Há um estigma contra ela. Um novo estudo feito pelo *Asahi*, nosso principal concorrente, mostra que 50% das mulheres japonesas entre 20 e 29 anos de idade dizem que não querem se casar. Nunca tivemos um fenômeno como esse no Japão, com tantas jovens dizendo que preferem não se casar e continuar trabalhando.

As mulheres que trabalham em sua empresa ficam em melhor situação casadas e com filhos – ou podem prosseguir rumo a uma carreira de sucesso sendo solteiras?

Filhos não impedem as mulheres de crescer no *Yomiuri*. Entretanto, para ser realista, a maioria das mulheres fica em casa por um tempo depois de dar à luz, embora nem o governo nem a empresa lhes paguem qualquer licença ou apoio durante esse período. O regulamento oficial da empresa diz que a mulher pode ficar em casa por um ano, mas na realidade, é óbvio, ela só pode fazer isso se o marido puder sustentá-la.

Como as mulheres conseguem emprego em sua empresa?

Para conseguir emprego aqui, todo mundo tem que passar por um exame. As mulheres costumam ter resultados melhores, comparadas aos homens, mas, por volta dos 45 anos de idade, os homens já passaram à sua frente e têm melhores posições.

Por quê?

Os melhores empregos aqui para mulheres são como jornalistas; então estou falando de jornalistas, não de gerentes ou executivos. Jornalistas trabalham arduamente até tarde – até a meia-noite – e os homens suportam isso mais do que as mulheres. Algumas famílias entendem que está tudo bem se uma mulher fica até tarde da noite trabalhando, mas outras não.

Estou confusa. Por que, nos casos onde não há problemas de filhos ou de maridos clumentos preocupados com o horário de trabalho da esposa, essas mulheres não alcançam os postos mais elevados?

Em 1972, o *Yomiuri* abriu as portas para as mulheres. Estas estão agora com seus 50 anos e então não são velhas o bastante para estar no conselho diretor. O estranho, entretanto, é que ainda há seis jornalistas homens para cada jornalista mulher, mesmo hoje. Isso é um enigma...

Nossa companhia tem mais mulheres do que nosso principal concorrente, o *Asahi*, outro líder jornalístico do Japão (eles também têm seu time de beisebol). Estamos mais adiantados. Gostamos de trabalhar com mulheres, porque elas são alegres e têm uma energia positiva, enquanto os homens tendem a ser negativos. Os homens às vezes têm um complexo de inferioridade em relação às mulheres quando são mais jovens e estão começando a trabalhar, mas, depois de cinco ou seis anos, os homens estão à frente delas, de qualquer maneira.

O avanço das mulheres faz parte de uma mudança social que está vindo, mas é uma mudança que as próprias mulheres vão ter que fazer. Nasci em Tóquio em 1934. Entrei para o jornalismo porque queria entender os políticos e o funcionamento da política. Minha família não esperava que eu me tornasse uma pessoa importante como me tornei. No futuro, as mulheres também vão ter que encontrar seus próprios caminhos, aos pouquinhos.

A paz tradicional ou o equilíbrio de poder entre homens e mulheres no Japão baseou-se, por 150 anos, no fato de que as mulheres estavam em casa, usando o salário dos homens e dirigindo o lar, cuidando dos filhos e dos maridos. Mas agora as relações de um casal são menos baseadas na economia e mais na emoção, e daí estarem procurando um novo ajuste entre si. A hora é de desequilíbrio. Precisamos mudar nosso modo de pensar, mas isso vai levar outros 30 anos.

> Ao sair, fiquei pensando o que isso podia significar, que a mudança levaria 'outros 30 anos'. Fiquei imaginando se isso queria dizer que as mulheres não teriam esperança de avançar para os postos executivos até algum dia, daqui a muito tempo. Fiquei imaginando se a maioria dos líderes de empresas japonesas diriam a mesma coisa...

Dr. Yukiyasu Sezai, Presidente (Reitor), Universidade Nihon, Japão

A Universidade Nihon é a maior instituição de educação superior do Japão, com 100 mil estudantes e 14 faculdades espalhadas em 90 *campi* por todo o país, comandados em Tóquio. O presidente (reitor) é eleito a cada quatro anos pelos professores das várias faculdades.

O senhor tem executivas na organização?

Não, infelizmente, esse não é o caso. Entretanto, estamos considerando essa possibilidade.

É difícil para mulheres no Japão conseguir subir às posições executivas?

Tem havido uma enorme distância entre a inteligência e a habilidade das mulheres e sua ascensão a posições elevadas de responsabilidade dentro do governo e das empresas.

Qual a causa dessa dificuldade?

Em meu ponto de vista, os homens nas corporações precisam mudar. As empresas precisam promover programas de treinamento para ajudar os homens a superar os medos de intrigas quando promovem ou apóiam uma mulher. As mulheres também precisam de treinamento para que não tenham medo de chocar os homens, nem de os derrubar com o seu novo poder!

Algumas mulheres preferem os velhos métodos e não gostam de ser promovidas numa empresa, porque o casamento ainda é o seu objetivo maior, e uma carreira poderia ser negativa para a realização desse objetivo. O casamento no Japão pode ser perigoso para as carreiras das mulheres, porque ter filhos significa ficar em casa por um tempo, e muitas companhias não pagam licença-maternidade. (Essa é uma questão para os sindicatos negociarem; algumas empresas pelo menos providenciam creches para os filhos, embora não paguem licença-maternidade.)

Os homens que dirigem empresas geralmente aceitam a idéia de que poderiam ser colegas em pé de igualdade com mulheres? Há escândalos sexuais no Japão, tais como o recente caso Clinton-Lewinsky nos Estados Unidos?

Talvez no Japão os homens não tenham medo de ser vistos tendo um caso; poderiam até se orgulhar, porque isso os faz parecer mais machos. Vimos observando Clinton e o que aconteceu, mas a atitude japonesa seria diferente; temos nossos próprios padrões morais e caminharemos em nosso próprio ritmo rumo à redefinição da relação entre homens e mulheres no trabalho.

Ainda assim, a Toshiba teve que pagar quatro milhões de dólares por causa de uma ação judicial em um caso de assédio sexual nos Estados Unidos. Agora que as empresas estão se globalizando, a integração de mulheres no trabalho e principalmente na gerência e nos altos escalões executivos terá um sabor de direitos humanos internacionais, e assim um novo tipo de relação entre homens e mulheres será urgente e necessário, não é? Mesmo se uma empresa é japonesa, ela sofrerá pressões internacionais em outras áreas do mundo onde está sediada.

Sim, não há outra maneira senão seguir em frente. O Japão mudou depois da Segunda Guerra Mundial e aceitou as influências ocidentais, tais como mulheres tendo direitos que elas nunca tinham tido antes. Agora há novas influências chegando ao Japão: não somente a Internet é uma força, mas também as relações internacionais estão mais próximas do que nunca – então não há outra maneira senão seguir em frente. Não seria possível retroceder, mesmo que quiséssemos.

Acredito que o povo do Japão agora esteja procurando um impacto, uma nova abertura de mudanças importantes. Muita gente me diz que este é um bom momento para romper com o passado. Está acontecendo uma revolução, tão importante quanto a Revolução Industrial: o mundo está se tornando internacionalmente conectado graças à Internet e à telecomunicação moderna. Esses sistemas de telecomunicações estão se tornando internacionais e revolucionando nossos valores e sistemas econômicos, e aqueles de outras culturas pelo mundo, rapidamente criando mudanças benéficas que são necessárias. O avanço das mulheres será uma parte importante dessas mudanças.

Mike Wilson, Diretor, J. Rothschild Assurance

A Seguradora J. Rothschild é uma companhia inglesa de serviços financeiros sediada em Dublin, especializada em investimentos e pensões, famosa em todo o mundo.

O que o senhor pensa do *slogan* 'retorno aos valores de família'?

Pode ser um bom *slogan*, mas será realista? Não podemos voltar aos dias em que a função principal das mulheres era engomar as camisas dos homens. Atualmente, valores de família significam coisas diferentes para diferentes pessoas.

Os homens que dirigem empresas atualmente precisam ser 'bons chefes de família'?

Líderes de negócios podem achar uma dificuldade crescente hoje em dia em adaptar suas vidas pessoais, aos velhos estereótipos da 'família perfeita' e da 'estabilidade' a longo prazo (= sem mudanças).

Isso se dá porque o mundo mudou – e eles também mudaram! Os homens hoje não são os mesmos que seus avôs; eles têm idéias diferentes sobre quem são e o que querem ser. Viram James Bond, os Beatles e Bob Dylan – e também as Spice Girls. Querem se sentir em dia com os novos tempos, mas ainda legitimar os cidadãos em termos de responsabilidades familiares. Eles não querem ser 'solitários', sem família ou vida pessoal. Mas tampouco querem ficar amarrados às velhas definições de 'família'.

Alguns homens sentem que só podem optar entre ser um 'solteiro descolado' ou um 'marido e pai devoto' – ainda assim, o casamento hoje pode ser definido de forma totalmente diferente, como uma parceria, com uma mulher que trabalha em algo importante ou mesmo com outra pessoa do mesmo sexo. Como os diretores e executivos deveriam lidar com suas vidas privadas no trabalho?

A atitude machista é: 'Sua vida pessoal não deve afetar sua vida profissional.' Mas a verdade é que a vida pessoal de um indivíduo afeta, sim, os negócios. Assim, se alguém está passando por um momento difícil, ele deveria dizer aos colegas: 'Olha, se eu não estiver no pique de sempre nos próximos dias ou semanas (meses?), é porque estou passando por tal e tal situação.'

As pessoas interpretam como uma fraqueza admitir algo assim – até mesmo mudar ou ficar inseguro a respeito de sua vida pessoal, ou ficar perturbado. Mas mudar requer força. Ninguém passeia suavemente pela vida. É inútil fingir que 'tudo está bem' o tempo todo.

Se alguém finge que está tudo bem o tempo todo, está mentindo. Uma vez, um de meus funcionários teve um colapso nervoso. A esposa me culpou. Mas ele estava tentando ser algo que não era, e esse era o problema, não eu.

O que o senhor pensa do caso Clinton-Monica? Um chefe de Estado deve ser hoje heterossexual, casado e monógamo?

As pessoas podem se sentir não legitimadas se suas vidas pessoais não se parecerem com o desenho de um cartão de Natal. Elas escondem e disfarçam, tornando-se distantes e nervosas no ambiente de trabalho, por exemplo, se estiverem tendo um caso amoroso, querendo o divórcio, escondendo o fato de serem gays, ou se há outra coisa qualquer que as incomode.

Conflitos pessoais surgem na vida de todo mundo. Homens de negócios com problemas pessoais deveriam conversar com seus colegas – principalmente seus pares no conselho executivo. Isso irá criar confiança. Seja como for, se eu tivesse esses problemas que ocupam a mídia, certamente apresentaria minha versão dos fatos primeiro!

O senhor acredita que o público tem o direito de saber sobre, digamos, a vida privada de Clinton? É uma meta legítima de indagação? Pessoas reais podem se achar em situações embaraçosas: e se um diretor conhecido de repente se apaixonasse, ou quisesse se divorciar? Um homem que hoje seja público tem que parar sua vida pessoal para obter gratificação somente através do trabalho ou de seus filhos? Ele deve representar a imagem de homem confiável, mesmo que isso o transforme em alguém que encena um papel em sua vida privada (que ele evita cada vez mais 'por causa do trabalho', apenas se deixando levar), enquanto a vida em si passa por ele, já que não pode 'virar a mesa', se apaixonar, nem experimentar?

É certo hoje que a vida privada é uma questão de julgamento público e empresarial. Não é tão simples como dizer 'a vida privada deve ser privada'. Se você é *vip*, não é de bom tom dizer que não gosta de publicidade. Você precisa prestar conta daquilo que faz, em público e na vida particular. Não é uma questão de moralismo, mas de boas relações com seus colegas. Se líderes mentem na vida privada, você se pergunta se não mentem também nos negócios.

Aqui, na Rothschild, o estilo de vida e as preferências pessoais de cada um são de sua própria conta; só nos preocupamos com o desempenho no trabalho. Mas é claro que seu desempenho está interligado a uma vida pessoal que funciona. Todo mundo tem crises e momentos difíceis, incertezas de rumo. Melhor deixar alguém saber que você está tentando resolver alguma coisa e lidando com um problema complicado!

As mulheres estão integradas na Rothschild? Como estão sendo negociadas as novas questões de homens e mulheres trabalhando juntos nos altos escalões?

Dez por cento da empresa são compostos de senhoras, e eu adoraria ter mais. O resto da indústria tem menos: geralmente, mulheres são uma presença de 8% na indústria de serviços financeiros. Temos 10%, mas precisamos aumentar. As mulheres são ligeiramente mais bem-sucedidas, cerca de 10% mais produtivas.

Por quê? Não sabemos exatamente. Talvez elas estejam mais determinadas a provar isso, ou seja, que podem produzir com sucesso. Às vezes, são divorciadas e querem mostrar o que podem fazer... É um negócio árduo, há uma margem alta de evasão. As mulheres nunca dizem que querem competir com os homens, 'mostrar ao mundo', mas talvez seja isso. E nós nos beneficiamos!

Não há mulheres em nosso conselho diretor – uma pena –, mas sejamos realistas: as mulheres têm bebês e tiram licença.

Então por que os homens não tiram licença-maternidade para as mulheres poderem continuar trabalhando?

Bobagem! As mulheres são mais importantes para seus filhos que os pais, principalmente nos primeiros anos.

Se o senhor fosse mulher, então, como superaria esse impasse? O que gostaria que as empresas fizessem?

Se eu fosse mulher??! Bem, não sei... Mas aqui, na Rothschild, somos uma meritocracia, embora, admito, as velhas atitudes contra as mulheres sejam difíceis de desaparecer.

O senhor concorda com algumas empresas que dizem que ter mulheres entre seus funcionários aumenta a taxa de desemprego, e, conseqüentemente, ver mulheres em casa com a família seria uma maneira de manter os índices de desemprego mais baixos?

Manter as mulheres fora do mercado de trabalho seria uma forma disfarçada de aumentar os índices. Precisamos de mulheres trabalhando. Não é razoável segurar as mulheres por causa dessa forma de pensar. Devemos encorajar as mulheres em suas carreiras. Não devemos lhes dizer para irem embora para casa passar roupa. A existência de mais mulheres seria uma coisa boa para todos.

Um diretor me disse: 'O feminismo foi uma experiência que tentamos, mas concluímos que não funciona.' O senhor concorda?

Não, isso é ridículo. Precisamos das habilidades das mulheres hoje. Toda empresa deveria ser uma meritocracia.

Se apenas 15% das mulheres trabalham para a empresa, como o senhor explica isso? A Rothschild tem medo de as contratar? Menos mulheres se candidatam?

É fácil dizer que as mulheres deixam seus empregos nas empresas em um certo estágio porque elas têm um 'instinto doméstico' ou 'necessidade maternal'? Ou, em determinado momento, elas simplesmente descobrem que as coisas no trabalho são tão difíceis para elas ('uma das poucas mulheres fazendo disso sua carreira' etc. etc.), que a felicidade doméstica soa como o paraíso? Em outras palavras, elas acreditam que vão encontrar uma atmosfera melhor em casa, em comparação com o ambiente de trabalho hostil que as chama de 'duronas empedernidas' se ficam etc.?

Como mulher, entretanto, você é sempre 'visível': uma simples ida ao bebedouro pode causar comentários; alguns dizem que você não está se adaptando, e outros observam que 'a saia dela é comprida/curta demais etc.'. Como uma mulher se posiciona ou se senta numa reunião é quase sempre comentado, enquanto que o comportamento de um homem não costuma ser. Muitas mulheres me dizem que chega um ponto em que elas não querem mais lidar com 'tudo isso'. Querem cair fora.

Muitas vezes as mulheres ficam tão cansadas de lutar contra os estereótipos, essa atmosfera as faz tão exaustas, que elas terminam pensando: 'Ah, ficar em casa e ter filhos vai ser uma brincadeira comparado a isto aqui!' As coisas no escritório podem ser tão feias para uma mulher, que ela decide ir para casa e ter filhos. Ou não retornar depois de uma licença-maternidade que deveria ser curta.

Sim, há uma mulher que é diretora de uma concorrente, a Pierson, e ela recebeu uma atenção extraordinária da mídia, principalmente por ser mulher. Deve ter sido difícil.

Atualmente muitos países do Oriente Médio forçam as mulheres a parar de trabalhar e as proíbem de estudar, mantendo-as fora do mercado de trabalho, especialmente das posições de poder. O senhor acha que as políticas antimulher das empresas do Oriente Médio afetarão as empresas européias, principalmente aquelas que fazem negócios com elas?

Não, o Ocidente está mais adiantado. As políticas dos países não-ocidentais contra as mulheres não influenciarão as empresas ocidentais.

Veja Madeleine Albright: ela está negociando pelos Estados Unidos em países onde não se espera que as mulheres sejam vistas em tais postos. Isso mostra a liderança ocidental, ou seja, indicar uma mulher para tal função, e não a esconder em uma tarefa que evitaria um choque cultural com seus interlocutores. Mas o senhor não acha que as empresas terão medo de ter mulheres no topo, tendo que negociar, digamos, com árabes poderosos?

O Ocidente está mais adiantado e continuará à frente na questão dos direitos das mulheres, mesmo que lugares como o Oriente Médio possam recuar por um tempo.

A maioria desses líderes apresenta semelhanças na crença de que 'as mulheres no futuro farão parte regular do mundo executivo empresarial'.

Eles pensam que é 'a coisa certa a dizer', expressando entusiasmo sobre as mulheres, parecendo que fazer isso os torna 'jovens e antenados com a questão' – ou tomarão atitudes concretas para implementar essas mudanças?

Surpreendentemente, o pensamento da maioria desses homens varia em relação à sua visão das motivações e necessidades, e às próprias e novas relações masculinas com as mudanças.

Informação Obtida no Relatório Hite: Ícones do Coração

A pergunta: alguns diretores vêem 'sua' companhia como uma 'grande família', onde 'todos os rapazes e meninas' agem 'como gente grande'? Ou a nova demografia (50% das pessoas nas maiores cidades do mundo vivendo 'solteiras', famílias mudando suas composições) vem tendo o efeito de criar um novo ambiente corporativo com novos tipos de relações surgindo dentro das 'hierarquias'?

Minha pesquisa sobre 'família' (e as mudanças que estão ocorrendo na auto-identidade individual dentro e fora das relações) parece se aplicar ao modo como algumas empresas funcionam.

Quais são os arquétipos básicos de 'família' que influenciam o modo como vemos o sexo oposto e a nós mesmos? Os arquétipos estão mudando?

Mudando os Arquétipos de Família, Amor e Identidade

A democratização da família

Ouve-se falar constantemente que 'a família' está com problemas, que não funciona mais e que devemos encontrar uma forma de ajudar. Que devemos 'preservar os valores de família'. Mas examinemos de perto essas declarações aparentemente óbvias. A 'família' está mudando, mas em que sentido?

Manchetes freqüentes na imprensa anunciam itens tais como 'estatísticas de divórcio aumentando', ou 'novas e alarmantes estatísticas de filhos sofrendo abuso' ou 'espancamento e violência contra a mulher dentro de casa'. Muitos concluem que esses dados refletem a decadência não apenas da família, mas também da sociedade e da civilização, e que, se pudéssemos refazer e reunir 'a família', nossos problemas acabariam e 'mais uma vez' teríamos uma sociedade perfeitamente pacífica, próspera e harmoniosa.

Sim, isso é verdade? As estatísticas da violência no lar não foram reunidas na supostamente maravilhosa década de 50, a era dourada da família nuclear, quando a sociedade preferia varrer seus 'problemas pessoais' para baixo do tapete (ou os mandava para o divã do psicanalista)? Hoje, se as pessoas estão deixando a família tradicional, como as estatísticas parecem demonstrar – quer através do divórcio, da mudança de composição da família ou do estilo de vida familiar –, quem somos nós para dizer que elas estão tomando as 'decisões erradas'?

Se 'a família' não funciona, o que isso quer dizer? Se a família não funciona, talvez haja algo errado com a sua estrutura. Por que presumir que os seres humanos são defeituosos e a estrutura da família é boa e certa?

As pessoas hoje estão preocupadas com a qualidade de seus casamentos ou parcerias pessoais. Elas estão corretas em querer viver de um modo que as faça felizes e que faça os que estão ao seu redor igualmente felizes. Querem a aceitação da sociedade, mas, ao mesmo tempo, querem que suas relações reflitam qualidades das quais possam se orgulhar, tais como honestidade, igualdade e respeito mútuo.

Hoje em dia, as pessoas estão criando uma revolução social ao aplicar as idéias de democracia e justiça a suas vidas privadas. Muitas pessoas dividem suas vidas entre fazer 'o que deveriam fazer' e o que sentem que é bom para elas – entre seguir a fórmula da 'família' e parecer 'normais', de um lado, e gravitar em relações que funcionam para elas.

Acredito que esse conflito atualmente é causado pelas idéias de democracia e justiça, tão louvadas na vida pública e no governo nos últimos 200 anos, agora penetrando na consciência das pessoas a respeito de suas vidas pessoais. Não somente as pessoas sentem que têm o direito de pensar por si mesmas acerca do voto, decidir quem elegem para o governo, mas também têm o direito de decidir suas vidas pessoais.

'A família', ou seja, o amor humano e os sistemas de apoio para criar filhos, não está ameaçada de um colapso; o que acontece é que finalmente a democracia está acompanhando a velha e hierárquica família dominada pelo pai: a família está sendo democratizada. Estamos todos, a maior parte de nós, participando do processo. Quase ninguém quer voltar aos dias antes de as mulheres (pelo menos em teoria) terem direitos iguais em casa, antes de haver leis contra o espancamento de mulheres (que não são mais uma propriedade, mas indivíduos com seus próprios direitos inerentes), antes da liberdade de as mulheres e os homens se divorciarem se não puderem mais formar uma unidade amorosa com a outra pessoa... todas essas coisas são avanços sobre a velha 'família tradicional'.

E ainda assim, a retórica reacionária atual de 'retorno aos valores de família' tenta acabar com esses avanços positivos. A moda dos 'valores tradicionais' tenta legitimar o antigo *status* da mulher como 'servidora', romanticamente rotulando-o como 'valores de família', enquanto ao mesmo tempo denegrindo os ganhos obtidos pelas mulheres e as melhorias dentro da família que claramente devem beneficiar homens e filhos.

O que devemos decidir é: está a 'família', segundo a definição tradicional, correndo um sério risco ou nós é que estamos vivendo um processo produtivo de mudança, um processo de democratização e revolução familiar para melhor?

O que é a democratização da família?

A democratização da família, como chamo,* significa duas coisas: que as relações dentro da família estão se tornando mais iguais – que todos os membros, especialmente a mulher e o homem, podem tomar decisões igualmente e se dar apoio emocional mútuo; e que as pessoas agora podem escolher os tipos de família que formam. As famílias hoje não precisam ser do tipo reprodutivo, mas podem incluir redes de amigos, assim como famílias de 'mães solteiras' ou de duas mães.

Indivíduos têm o direito de desafiar a idéia oficial de família e encontrar melhores formas de viver suas vidas. Por que deveríamos pensar que as instituições, incluindo as de caráter ideológico e 'religioso', como a 'família tradicional', são boas, e o indivíduo que discorda delas está errado? Indivíduos, através do curso da história, têm desafiado instituições para melhor. Lutero desafiou a Igreja oficial de seu tempo, Gandhi desafiou o governo britânico em prol dos cidadãos indianos, e Martin Luther King desafiou o governo americano em prol dos negros dos Estados Unidos.

* *Relatório Hite sobre a Família.*

O que significa a expressão 'família tradicional'?

Quando pensamos em 'família', imagens dos anúncios dos anos 50 flutuam em nossas cabeças: papai sorrindo, mamãe ficando em casa, lavando e passando, cercada por suas crianças limpas e obedientes. Ou, refletindo uma imagem anterior, pensamos no arquétipo da 'Sagrada Família' cristã, que vemos especialmente no Natal em cenas de presépios.

Nossa percepção da 'família' é filtrada pelo modelo da 'Sagrada Família', com seus ícones reprodutivos de Jesus, Maria e José. A família como a pensamos é um arquétipo mitológico, baseado na hierarquia e na reprodução, o pai ideal como um bondoso 'rei em seu castelo'. Certamente, você poderá dizer que, nos dias de hoje, as pessoas não pensam mais assim, a família moderna não é religiosa, a maioria das pessoas não é católica – a maior parte das famílias nos Estados Unidos e na Inglaterra não é do antigo tipo nuclear. Ainda assim, as imagens permanecem em nossas mentes, e nos avaliamos (ou nos pegamos sendo avaliados nos jornais) a partir dos três ícones dominantes dessa 'família tradicional', perpetuada como o único tipo 'certo' de família (qualquer outro tipo de família é equivocado, errado e trágico).

Os ícones da 'Sagrada Família' nos cercam em algumas das mais gloriosas representações artísticas e nos simbolismos da história ocidental. Nas imagens suntuosas e nas maravilhosas pinturas, nos complexos trabalhos de arquitetura e música, a história da 'família sagrada' é contada e recontada. Artistas como Ticiano, Rafael e Michelangelo eram pagos pela Igreja para criar obras-primas a partir de temas bíblicos, assim como compositores como Bach e Handel. A Igreja foi o primeiro patrocinador das artes por séculos e séculos.

Não importa a beleza (especialmente na promessa de 'amor verdadeiro'), esse modelo de família é essencialmente repressor, ensinando padrões psicológicos autoritários e a crença na perpetuação imutável do poder masculino. Nessa família hierárquica, amor e poder são inseparáveis, um padrão que tem efeitos devastadores não apenas sobre os membros da família, mas também nas políticas sociais mais amplas.

Como pode haver uma democracia bem-sucedida na vida pública se persiste um modelo autoritário na vida privada?

Se todos nós aprendemos, por conseguinte, a pensar e a reagir hierarquicamente? O espectro emocional que acreditamos representar a 'natureza humana' reflete essa fundamentação.

Agora que as famílias estão se tornando diferentes, estamos vendo as pessoas questionarem coisas em sua criação que, por séculos, nunca haviam sido questionadas.

Começamos a ver as pessoas se perguntarem exatamente o que é o 'amor' e tentando construir famílias baseadas no amor que não se adaptam exatamente ao sistema, nem seguem os velhos padrões de 'viver certo'. As pessoas se sentem inseguras, até mesmo culpadas a respeito das novas vidas que estão construindo.

Quer ou não as vidas da maioria das pessoas se adaptem ao arquétipo modelar 'tradicional' e hierárquico da Sagrada Família, muitas pessoas sentem uma certa admiração e nostalgia pelos símbolos. Por quê? Por que os ícones falam a nossos corações? Estamos tão acostumados a esses símbolos, que continuamos a acreditar – não importa o que as estatísticas nos jornais nos dizem sobre divórcio, violência doméstica e ataques de nervos – que os ícones e o sistema que representam são certos, direitos e justos.

Afinal, nos dizem, a 'Sagrada Família' é um símbolo religioso, e quem o irá criticar? Adotamos sem pensar o princípio de que esse modelo é a única forma 'natural' de família e que, se há problemas, deve ser o indivíduo quem está errado, não a instituição.

Não podemos nem mesmo começar a imaginar que nosso lindo sistema familiar, o objeto de todas essas magníficas pinturas e símbolos, possa, no fundo, não ser bom nem certo. O que é 'realidade', nos perguntamos – os ícones, ou nossas vidas? O que a 'realidade' deveria ser: não deveria ser uma 'família harmoniosa' como o ícone? Não estamos errados como indivíduos se ela não for? E de quem é a 'culpa'?

Bem, parece-me que as estatísticas que estamos vendo não representam um 'declínio' na família ou um colapso da civilização. O que está acontecendo é uma transformação, não um colapso. Pode ser um dos mais importantes pontos de virada em vários séculos, a criação de uma nova base social que engendrará uma estrutura política democrática avançada e aprimorada.

Muitas pessoas, ao longo de toda a vida, representam uma versão encenada de si mesmas, um *self* sob medida para consumo público, exibindo o comportamento social 'adequado' na vida pública; enquanto por baixo, em particular, prolifera uma floresta de sentimentos confusos de alegria, medo, erotismo e dor, tudo misturado junto.

Isso está começando a mudar. Hoje, a maioria das pessoas descobriu por conta própria que tentar copiar um arquétipo modelar de construção de suas vidas pessoais não lhes permite se relacionar honestamente com as pessoas ao seu redor no nível de que gostariam. Desse modo, estão procurando em suas próprias vidas encontrar o que funciona, levando assim à diversidade de escolhas que vemos hoje e às novas estatísticas oficiais sobre a mudança de estilos de vida em todo o mundo ocidental.

Estamos testemunhando – e dela participando – agora uma revolução da família. O modo como vivemos nossas vidas, com quem e como, está sendo questionado e debatido numa revolução inovadora e importante. As forças reacionárias fundamentalistas que clamam pela 'preservação dos valores familiares', opondo-se a essa democratização, erram em insistir que a revolução está causando danos e não têm base estatística para seus clamores. Esta é uma revolução excelente, necessária há muito tempo.

Os problemas que estamos vendo na 'família' são causados por esse autoritarismo antiquado, e não pelo processo de igualdade e humanização de democratização que está acontecendo dentro da família e da vida privada.

Deveríamos ter fé em nós mesmos, acreditar em nossa própria experiência e história – não ter medo, mas sim continuar com confiança no futuro.

SUA OPINIÃO...

Quais são a sua opinião e experiência? O que você pensa? Quais têm sido *suas* experiências do que foi discutido neste capítulo?

Por favor, use este espaço para escrever suas anotações ou mande seus comentários por *e-mail* para o *website Sexo e Negócios* em www.sexandbusiness.com/myopinion. Naturalmente, pode se expressar sem identificação.

_____

_____

_____

_____

_____

Capítulo 4
Homens Fazendo Negócios com Mulheres:
Tudo que os Homens Deveriam Saber sobre Trabalhar com Mulheres...

Quanto os homens sabem
sobre trabalhar
com mulheres?

Está Surgindo uma Nova Psicologia Masculina?

Mais e mais homens hoje em dia não somente 'compreendem' e 'querem ajudar' as mulheres – eles freqüentemente vêem suas próprias filhas, esposas, irmãs e outras se transformando, mas ainda encontrando a barreira do 'teto de vidro' em seus empregos e carreiras – como também se descobrem bastante diferentes da geração de seus pais e querem mudar mais ainda.

Pense nos muitos livros publicados durante as duas últimas décadas sobre 'crescimento pessoal' – 'auto-ajuda' para mulheres e 'segredos de negócios' para homens. Ambos os tipos de livros estão ajudando quem os lê a questionar sua auto-identidade e sua visão de mundo. Agora, tantos anos depois, está acontecendo uma mudança maciça, com gente em todos os cantos mudando ou começando a mudar suas visões de si mesmos e dos outros.

Atualmente os homens, segundo minha pesquisa e as estatísticas que nos cercam, parecem dizer que estão fazendo uma revolução silenciosa, em seus próprios termos, dos próprios valores e crenças interiores – crenças sobre a importância do trabalho, como o trabalho deve ser estruturado, como a vida privada deve ser vivida e como o tempo deve ser gasto. Muitos homens estão repensando os valores importantes da vida, o que significa estar vivo e fazer parte deste mundo.

As novas idéias e mudanças masculinas estão começando a se fazer sentir no ambiente de trabalho.

Veremos mais e mais dessas mudanças chegando ao futuro. Elas acontecerão mais depressa se pudermos afugentar o bicho-papão dos ritos de iniciação da puberdade masculina – que fazem os homens mais tarde temer represálias de outros homens no trabalho, caso promovam mulheres, ou comecem a agir de modo mais individual (ver 'Crescendo Macho', página 149, Capítulo 5).

Quanto Sabem os Homens a Respeito de Trabalhar com Mulheres?

Como estão indo os homens no trabalho com suas colegas mulheres? Com mulheres na chefia? Quantos homens se sentem à vontade para contratar ou despedir mulheres, ajudando-as a alcançar seus resultados máximos, encontrar novos rumos, obter promoções e tomar iniciativas bem-sucedidas para a empresa e para suas carreiras? Quantos se sentem confortáveis recebendo ordens de uma mulher?

Atualmente, com mais mulheres trabalhando em tantos tipos diferentes de empregos, homens e mulheres estão tendo que se adaptar e criar novos tipos de relações partindo do zero. Enquanto a maioria das mulheres no escritório desempenhar função de secretárias e um homem poder 'lhes dizer o que fazer', a relação não ficará muito diferente da relação doméstica com uma irmã, filha ou mãe (uma 'auxiliar').

Agora, entretanto, os homens estão sendo chamados para se relacionar com as

'mulheres como suas iguais', de um modo novo e indefinido.

De fato, embora os homens tenham tido secretárias por grande parte do século 20, muitos nunca se sentiram realmente à vontade com essa relação. Não era nem uma relação amorosa, nem familiar, os dois modos como os homens são educados para ver as mulheres.

Embora, naturalmente, a maioria dos homens acredite que está certo aceitar mulheres no trabalho como suas iguais, quantos – sabendo que as mulheres vêm sendo educadas para sentir que poder e agressão são atributos negativos e pouco femininos – sentem que parte de seu trabalho é ajudar as mulheres a superar as inibições relacionadas ao 'poder'? Garantir às mulheres ao seu redor que elas têm algum poder?

Quantos homens sentem que eles próprios estão impregnados de uma 'psicologia masculina' ultrapassada, e querem redefinir seu próprio *software* mental?

Muitos homens hoje têm chefes mulheres, colegas mulheres e, principalmente, muitas funcionárias jovens. Espera-se que as jovens ascendam ao nível executivo e possivelmente, mais tarde, aos postos do alto escalão. Os homens estão dando conta agora de prepará-las para subir na carreira (não se esperava jamais que secretárias subissem na empresa, que 'crescessem' para 'ameaçar' um homem), assumir mais responsabilidades, ganhar mais dinheiro – ou a maioria dos homens ainda tende a favorecer outros homens, 'os rapazes'?

Embora muitas de nós hoje sorriam e digam, balançando a cabeça: 'Ah, sim, estamos indo bem! Somos a Nova Geração!', na verdade as coisas são um pouco mais complicadas.

Como estão as coisas?

Minirrelatório Hite: Dados Estatísticos

O que os homens dizem

'Como você se sente trabalhando com colegas mulheres?'
29% às vezes eu me sinto desconfortável e confuso acerca da abordagem mais adequada
51% estou fazendo das tripas coração para não discriminar nem usar estereótipos
20% fazem muita confusão acerca de gênero; apenas tento ser eu mesmo

'Como você trabalha com mulheres sob seu comando?'
18% eu as ajudo a subir na carreira
11% não posso convidá-las para beber com os demais, e assim elas deixam de fazer parte do grupo mais unido
19% elas me pedem ajuda no trabalho, e eu lhes peço ajuda em relação à minha vida privada. Tudo bem?
31% sem problema
21% não lido com mulheres onde trabalho

O que dizem as mulheres

'Como você se sente trabalhando com colegas homens?'
63% às vezes eu me sinto desconfortável e confusa acerca da abordagem mais adequada
14% estou fazendo das tripas coração para não discriminar nem usar estereótipos
23% fazem muita confusão acerca de gênero; apenas tento ser eu mesma

'Se você tem um chefe, como ele se relaciona com você?'
27% ele me trata de modo justo
51% ele não me entende, me subestima, mas não tem idéia de que o faz
22% ele me discrimina mesmo, favorecendo os colegas homens, e sabe muito bem o que está fazendo.

Pessoas em Fase de Transição: O que Elas Dizem?

Quais são as experiências dos homens trabalhando atualmente com mulheres?

'Em meu terceiro ano na empresa, de repente fui posto no comando de uma divisão com uma maioria de funcionárias. Era uma empresa grande de computação, e, depois de passar meus dias principalmente com técnicos, fui supervisionar um grupo grande de mulheres na montagem de peças (as pecinhas delicadas dentro das máquinas). Aquilo me enlouqueceu! Nunca aprendi tanto em tão curto espaço de tempo. Aprendi a ser algo como um treinador de atletismo, injetando ânimo nelas, estabelecendo metas e gratificando cada realização. Mas sempre que uma delas tentava conversar comigo individualmente ('Minha mãe está doente e eu tenho que...'), eu ficava perdido. Tive duas ou três tentativas de motim, mas precisava ser bem-sucedido, pois era a única maneira de subir na empresa, então fiquei firme. Não sei o que fez a empresa; achar que podia me colocar chefiando 200 mulheres (não há tantas gerentes mulheres assim, e talvez esta tenha sido a razão) – e tive que aprender depressa a deixar meus preconceitos pelo caminho e continuar trabalhando sem demonstrar minhas atitudes. Se um dos técnicos com quem eu almoçava tentava fazer piada sobre o meu departamento e 'todas as minhas meninas', eu lhe dava uma aula de bons modos.'

'Há uma mulher subordinada a mim que é especialmente brilhante. Ela assume cada vez mais responsabilidades, vejo que ela supera os homens à sua volta com facilidade em termos de habilidades. Na verdade, estou pensando em promovê-la a um posto elevado, mas não quero provocar um monte de guerreiros ao meu redor. Ela é excelente no que faz, mas sua habilidade política... Não sei. Por outro lado, o que ela poderia fazer para acalmar um monte de homens se ela for promovida à frente deles? Talvez o melhor que eu pudesse fazer seria deixá-la onde está. Ela está fazendo um bom trabalho para nós, pode produzir mais ficando onde está e já está ganhando bem. Fico me perguntando como ela vai reagir se não for promovida.'

'Tive que promover uma mulher ao conselho executivo. Eu era presidente e parecia estranho não haver nele nenhuma mulher. Além disso, minha família debochava de mim e da companhia toda noite na hora do jantar, chamando-a de aquele tanque de machões. Minha filha é advogada, sendo atilada como poucas. Ela vem acompanhando meu caso há anos, e concluí que ela estava certa. Quando procurei uma mulher na empresa, de início não consegui encontrar alguma adequada. Isso me fez notar que a empresa não era 'amiga das mulheres'; acho que não estava preparando mulheres para subir ou ter uma visão ampla – quando procurei, elas não "estavam lá". Chamei cada chefe de departamento para uma reunião em meu gabinete e expliquei nosso problema. Pedi a todos eles (todos homens) para recomendar uma mulher de suas divisões que eles achassem que tinha um potencial excepcional. Daí fizemos um teste de qualificação para dez mulheres, e a melhor foi colocada diretamente no conselho. Tudo bem, ela não é experiente nem velha o suficiente para o posto, mas está crescendo de maneira surpreendente e acelerada. De fato, já fez algumas sugestões boas em nossos encontros, e não lamento ter feito a mudança. Essa promoção causou um efeito positivo no moral das outras mulheres, provavelmente, e talvez isso faça com que os homens trabalhem ainda mais (com medo de perder seus empregos)!'

'Júlia era minha secretária durante o dia, e a secretária no turno da noite era Lívia. Ambas aceitaram o emprego porque me disseram que queriam entrar para a empresa, não porque queriam ser 'secretárias para sempre'. Prometi que depois de alguns anos só no raso, molhando os pés, se merecessem, eu iria procurar bons empregos para elas dentro da empresa, funções de responsabilidade. Nesse meio-tempo, Júlia e eu nos apaixonamos. O problema era que eu sou casado e, na minha posição, não posso (e não quero) deixar minha esposa e minha família. Finalmente solucionei toda a situação encontrando um cargo alto para Júlia em outro país: ela dirige uma divisão inteira! Como os homens ficaram surpresos quando eu disse que ia ser ela! Nem um pouco alegres, mas daí é melhor ter uma nova diretora vinda de fora do que do grupo que já estava lá. Ela promove uma nova visão. Vamos ver.'

'Tenho apenas 28 anos, mas muitas mulheres trabalhando sob minha responsabilidade. O problema é que nunca decido quais devo promover, quais demitir e com quais devo ser um pouco mais paciente. Minha cabeça está confusa entre gostar de uma delas, ver o trabalho que ela produz (ou não produz!) ou apenas achar que ela é um bônus porque melhora a atmosfera do lugar. Quero dizer, manter o moral elevado é parte grande do trabalho, não é? Se alguém é desagradável de se trabalhar (e algumas mulheres são), será isso bom para a empresa? Sei que não ajuda. Então eu demito.'

'Está errado, pode me matar, mas gosto de mulheres com pernas bonitas trabalhando comigo. Acho um canhão velho, gordo e sem graça um horror, e não quero trabalhar com ninguém assim, e não interessa que seja inteligente. Sei que isso é horrível, razão pela qual não quero que diga meu nome.'

As mulheres dizem que os homens ainda criam, às vezes, a sensação de que elas estão deslocadas no trabalho.

'Homens no meu escritório têm modos diferentes de se comportar comigo, embora todos sejamos colegas no mesmo nível. Alguns sabem se tornar amigos, outros não sabem e caem do cavalo dando cantadas sem-graça (provavelmente eles nem estão atraídos, apenas não sabem como se aproximar de outro modo) – enquanto outros têm medo de agir com um mínimo de gentileza (medo de ofender 'a esposa' ou o quê???), de modo que parecem que engoliram um cabo de vassoura, de tão empertigados! Caricaturas de gente de verdade. Não acho que isso revele tanto da diferença química entre mim e certos homens quanto da falta de experiência de alguns homens ou da atitude geral com relação às mulheres. Se um homem cresceu com uma irmã, tem uma chance muito melhor de ficar à vontade com mulheres. Alguns homens, principalmente aqueles que nunca tiveram uma irmã, prima ou amiga, só conseguem pensar em termos de mostrar às mulheres que são os donos do pedaço. Mostram seu desejo de me dominar de formas variadas: o cara hostil está me mostrando seu poder quando me deixa de fora, e os paqueradores estão tentando insinuar uma relação sexual e, dessa forma, me dominar – acho que, no passado, um homem 'ter' uma mulher simbolizava que ele a dominava. Os homens que fazem isso não são imbecis de um modo geral; é só comigo no trabalho que eles se apavoram e fazem besteira. Que pena!'

'Meu marido morreu de repente dois meses atrás. Tenho 53 anos e trabalhei durante toda a nossa vida de casados, e tivemos dois filhos. Agora que sou viúva, sinto que meus colegas mais jovens pensam que eu deveria parar de trabalhar (para eles ficarem com meu emprego?). Ficam falando coisas como "Sabemos que você deve se sentir péssima, deve ser difícil para você vir trabalhar, não ficaria mais feliz ficando em casa?" etc. e tal. Olham para mim e fazem gestos querendo dizer que sou diferente, talvez não muito "normal", por que razão eu quereria trabalhar??? Essa atitude não me ajuda. Primeiro, sem meu trabalho, eu não teria renda. Segundo, sem meu trabalho, era para eu ficar em casa o dia inteiro chorando? Terceiro, tenho direito a meu emprego, pois gosto de trabalhar. Quarto, vou precisar de minha aposentadoria (para tê-la, tenho que continuar trabalhando, é claro)!'

Comandos de *Software* Cerebral

SOFTWARE A DELETAR

Mulheres são inferiores. Mulheres não foram feitas para o mundo dos negócios, mas para amor e sexo.

SOFTWARE A INSTALAR

As mulheres, assim como os homens, têm muitos lados em suas personalidades e identidade. As mulheres variam.

SOFTWARE A DELETAR

Os homens são diminuídos pela presença de mulheres no escritório; isso diminui o *status* dos homens.

SOFTWARE A INSTALAR

Ter mulheres no trabalho com homens no escritório melhora o trabalho e aumenta a energia e o talento disponíveis. Isso me é benéfico.

Jogo Cerebral 4.1

Chavões sobre as mulheres: o *software* em sua cabeça (e como desprogramá-lo)

Imagine que você, um executivo, está discutindo dinheiro e negociando um contrato com uma executiva.

De que maneira diferente você se comportaria se estivesse conduzindo a mesma negociação com um homem?

Você pode aprender muito com sua resposta.

Pontos para pensar sobre mulheres e dinheiro:

- O que o dinheiro significa para as mulheres, e será diferente do que significa para os homens?

- Por que as discussões sobre dinheiro entre homens e mulheres podem ser difíceis de lidar, enquanto as discussões entre homens sobre dinheiro raramente o são?

- Você teria medo de negociar um aumento salarial ou uma redução salarial com uma mulher, mais do que com um homem?

- Com que tranqüilidade você estaria contratando uma mulher e discutindo seu salário?

Pergunta: Uma dose de gentileza para com uma mulher, ou seja, uma dose de promoções ou prêmios, compensa a falta de salários iguais?

(Um estudo britânico mostrou que custará 400 milhões ao governo britânico começar a equiparar os salários das mulheres (*Observer*, maio de 1999).)

Uma Armadilha: Como uma Mulher Pode Pedir Promoção?

Há uma armadilha para as mulheres no trabalho: uma mulher não pode ser promovida, com toda a certeza, a menos que ela diga às pessoas que quer um determinado emprego, e caso fale, podem acusá-la de ser 'agressiva demais', 'pouco feminina' e 'dominadora' – 'uma fera de salto alto' – para conseguir o emprego!

Se uma mulher tenta se inserir nas estratégias de trabalho necessárias para ganhar uma promoção, às vezes colegas se tornam negativos e falam de seu 'comportamento feroz', embora não digam a mesma coisa de um homem.

Comandos de *Software* Cerebral

SOFTWARE A DELETAR

Caso as mulheres falem em dinheiro, são grossas e ambiciosas, carreiristas. As mulheres seriam mais graciosas se não ligassem para dinheiro.

SOFTWARE A INSTALAR

As mulheres têm tanto direito quanto os homens de receber por seu trabalho. É normal que as mulheres discutam dinheiro com outras pessoas.

'Não se Pode Confiar numa Mulher nos Negócios'

Existe uma velha atitude – 'pode-se confiar num homem, mas não numa mulher', 'a palavra de um homem é a sua honra' etc., enquanto as mulheres são 'volúveis'. Como a famosa ária proclama: 'La donna è mobile'!

Mas as estatísticas mostram que há mais probabilidade de mulheres do que homens pagarem seus empréstimos bancários e outros débitos financeiros. (Um pequeno estudo realizado pelo Fundo Monetário Internacional em 1994-5 apresentou resultados surpreendentes.) 'Donas de casa' costumam dirigir as finanças e o orçamento, e fazer o planejamento financeiro da família – ainda assim, são consideradas, segundo a tradição, incapazes de fazer contas de somar e 'só sabem gastar dinheiro'.

Essa tradição está bastante difundida. No início do século 20, as mulheres não tinham direito a ter suas próprias contas bancárias; na França, por exemplo, as mulheres só conquistaram esse direito em 1964. A idéia de que 'mulheres não sabem lidar com dinheiro' é naturalmente prejudicial ao avanço das carreiras das mulheres.

Muitas mulheres entram na área de negócios por si próprias (dois terços de todos os novos negócios são iniciados por mulheres, e um elevado percentual deles é bem-sucedido após cinco anos) porque encontram o caminho excessivamente bloqueado dentro das empresas. Ainda assim, mesmo lá dentro, a mesma dinâmica aflora. Veja a história de uma jovem na Itália:

'Comecei meu negócio financiando anúncios quinze anos atrás. Tenho tido bastante sucesso. Recentemente, uma de minhas contas principais se afastou, porque (ele dizia) havia recebido uma oferta mais em conta e melhor de outra pessoa. Fiquei surpresa, porque tínhamos um contrato de dez anos e ele ainda estava na metade. Levei um dos maiores acionistas de minha pequena empresa para jantar, juntamente com sua esposa, e falei sobre a situação. Eu havia pensado, dado o fato de que ele vinha auferindo um bom lucro naqueles quinze anos e eu nunca lhe havia pedido nada antes, que ele me ajudaria a pensar numa estratégia para manter a empresa nos trilhos e, assim, manter seus dividendos. Pensava que ele tinha uma opinião positiva de mim como uma confiável mulher de negócios. No meio do jantar, ele me disse que venderia suas ações, pois queria sair. Sua esposa tentou argumentar com ele, mas já estava tudo decidido. Agora me sinto muito estranha, como se meu caminho de realizações não significasse nada. Por quê? Ele diz que quer ter certeza do que faz com seu dinheiro. Ele tem tido lucro certo comigo nos últimos quinze anos. Por que não poderia confiar em mim?'

Igualdade: A Grande Questão

Por trás de muitos problemas de gerenciamento está a questão de gênero, seus estereótipos irreais, e uma história bem real de discriminação e desigualdade.

Às vezes existe um ressentimento não verbalizado sobre isso: as mulheres podem se ressentir dos homens por estarem em vantagem sobre elas (a maioria dos homens espera contratar e promover homens, e não mulheres), enquanto os homens se ressentem das mulheres (mas não o reconhecem) porque agora eles têm que competir com mais gente (as mulheres também...) e o trabalho não é mais uma reserva masculina privada como era, 'só para os rapazes'.

Homens chefiando mulheres costumam ter que encarar os medos e ressentimentos implícitos ou não verbalizados que elas têm deles – medos e ressentimentos que as mulheres quase não podem evitar ter, já que lhes mostram, o tempo todo, que os homens detêm o poder ou a maior parte dele.

Isso cria, ou tende a criar, uma relação de amor/ódio, medo/adoração, dificultando o diálogo verdadeiro.

Embora cada vez mais mulheres estejam encontrando uma base sólida dentro das 500 maiores empresas apontadas pela revista *Fortune*, o número de mulheres no topo, estatisticamente, é ainda pequeno, principalmente no gerenciamento avançado e nos conselhos diretores. Por quê? Os motivos geralmente enumerados – 'não conseguimos achar mulheres bem-qualificadas', 'estamos contratando mulheres jovens como estagiárias e esperamos que elas subam por meio do trabalho' ou 'o problema das mulheres é que elas interrompem a carreira para ter filhos' – não são as causas reais desse déficit. Trata-se de preconceito.

Muitos executivos se sentem pouco à vontade com esse desequilíbrio e gostariam de efetuar mudanças, mas não querem encarar os chavões que alguns colegas atiram neles, ou seja, a política sexual da situação. Um executivo instintivamente entende que ele não quer ser apontado como 'aquele que a queria aqui', insistindo em promover ou contratar uma mulher, pois pode ser acusado de ter um caso amoroso com ela (e essa seria a razão da promoção ou do contrato). Como um homem que quer contratar uma mulher pode evitar tais problemas está explicado nos Capítulos 3 e 5.

Há vezes em que um homem que se sente desconfortável com uma mulher procura defeitos na personalidade dela para justificar seu sentimento de repulsa ou desgosto. Na verdade, o que ele pode estar sentindo é seu próprio preconceito – embora ele não entenda assim. Em dúvida, um homem pode tentar o exercício mental de se imaginar na mesma situação de um negro; que mudança ou não haveria em seus sentimentos?

Chefes (homens) e colegas podem encontrar meios de sair desse impasse, achar novas possibilidades de obter o potencial pleno de todas as personalidades no trabalho, incluindo o das mulheres – mas como?

Primeiramente, os homens não precisam desperdiçar tempo se sentindo culpados porque têm poder sobre as mulheres no trabalho (se um homem não se declara culpado, pode estar vivenciando uma culpa oculta) – mas deveriam tornar-se mais criativos, ativos, ajudando a mudar o *status* das mulheres de várias maneiras.

Além disso, tanto homens quanto mulheres devem se esforçar conscientemente para superar atitudes arraigadas que levam ao distanciamento e à perda de confiança.

O que os homens podem fazer, mais especificamente?

Jogo Cerebral 4.2

Questões éticas para os homens nas empresas frente às mulheres

Pergunta: Se você fosse colega de uma mulher e ficasse sabendo que o salário dela é (injustamente) menor que o seu, e você pensa que isso poderia ser parte do padrão de discriminação sexual da empresa, o que faria? Se você pensa que ela está sendo mal paga em comparação a você, mesmo que não seja parte do padrão amplo, o que você faria?

Afinal, não é sua culpa; você não faz a política da empresa, sem mencionar o planejamento do orçamento anual. Você deve tomar alguma atitude?

Aqui estão algumas opções possíveis, mas talvez você possa pensar em outras:

① Promova um grupo de discussão entre os funcionários para ver se há problemas de gênero, tais como falta de equiparação salarial. (As mulheres como um grupo estão sendo sub-remuneradas pela empresa? Ou os homens estão sendo super-remunerados?) Evidentemente, isso poderia ser arriscado e você ser demitido!

② Converse abertamente com sua colega, aconselhando-a a pedir aumento (ao seu nível); dê-lhe dicas de quanto (mas peça-lhe que seja discreta e não mencione seu nome).

③ Converse com um superior e diga que está preocupado com a possibilidade de a empresa se arriscar a sofrer uma acusação de discriminação de gênero em relação aos salários e sugira um aumento no salário da colega. Nesse caso, você falaria à colega sobre a sua atitude?

④ Não faça nada. As próprias mulheres é que devem lutar por igualdade salarial.

Questões éticas para mulheres nas empresas frente aos homens

A situação é unilateral? As mulheres são 'anjos', enquanto os homens detêm 'todo o poder' e são 'malvados' por não compartilhá-lo? Afinal, o nome do jogo nos negócios é competição. Por que não deveriam os homens levar vantagem no que puderem em sua aposta no sucesso? Mulheres deveriam aprender a mesma lição?

De fato, algumas mulheres aprenderam.

Agora que o politicamente correto dos anos 80 não é mais um modismo, muitas mulheres chegaram, no final da década de 90, à conclusão de que um pouco de batom pode ajudar muito no campo da desigualdade salarial chamado 'negócios'.

As mulheres estão eticamente erradas por usar a tática das artimanhas femininas? Elas são injustas no escritório ou apenas tentam se igualar aos homens no campo de batalha, já que eles já vêm com uma vantagem embutida? (Ver Capítulo 6.)

Problemas que os Homens Podem Ter quando Promovem Mulheres

Parece haver um bloqueio: o percentual de mulheres nos conselhos e nos altos escalões executivos é lamentavelmente pequeno. Que razões os homens que estão no poder dão para isso, segundo minha pesquisa?

'As mulheres simplesmente não estão *lá*. Você quer colocá-las em postos altos de responsabilidade, mas elas não acompanham. Não é uma questão de preconceito.'
(Diretor de empresa de publicidade na Inglaterra, maio de 1999.)

Os três motivos que os diretores em minha amostragem me deram por não ter mulheres nos cargos mais altos de suas empresas são:

① 'Estamos contratando jovens com MBA agora que são mulheres – elas têm mesmo os melhores resultados acadêmicos –, e a previsão é de que elas chegarão ao topo.' (Atualmente não há, ou há pouquíssimas, mulheres jovens qualificadas daquela idade nesse nível.)

② 'A mim incomodaria a atmosfera de trabalho no conselho diretor se introduzíssemos uma mulher; os homens, por algum motivo, trabalham melhor juntos e preferem trabalhar juntos.'

③ 'É trágico, mas as funções da maternidade (biologia) e as exigências domésticas interrompem suas carreiras: justamente quando elas deveriam estar implementando suas carreiras, numa fase importante por volta dos 30 anos, elas tiram licença para ter filhos e começar a criá-los. Isso não é culpa de ninguém, mas significa que as mulheres perdem um tempo precioso em que estariam ganhando experiência dentro da empresa.'

Outro executivo, editor de um dos maiores jornais do mundo, refletiu bastante sobre a questão:

'Eu pensava que contratar jovens mulheres com MBA era a resposta, quando comecei a trabalhar 30 anos atrás. Entretanto, já vi que não é assim. Algo acontece com as mulheres na faixa dos 30 anos, e elas deixam as empresas. Perdemos mulheres durante essa fase. Minha conclusão? É necessário que as empresas façam esforços especiais para manter as mulheres dessa faixa etária. Senão todas elas irão embora. As empresas ficam contratando jovens brilhantes, mas onde estão elas vinte anos depois? As mulheres que deveriam estar crescendo nas empresas não estão mais lá. Parece haver uma infinidade de motivos – casamento, gravidez, filhos pequenos, a negatividade do ambiente de trabalho para as mulheres, a falta de uma política de promoções e de valorização das mulheres no trabalho, estereótipos negativos sobre a mulher profissional e a 'mulher de negócios' que leva a uma atitude psicológica defensiva, a falta de creches para os filhos, e por aí vai. A base de tudo: as empresas têm que fazer um esforço especial para superar essa situação ou vão perder as mulheres. Somente o tempo não vai resolver esse problema.'

Análises realistas do futuro das mulheres nas empresas, sem mencionar as divinatórias, são difíceis de encontrar. Aqui está uma:

'Estou seguro sobre a emergência das mulheres na liderança empresarial no futuro somente por um motivo. Por quê? Porque o equilíbrio fundamental do poder sexual mudou: as mulheres não vão mais se calar. Digo isso num sentido positivo e com muita seriedade. Há muitos sinais disso, por exemplo, Monica Lewinsky falando sobre sua relação com o presidente Clinton, a princesa Diana falando na televisão sobre sua vida privada e... *O Relatório Hite sobre a Sexualidade Feminina*, no qual as mulheres falaram de sua sexualidade e de seus corpos com detalhes surpreendentes, pela primeira vez! O duplo jugo — o medo que mantinha as mulheres caladas e o atributo da docilidade feminina — não será mais suficiente para submeter as mulheres.

Alguns executivos têm palavras favoráveis às cotas de contratação de mulheres:

'Há ainda uma enorme discriminação contra as mulheres, ao ponto de que mesmo as próprias mulheres acham que não vão conseguir e que não são tão boas. Por esse motivo, cotas podem ser muito positivas. Um diretor pode usar isso para se apoiar quando promove mulheres: "Acredite em mim, eu não a coloquei naquele posto, eu tive que fazer isso. Elas me obrigaram a fazer isso!" Com as cotas lá, ninguém vai criticá-lo, como se costuma fazer.'

Debates em países como a França e a Alemanha continuam em curso acerca da propriedade ou não de seus parlamentos estabelecerem sistemas de cotas rígidos, uma participação obrigatória de 50% de mulheres nos empregos públicos em todos os níveis.

Como um diretor de grande empresa internacional diz:

'Mulheres são tão brilhantes quanto homens, mas o trágico para elas é precisarem parar para ter e criar filhos bem no meio de suas carreiras; quando voltam a trabalhar, já perderam muitos dos anos mais importantes para se desenvolverem no trabalho. É triste, mas é um fato. Estamos contratando muitas jovens com MBA agora, e no devido tempo elas vão ascender na empresa e terminar o domínio masculino na organização.'

Ainda assim, a contratação de jovens, na expectativa de elas ascenderem na empresa, não parece funcionar; todas essas jovens brilhantes ficam no caminho por algum motivo. Para ter certeza de que as mulheres estão participando integralmente nas empresas, devem ser feitos esforços especiais para as empregar – tanto ajudando as mulheres de 30 anos a trabalhar, apesar de estarem começando a formar famílias ou enfrentando outras exigências, quanto indicando mulheres mais velhas para os postos de níveis mais avançados –, procurando-as e *encontrando-as*.

Guetos Femininos dentro das Empresas

Guetos? Será exagero? Uma mulher explica:

'Sou mulher e dirijo meu pequeno negócio. Tenho muitos clientes em empresas e consigo ver o que está acontecendo por todos os lados com as mulheres – incluindo o próprio banco com que trabalho. Trabalho com três bancos (é bom diversificar!), e você acredita que em cada um deles ocorre a mesma situação? Não pode ser uma mera coincidência. Tenho essas contas há mais de dez anos. No início dos anos 90, eu geralmente lidava com um gerente de contas correntes, mas, no fim dessa década, minhas contas tiveram que passar a ser controladas por uma mulher de trinta e poucos anos – ou se não houve nenhuma alteração na minha vida bancária, de qualquer modo descobri de repente que havia uma mulher responsável por minhas contas. Dos três bancos, essa mulher é a única naquele nível em meio a um monte de pessoas do mesmo nível, gerentes de contas (e os chefes acima dela, todos homens).

O sistema funciona contra ela de todas as maneiras – e, conseqüentemente, contra mim. Uma é que, por exemplo, nunca consegui uma linha de crédito! Quando tentei em três ocasiões diferentes preencher o formulário, falar com o banco sobre esse assunto etc., dei com a cara na porta. Quando perguntei à gerente de contas, ela me informou que o "Sr.... toma essa decisão, pelo menos naquela agência – mas ele também precisa se reportar à divisão superior à sua, para a decisão deles, que é a final". Senti que, se eu fosse cliente de um dos homens, haveria mais confiança. Porém, sendo cliente de uma mulher, ela estava sempre pressionada a ser mais conservadora do que os homens em suas decisões e ações, para evitar críticas ou possíveis erros que poderiam lhe custar o emprego. Quem sofre? Eu. Quando tento passar minha conta para um gerente homem, sou vista como estando "insatisfeita com uma mulher", e esperam que eu dê "um bom motivo" – o que também poderia lhe custar o emprego. As cartas estão contra ela e contra mim. A solução é mudar minha conta para outro banco, e isso tira um tempo precioso de meu próprio negócio...

Em outro banco, quando pedi para falar com a mulher responsável pela minha conta, informaram-me várias vezes que ela estava "de férias", embora ela tivesse acabado de voltar de férias. Quando insisti que precisava falar com alguém, mesmo que ela não estivesse lá, ninguém pareceu perceber que o assunto era sério; tenho que esperá-la retornar, já que somente uma mulher pode lidar com outra mulher! No outro dia, encontrei-a aos prantos. Quando perguntei por quê, ela me disse que todos os seus colegas homens continuavam a chamá-la de "senhorita", embora ela lhes houvesse repetidamente pedido para ser chamada de "senhora", desse modo desrespeitando-a. Ela sentia que eles faziam todo o possível em pequenas coisas para tentar desestabilizá-la e lhe dar uma rasteira, dizendo que os números estavam errados, que ela não sabia contar etc. Acabou que, voltando das "férias", ela me disse que, no mês anterior, os homens em sua divisão haviam sido promovidos, menos ela... Isso a deprimiu tanto, que caiu doente. Tenho certeza. E eu também; minha conta estava um terror por causa da ausência dela e da recusa deles em ajudar.

O terceiro banco foi a mesma coisa. Lá, uma jovem está tentando corajosamente subir na carreira. É muito boa. Mas, quando não está lá, ninguém atende seus clientes – fazendo, assim, com que ela pareça pouco profissional. Cada item deve ser aprovado pelo chefe, um homem que controla tudo. Finalmente, um dia, falei com ele, e isso parece ter ajudado um pouco. Percebi que um novo jovem foi empregado paralelamente à minha gerente de conta corrente, e ele pôde passar à frente dela na promoção em pouco tempo.'

O estágio atual de integração das mulheres dentro do gerenciamento empresarial agora envolve guetos para mulheres dentro das empresas. Talvez seja um estágio natural, mas acho que pode ser perigoso e sem saída. Essa tendência pode ser superada com os simples exercícios mentais que sugiro neste livro.

Desenvolver as relações de trabalho com o sexo oposto nos estágios 2 e 3 e evitar cair nas situações previsíveis que as podem destruir são a direção à qual precisamos nos encaminhar. Você também pode lucrar lendo sobre como desenvolver uma amizade no trabalho (amizade sem medo) no Capítulo 8.

Quais Mulheres os Executivos Deveriam Promover?

Mulheres no trabalho procurando homens para casar

'Minha ex-secretária agora é consultora de um time de futebol. Ela tem 30 anos e sempre nos falamos por telefone (e às vezes saímos para beber) sobre como ela quer encontrar o homem certo e se estabilizar e ter filhos. Ela diz isso aos homens com quem sai, e eles fogem, ela diz – como uma vez em que andava pela rua com o namorado, e, quando passou alguém empurrando um carrinho com dois bebês, ela não resistiu e parou para olhar com adoração para as crianças, mas, quando ele viu a cara dela, ficou aterrorizado e nunca mais apareceu! Minha ex-secretária é muito divertida. Não sei por que as mulheres no escritório pareciam não gostar muito dela.'

Embora pareça encantadora, não parece que essa jovem tenha se posicionado no trabalho, e nem como uma mulher fora do âmbito doméstico, com muita seriedade. (Ou pode ser que ela, de algum modo, dizendo aos chefes que estava 'realmente interessada em bebês', se fazia completamente inofensiva e fora da competição, e então eles a aceitariam ainda mais!) Se ela não leva sua posição no trabalho muito a sério, o mais provável é que ela tampouco levará suas colegas muito a sério: qual o benefício que elas trariam a ela, se ela estava prioritariamente interessada em achar o 'homem certo' e 'ter bebês'? Tal atitude seria bastante irritante para as outras mulheres no trabalho, que levam seus empregos a sério e neles esperam progredir.

Problemas ao levar mulheres a sério

'Gosto de ter mulheres jovens trabalhando aqui. Elas trazem muita energia e entusiasmo, e não esperam demais – como alguns homens fazem. Há uma menina muito linda aqui. Tem um dos melhores históricos escolares da universidade, estando suas notas da faculdade entre as dez primeiras. E ela não se gaba disso. Com seu jeito alegre, tenho certeza de que irá longe na companhia – se isso for o que ela realmente quiser. (Aposto, contudo, que alguns jovens espertos a roubarão de nós! Ela vai acabar querendo ter filhos e ficar em casa, como minha esposa...) A nova geração de mulheres vai dominar o mundo um dia.'

O que está 'errado' com esse ponto de vista? Esse executivo está elogiando a contribuição de uma mulher no trabalho, mas há uma suspeita no ar, quando se escuta o que ele diz, de que poderia estar pouco à vontade com essa mesma moça se ela fosse continuar na empresa e chegar a uma posição avançada e se aproximar da idade dele. Pode estar pronto a aceitar 'as jovens novatas' desde que elas sejam jovens e desde que não ofereçam perigo a ele, isto é, são jovens demais e inexperientes demais para a função que ele desempenha – e, além disso, podem largar tudo em favor de casar e ter filhos!

Um bom número de altos executivos – do Japão à Suíça – apresentou a idéia, sem que eu provocasse, de que a nova geração de mulheres vai dominar as companhias e o mundo no século 21! Que as mulheres, de algum modo, salvariam o mundo e salvariam as empresas. Isso pode ser simplesmente a projeção do papel tradicional das mulheres como 'pacificadoras' e 'idealistas', 'solucionadoras de todos os problemas', em relação à situação das mulheres no trabalho. Ironicamente, alguns desses mesmos diretores podem estar contratando e promovendo as mesmas mulheres que não têm essas habilidades específicas, preferindo mulheres que 1) não os ameaçam, e 2) 'pensam como os rapazes', ou seja, se adaptam às estruturas empresariais como são.

Como pode um homem promover uma mulher no trabalho sem causar controvérsia?

Como pode um homem promover uma mulher no trabalho, ou ter uma protegida, sem ser 'suspeito', isto é, ouvir comentários de que está tendo uma relação sexual com ela?

Um alto executivo será acusado de ter um caso amoroso se tentar promover uma mulher a um cargo importante ou tentar ter uma protegida? O que ele deveria fazer a esse respeito e como deveria lidar com isso? Como deveria uma mulher, estando na posição de ser promovida ou contratada por um homem, lidar com isso? Como ela pode fazer para melhor se adaptar a um ambiente executivo predominantemente masculino?

Executivos hoje estão bem conscientes do pequeno número de mulheres em posições-chave e sabem o potencial de contratar

mulheres com boas qualificações. Ainda assim, há os riscos reais, geralmente não declarados, que um executivo pode enfrentar ao tentar 'melhorar a sociedade', 'ajudar mulheres a avançar' ou simplesmente 'fazer o melhor pela empresa'.

Embora, obviamente, não seja justo que a sociedade ainda possa fazer suposições e julgamentos sobre relações entre os gêneros, mesmo (principalmente?) no trabalho, o fato é que esses chavões ainda nos cercam. Isso não quer dizer que o mundo não está mudando ou que não podemos liderar essa mudança importante, pois podemos. Significa apenas que devemos ficar atentas.

Há providências práticas que executivos podem tomar para evitar acusações de envolvimento sexual quando promovem uma mulher ou se têm uma protegida dentro da empresa, tal como fez Laurenz Fritz quando era presidente da Alcatel (como ele explica no Capítulo 3).

Providências semelhantes podem ser tomadas no caso pouco freqüente de uma mulher contratar ou promover um homem.

Comandos de *Software* Cerebral

⊖ **SOFTWARE A DELETAR**

'Está tudo em nossas naturezas.'

'A Mãe Natureza faz do seu jeito.'

⊕ **SOFTWARE A INSTALAR**

'Os seres humanos são complexos.'

Como um Homem Pode Trabalhar Melhor com Colegas Mulheres no Escritório?

O que fazer:

- Elogie sua(s) parceira(s) de trabalho por suas habilidades e qualidades, e também por seus pontos fracos.

- Tente imaginar o modo mais produtivo de combinar seus talentos.

- Apresente a possibilidade de trabalhar para atingir esse objetivo junto com ela. (Diga: 'Vamos apresentar um projeto conjunto na próxima reunião do conselho, o que acha? O projeto que tenho em mente é aquele sobre o qual conversamos no outro dia, isto é, pontes na Austrália ou barcos na África, ou seja o que for. Eis aqui como eu imagino continuar...')

O que não fazer, quando tentar conversar com uma colega:

① Ficar calado e esperar que ela comece a discussão sobre um projeto de trabalho.

② Imaginar que ela não gosta de você.

③ Imaginar que ela está apaixonada por você.

④ Imaginar que a vida particular dela é um horror e ela está louca para falar disso.

⑤ Dar a entender a ela que sua vida particular é um horror e você poderia considerá-la uma nova namorada.

⑥ Concentrar-se nas dificuldades ou pontos fracos dela (ou nos seus), esperando que um dos dois fracasse.

⑦ Perder o interesse quando ela fala mais do que duas frases.

O Planeta do Menino Mau: *Software* Antiquado

Você pode estar carregando por aí um *software* antiquado em sua cabeça...

Teste seu *software*. Descubra onde você se situa no planeta dos chavões masculinos...

① Você vê Darth Vader como

- rebelde
- figura de poder do estabelecimento corporativo
- nenhum dos dois?

② A filosofia de *Guerra nas Estrelas* é

- machista
- feminista
- neutra?

③ Seu ídolo cinematográfico favorito é homem ou mulher? Já foi algum dia alguém do sexo oposto?

Para entender sua pontuação, continue lendo este livro: tudo vai se esclarecer para você.

Coisas que os homens costumam (ou costumavam) dizer de que as mulheres não gostam (elas percebem a discriminação)

'É só chamar minha garota, ela vai ajudar você', ouço homens dizerem, referindo-se a suas secretárias.

Uma de nossas recepcionistas ouviu de um homem mais velho: 'Você devia conhecer meu filho!' Ela se sentiu diminuída; por que motivo iria querer conhecer o filho dele? Será que ele achava que a vida dela era tão ruim – sendo uma 'simples recepcionista', apenas 'esperando para conhecer um homem, o Príncipe Encantado, para tirá-la de tudo aquilo'? Para lhe dar *status* social ascendente, fugir daquela opressão, ou seja, o emprego?

O que sinto se vejo uma mulher de saia curta no escritório? Se ela é bonita, eu penso, que bom para ela. Ela tem autoconfiança para tal. Acho que ela tem orgulho das próprias pernas e quer que todos nós as admiremos. Já ouvi alguns de meus colegas comentarem: 'Olha só aquelas pernas, que gostosa!'

Obviamente, nem mulheres nem homens podem parar e prestar atenção a todas as nuances de cada conversa, já que, afinal, trabalhar está na ordem do dia. Pode-se pensar com os próprios botões: 'Não preste atenção, não pense nisso, continue fazendo suas coisas.' Isso é produtivo a maior parte do tempo. O único problema é que a pessoa pode se acostumar a 'não prestar atenção' e, reagindo sempre com a indiferença de um 'Tudo bem, OK', dar a entender que essa é a sua personalidade verdadeira. A pessoa pode até chegar, no final, a esquecer como se sente de verdade acerca de certos comentários!

Outro chavão masculino fora de moda sobre como se relacionar com mulheres:

Versão jovem: 'Achei que podia puxar o rabo-de-cavalo dela sem motivo porque vi um menino cuspir em sua mãe num comercial de cereal, e todo mundo pareceu gostar e admirar o menino.'

Versão madura: 'Fiz uma insinuação sexual a ela na frente de outros homens no escritório. Ela não gostou, mas os homens me admiraram disfarçadamente por fazer isso.'

Jogo Cerebral 4.3

Como estabelecer um bom diálogo – útil no caso de existir um problema

Um executivo está conversando com uma gerente de projeto, mas de alguma forma sente que as coisas não estão indo bem... o que fazer?

Sente-se. Sorria. Isso pode ajudar qualquer situação.

Pense na coisa mais profunda que lhe ocorrer e diga. (Procura algo para dizer? Tente o tempo, a natureza é profunda, afinal de contas.) Faça com que sejam apenas duas frases, dando à outra pessoa uma chance de responder.

Pergunte do que ela gosta mais e menos a respeito do projeto em que está envolvida.

Faça mais perguntas e acompanhe: ouça com atenção. Não boceje, não olhe para o relógio nem atenda o telefone (exceto rapidamente, se necessário) durante o tempo em que está ouvindo atentamente.

Depois, resuma o que você pensa que a ouviu falar para ter certeza de que ambos estão em sintonia e então, se ela concordar com seu resumo, continue com seus pensamentos e reações.

Exame de *Software*: Os Sete Pecados Mortais

Há sete pecados mortais a evitar para poder se comunicar bem com as mulheres com quem você trabalha.

Esses são truques de bloqueio da comunicação que os homens costumam usar na vida particular (atitudes mal-informadas que entregam). Você consegue achá-las no trabalho?

Esses comportamentos criam um padrão que uma determinada mulher frustrada descreve do seguinte modo:

'Geralmente, tento primeiro conversar com ele com calma, sem obter resposta. Então sou forçada a declarar meus pontos de vista mais diretamente, e ele me diz que o estou atacando. Não tem como ganhar. Na realidade, ele não escuta o que eu falo.'

Há sete modos clássicos indicados pelas mulheres, usados pelos homens para as silenciar:

① **O tratamento silencioso.** Os homens freqüentemente tentam silenciar as mulheres com o clássico tratamento silencioso. O resultado é que a mulher grita e começa uma briga, ou também se torna silenciosa e fria. Um e outro modos não resolvem o problema.

② **Fingindo que nada aconteceu.** Como as mulheres se sentem quando o homem 'lida' com alguma coisa que elas trazem à tona, simplesmente ignorando o fato de terem dito alguma coisa?

③ **Mudando de assunto.** Muitos homens tentam mudar de assunto de modos variados se não querem discutir alguma coisa, ainda que encarar um problema – se chegarem lá – vá aclarar as coisas. A situação não precisa ser resolvida durante a conversa, mas pôr as cartas na mesa permitirá uma reflexão mais ampla e, possivelmente, uma solução.

④ **Dizendo que o problema é insignificante.** Este com certeza vai ofender a outra pessoa! Mesmo que o problema declarado pareça trivial, é importante ouvir, já que ele pode estar ocultando um problema mais profundo, que é difícil de enunciar. Dizer para uma pessoa que uma questão é bastante trivial é um modo de dizer que você não acha o problema interessante nem importante, por exemplo, que você não considera o que a outra pessoa está dizendo relevante o bastante para lhe dar ouvidos.

⑤ **'Uma mulher não deveria reclamar, porque isso faz o homem se sentir culpado.'** Outra reação comum poderia ser chamada 'agressão irracional' ou 'intimidação da pessoa que você acabou de arrasar'. Atacar uma mulher cujos sentimentos estão feridos – só porque eles estão feridos e ela tem a coragem de dizê-lo – é outra tática comum. Na cabeça do homem, ele está atacando-a 'de volta', e ela merece, porque ela o fez se sentir culpado. (Mas de onde vem essa culpa realmente?)

⑥ **'O que você está sentindo é incorreto.'** Olha aí a condescendência...! Um outro modo que alguns homens usam para silenciar uma mulher é dizer-lhe, depois que ela falou, que seus sentimentos estão 'errados' ou 'equivocados'.

⑦ **'Você é louca!'** Alguns homens tentam silenciar as mulheres dizendo que os pensamentos e as opiniões delas são bobos, loucos ou engraçados – e depois não podem entender por que uma mulher pode levantar a voz em protesto ou ficar aborrecida.

Atitudes de indiferença silenciosa, exposição ao ridículo e desinteresse, chavões da vida diária nas relações privadas (e no trabalho), têm o efeito de silenciar as mulheres antes mesmo de elas falarem, de tão amedrontadas que se tornam de provocar esse tipo de resposta negativa. Mulheres agora não querem ser acusadas de terem atos 'típicos de mulher'... A pessoa que inicia tais reações negativas parece estar dizendo que ele não precisa se incomodar com o lado feminino da história, a visão dela. A atitude expressa é: 'Ame-o ou deixe-o.' Isso força a outra pessoa a brigar ou aceitar a situação, humilhada e silenciosamente, sem nada dizer.

Muitas mulheres no trabalho se fecham juntas, 'abaixando a cabeça', porque sabem aonde tentativas de diálogo podem levar. Mais que tentar expressar seu ponto de vista, elas apenas evitam problemas. Temem ser chamadas de agressivas. Isso não é bom para o moral ou o progresso da empresa.

Naturalmente, o que as mulheres realmente querem é um diálogo bilateral respeitoso, 'igualdade emocional' – aceitação, respeito. Os homens podem se beneficiar, tanto na vida particular quanto no trabalho, ao verificar se algumas dessas atitudes ainda perduram em suas cabeças.

Jogo Cerebral 4.4

As mulheres falam demais?

Tópico: Quem fala demais em grupos mistos? Observe-se numa próxima reunião com alguém do sexo oposto: quantos minutos você fica falando? Quantos minutos você fica ouvindo?

⊖ **SOFTWARE A DELETAR**

Mulheres falam demais.

⊕ **SOFTWARE A INSTALAR**

Freqüentemente as mulheres são intimidadas no trabalho e não falam o suficiente: é difícil para elas saber que terão a atenção e o tempo necessários para serem ouvidas. Você precisa encorajá-las a falar e dispor de tempo para ouvi-las com atenção.

Jogo Cerebral 4.5

Gênero – comportamento em reuniões

Cena: Uma reunião está em andamento, a conferência semanal dos chefes de departamento. Dois membros de um total de sete são mulheres.

As mulheres ficam 'grudadas'? Essa é uma situação difícil para elas. Se se apóiam nas sugestões e idéias uma da outra, então estão se arriscando a serem vistas como a 'irmandade', irracionalmente apoiando 'a outra mulher contra os homens' – quer isso seja verdadeiro ou não. Se elas não se apóiam mutuamente, correm o perigo de serem estereotipadas como 'aquelas mulheres que não conseguem se entender, são a gata e a cadela!'

Naturalmente, você nunca precisaria se sentir culpado por pensar tal coisa! Não, você é bom demais, não tenho qualquer dúvida. Mas, caso haja apenas algum fragmento diminuto dessa idéia passando por trás de seu *software* mental, conceda um minuto de seu tempo para repensar isso.

Perguntas para testar a si mesmo

Homens e mulheres podem ler os sinais mútuos sem cair nos velhos chavões herdados de dias passados, estereótipos de namoro ou de suas ocupações na vida privada. As mulheres, por exemplo, podem adotar um ponto de vista de observação dos homens juntos em ação, pensando em termos de um time com seus integrantes competindo, mas, ainda assim, trabalhando juntos para fazer pontos; elas devem torcer para aprender essas habilidades de equipe e, possivelmente, vencer. Os homens podem se lembrar de que a maioria deles cresceu aprendendo que habitaria um ambiente de trabalho total ou predominantemente masculino, como executivos; e devem observar possíveis preconceitos irracionais contra as mulheres no trabalho.

Se pudéssemos todos nos transformar em robôs que seguem logicamente nossas conclusões racionais... não deveríamos esperar que as pessoas negassem a si próprias suas formas individuais de expressar seus temperamentos e personalidades nas relações sociais. É natural que – mesmo após ler este livro! – haja dias em que um homem ou uma mulher simplesmente não consiga lidar com tudo isso e decida 'mandar tudo para o inferno', e ser ele/ela mesmo/a. Tudo bem.

Idéias e Ajudas

Atalhos que os homens podem tomar para otimizar suas relações com as mulheres (da noite para o dia) – com sucesso garantido

Aprenda a pensar como uma mulher quando quiser.

(Isso não quer dizer 'vou manipulá-lo para conseguir o que quero em troca de sexo', como alguns homens fantasiam quando sonham ser mulheres! Significa ter que encarar as expectativas que as pessoas têm de você *por ser* mulher.)

Lembre-se de que as figuras de autoridade masculina podem parecer assustadoramente poderosas e intimidadoras para muitas mulheres, assim como homens em grupos.

Aprenda a conversar e a interagir sem pressionar as mulheres, compreendendo de que maneira se cresce mulher – da mesma forma que mulheres precisam entender (ver Capítulo 5) como é ser 'macho'. (Afinal, os homens têm seus próprios complexos masculinos que as mulheres devem compensar, quando conversam com eles.)

Não tenha medo: muitos homens sentem um conflito de lealdade oculto, isto é, estarei em conflito com minha esposa se tiver boas relações com as profissionais no escritório? O 'clube do Bolinha' no escritório ainda vai me aceitar se eu parecer amigável com as mulheres?

Alguns homens se sentem nervosos, culpados ou preocupados com conflitos potenciais entre suas esposas e as mulheres em seu trabalho mais do que deveriam. Por quê? (ver 'Esposas de Executivos', p. 109)

Você realmente acredita em igualdade?

Teste-se nas páginas 88-90.

Vamos lá, quebre o gelo! Estabeleça um diálogo, seja o primeiro homem de seu grupo a ousar ter uma protegida ou convidar uma mulher a participar do grupo dos homens (beber cerveja?) depois do trabalho (se ela quiser)! Ouça e converse sobre as idéias das mulheres nas reuniões. Por que não?!

Tente esse chavão para ter idéia:

'As mulheres ficam deslocadas nas reuniões masculinas.' Pergunte-se: 'Posso apoiar uma mulher em particular, mas não em público, como numa reunião?' Faça esse teste... se uma mulher apresentasse uma idéia numa reunião, você se levantaria para apoiá-la com a mesma presteza que faria se um homem tivesse apresentado uma idéia?

'O que o Amor Tem a Ver com Isso?'

Os homens às vezes projetam imagens das vidas privadas das mulheres com quem trabalham, vendo-as basicamente em termos de intimidade – como parceiras sexuais ou amorosas em potencial. Eles ficam pensando, quando as conhecem, se são 'bem-casadas' ou se são solteiras. (E o oposto também é verdade: as mulheres ficam pensando sobre os homens!)

Isso não surpreende, já que somos todos criados desse jeito. Mas esse problema colateral impede homens e mulheres de trabalhar tão bem como poderiam, juntos. Eis aí um *software* bom de apagar!

Alguns dos chavões sobre o amor ('homens de verdade não precisam dele', 'mulheres estão desesperadas para amar' etc.) aumentam a confusão que pode surgir entre um homem e uma mulher quando trabalham juntos.

A cultura ensina aos homens e mulheres diferentes valores sobre o amor.

É muito negativo para os homens, ou seja, quando um homem anuncia para os amigos e a família, com alegria nos olhos, que encontrou o amor de sua vida, está apaixonado e quer se casar, sempre encontra sorrisos indulgentes e dúbios: 'Não se apresse, você acaba saindo dessa.' Assim a sociedade aconselha homens contra as mulheres e contra o amor diariamente, com pequenos comentários: 'Não deixe um rostinho bonito virar sua cabeça', 'Não deixe uma mulher fazer de você gato e sapato', 'Tem certeza de que pode confiar nela, ela não vai usar você?', 'Não a deixe amarrar você! Você

representa para ela apenas um sustento...',
e por aí vai. O herói do clássico romance de Ernest Hemingway, *Adeus às Armas*, perde sua esposa porque seu melhor amigo tenta fazê-lo 'esquecer dela, não deixar uma mulher fazer você de bobo'.

Uma mulher, fazendo semelhante anúncio sobre seu noivado, geralmente recebe uma reação totalmente diferente: cumprimentos ao seu redor, encorajamento para se casar, do tipo: 'Ele já te pediu em casamento?', 'Você disse sim?', 'Você vai ser feliz? Ter filhos?', 'Quando será o casório?', 'Parabéns!'.

Segundo minha pesquisa, a maioria dos homens que estudei (7.000) não se casou com a mulher a quem amou com mais paixão e se orgulha disso; eles sentem que não se deixaram levar pela emoção e não foram dominados por ela; conseguiram continuar 'racionais e sob controle'. Amar 'tanto assim' significaria perder o controle. Casar-se com uma mulher que lhes dava maior 'segurança', naturalmente, quase sempre levou a uma vida e a uma relação menos íntima emocionalmente, menos gratificante.

A lição para o escritório: os homens têm uma ressaca inconsciente desses truísmos culturais, isto é, não é bom ficar com uma mulher, porque outros homens vão rir de você, vão mostrar menos respeito, você será visto como 'fraco', e não como 'forte'...

As Mulheres São 'Fixadas em Amor', Mais do que em Trabalho?

Muitos homens ainda têm programado em seu *software* mental algum tipo de conexão inevitável entre mulheres, sexo e romance – junto com um programa unilateral que diz que essas coisas irão interferir no desempenho da mulher no trabalho. (Essas coisas não interferem automaticamente no trabalho nas empresas, mitos invertidos; considerem, por exemplo, o mito de que as mulheres adoecem e ficam em casa mais freqüentemente do que os homens, devido à menstruação etc., enquanto as estatísticas mostram que os homens faltam por 'doença', por ano, 33% mais vezes do que suas colegas mulheres.)

De onde vem a idéia de que as mulheres são 'fixadas em romance'?

O século 19 era cheio de descrições de heroínas românticas que morriam por amor. Todas essas heroínas trágicas – Tosca (a heroína de Puccini), Madame Bovary (Flaubert), Anna Karenina (Tolstoi) – morreram em meio a uma luta particular e heróica para permanecer fiéis a si mesmas, a ser elas próprias. Minha teoria: historicamente, a auto-expressão feminina aconteceu na vida privada, mais do que numa carreira ou profissão, porque a vida pessoal era a única tela em que, naquele tempo, lhes era possível escrever. Antes do século 20, quando as mulheres, em grande número, foram se tornando cada vez mais capazes de ter suas carreiras, o único estágio em que as mulheres podiam mostrar heroísmo e força de caráter era dentro da esfera privada do amor e da família.

No século 19, o amor começou a ser redefinido, pois o papel da mulher como simples 'ajudante' da família foi minado pelos novos ideais democráticos – para melhor. Mas a sociedade geralmente ainda punia as que 'davam tudo por amor'; dessa forma, esses romances e enredos de ópera eram relevantes e autênticos: as mulheres que se comportavam de modo pouco convencional no amor quase sempre sofriam mortes trágicas.

Nestes dois séculos, à medida que as mulheres cresciam e se expandiam para além dos papéis predeterminados de mãe, filha e irmã, experimentavam no amor apaixonado a aventura que lhes era negada na vida pública (mulheres não podiam ter contas bancárias, freqüentemente eram impedidas de herdar propriedades etc.). Isso não é para negar a importância, para homens e mulheres, do amor apaixonado; é apenas para destacar que os romances centrados em mulheres e na vida privada estavam fazendo uma ligação que não mais constituía o centro nevrálgico da questão – pelo menos não mais para mulheres do que para homens.

Mas assim nasceu um chavão: mulheres como vítimas de amor e romance, viciadas em amor. A versão contemporânea disso nos negócios pode ser: as mulheres deixam as empresas aos bandos na faixa dos trinta anos porque se apaixonaram, querem engravidar, engravidam, têm vidas pessoais e emocionais – ou seja, as mulheres devem se sacrificar, 'morrer', por amor. O mesmo cenário, em outras palavras. Poder-se-ia dizer que ainda mais profundamente por trás de todos esses chavões está o espectro de Maria, a mãe de Jesus, que era 'pura' porque concebeu e deu à luz sem sexo. Essa é a velha moral dupla em que todos fomos criados: ter sexo suja a mulher, e assim – abracadabra! – 'sexo' e amor apaixonado significam que as mulheres estão destinadas a deixar seus empregos aos trinta anos!

Será que alguns superexecutivos pensam que essa é, afinal, a melhor política, já que 'filhas' não deveriam ser sexuadas – e as que são devem expiar seu 'pecado' deixando empregos e carreiras?

Resumindo:

Muita gente ainda projeta estereótipos de suas relações em família e na vida privada sobre os outros no trabalho, inadequadamente, às vezes com conseqüências trágicas. Essa projeção não contribui para o bom julgamento empresarial.

'Fazendo Mulheres Felizes'

Esposas de executivos têm ciúme das novas mulheres de carreira?
Esposas, secretárias e a nova profissional: como elas se sentem entre si?

Os homens têm um trabalho especial evitando que elas se zanguem umas com as outras? Evitam que elas sintam que uma está sendo mais favorecida que a outra? Ou esse é o velho *software*?

As antigas divisões entre esposas e mulheres que trabalham estão desaparecendo, à medida que cada vez mais mulheres trabalham fora – não apenas pelo dinheiro, mas também porque acham que ter esse tipo de contato com o mundo, em seus próprios termos, é renovador e gratificante.

Uma esposa explica:

'Naturalmente, quando ligava para o escritório dele e sempre ouvia a mesma voz, a voz melodiosa de uma mulher jovem e agradável, eu queria saber como ela era. Quando pedi a ele para a conhecer, ele pareceu evasivo, e daí fiquei insegura: quando liguei novamente, meu tom de voz estava provavelmente reticente. E o dela se tornou cauteloso também. Só Deus sabe a opinião que ela deve ter feito de mim. Seu nome era Linda, mas ela tinha que me chamar de Sra. Phillips (meu nome é Glória). Agora que também estou trabalhando (tenho minha própria secretária, com quem ele tem que falar primeiro para chegar a mim), entendo com muito mais facilidade que, apenas pelo fato de Linda trabalhar com ele o dia todo, isso não significava que "houvesse algo entre eles". Mas naquele tempo, nossa, foi pesado! Então eu ficava fria com ele quando chegava em casa à noite, buscando alguma garantia, mas ele nem sabia por quê. Foi-se criando uma distância entre nós – uma distância que ainda existe hoje. Quero dizer, o fato de ter ido procurar emprego como uma maneira de ter minha própria vida foi benéfico, mas tenho certeza de que em parte isso aconteceu por causa do estranho medo e inveja que eu tinha de Linda e de todas as outras mulheres no mundo "lá fora".'

No passado a sociedade era estruturada de modo que as esposas eram excluídas do mundo do trabalho, devendo ficar em casa e cuidar dos filhos. Não tinham seu próprio espaço de trabalho fora da casa. Isso fez brotar uma sensação de exclusão do 'mundo lá fora' (como visto no sintomático filme *As Esposas de Stepford*, mulheres–zumbis); assim, essas mulheres eram sempre vítimas da inveja das outras mulheres, que tinham acesso àquele mundo. Hoje, felizmente, muitas mulheres podem escolher o tipo de trabalho que fazem, quer em casa com a família, quer no mundo exterior, e assim não há o mesmo terreno fértil para uma inveja séria, embora um pouco desse resíduo subsista.

Na antiga tradição, era inadequado para uma mulher ficar no mundo 'se divertindo' depois de uma certa idade; havia as 'boas e as más mulheres'. As 'boas mulheres' eram esposas e mães, e as 'más' eram as sexualmente liberadas, nunca esposas ou mães. Enquanto às 'boas moças' era permitido 'procurar com liberdade' por um parceiro em seus vinte e poucos anos, além daquela idade as mulheres não casadas eram vistas com estranhamento, isto é: 'Ainda não se casou? O que uma moça legal como você está fazendo sem marido? Você devia ter filhos!'

Esposas de Executivos e as 'Novas Mulheres de Carreira'

A velha imagem da esposa de executivo é a de uma mulher que ajuda seu marido a recepcionar, tem os filhos dele, se mantém arrumada e bem-comportada para ajudar a construir a imagem dele e é amorosa e paciente sem egoísmo.

Essa imagem é (ainda) verdadeira para a maioria das mulheres de executivos?

Um esposa, típica de muitas, explica:

'Eu queria poder aproveitar mais a segurança de minha posição de "esposa", mas acho esse papel qualquer coisa, menos seguro... Meu marido tem muito trabalho indo a inaugurações, coquetéis etc. com outros executivos. Isso ainda envolve jantares com clientes. Tudo isso funciona, de certo modo, como sua vida social. Eu o vejo de manhã e à noite antes de dormir (e então já estamos todos dormindo! Dormimos juntos toda noite na mesma cama enorme, e gosto disso, se ele também gostar). Às vezes eu o acompanho aos eventos, mas a maior parte do tempo só sou convidada se "todos os outros cônjuges" também vão.

Eu deveria ficar feliz por ele quando chega em casa empolgado com alguém com quem passou parte da noite. Tento me empolgar também, senão fico sendo a "velha esposa chata" – embora eu tenha apenas 36 anos e seja bem bonita!

No começo (estamos casados há muitos anos), eu ficava mais chateada com o fato de ele chegar tarde, mas agora já me acostumei – afinal, é a carreira dele e, sem ela, como pagaríamos as contas? Ainda assim, é um preço alto a pagar; às vezes queria que estivéssemos trabalhando juntos. Depois que as crianças começaram a ir à escola (quando tinham cinco e seis anos), procurei e achei um emprego bom para mim. Precisei fazer isso para manter a autoconfiança. Não dava para continuar limitada a um círculo de amizades só de outras mães e o dono do armazém. Talvez eu tenha sido competitiva com ele, talvez quisesse "mostrar a ele" – mas acredito que foi mesmo por mim e porque eu sentia que precisava ter contato com o mundo, pois posso contribuir muito. Gosto de ser conhecida como uma pessoa de individualidade própria.

Às vezes também saio para jantar com colegas. Nem sempre digo a ele com quem saio, o que conversamos ou como surgem esses jantares – do jeito que ele também faz comigo. Será que isso feriu ou melhorou nossa vida sexual e nossa relação? Pelo menos aumentou minha confiança. Antes, quando ele queria fazer amor comigo ou "aceitava minhas provocações amorosas", eu ainda não sentia que ele *me* queria; lá no fundo ficava a dúvida se talvez ele não estivesse fazendo aquilo porque eu me encontrava à mão e ele estava necessitado – para dizer claramente. Sim, ele me dizia que eu era bonita e me dava pequenos presentes de vez em quando, mas será que não era por culpa? Acho que ele tinha (e ainda tem) sentimentos contraditórios em relação a mim. Penso que às vezes sua "outra vida" de tempo integral (ele fica trabalhando, ou o que seja, de 12 a 14 horas por dia, enquanto passa comigo – sem contar o tempo em que dorme – de 3 a 4 horas por dia) vai acabar me fazendo aceitar a paquera de um outro homem. É, os homens tentam!

Colegas mulheres? Isso demanda um bocado de força de vontade, mas...'

Essa esposa explicou como tentou se adaptar psicologicamente, com o tempo, ao fato de o marido ter 'duas vidas', uma vida com ela e uma vida separada com seus colegas de trabalho, incluindo as colegas mulheres.

Uma outra esposa explica como se sente com relação às 'novas executivas' no trabalho, isto é, o número crescente de mulheres com quem seu marido trabalha no dia-a-dia:

'Acontece que antes eu era a única mulher na vida de meu marido. Posso ainda ser aquela com quem ele dorme à noite e digo dormir mesmo, sem sexo na maior parte das vezes – mas serei aquela que tem a maior parte de sua atenção? Não sei mais. Tenho certeza de que é certo para as empresas não discriminar as mulheres, deixá-las progredir e ser executivas também, se é o que elas querem. Mas isso me faz sentir como se essas mulheres não ligassem a mínima para mim, como em alguns dos jantares da empresa a que fomos juntos; as mulheres me ignoram e parecem tentar fazer carreira usando o corpo, se derretendo em volta dos homens ou grudando neles em conversas intermináveis. Sou invisível para essas mulheres, sou sem importância, não conto.

Talvez elas estejam certas. Minha função foi criar os filhos e cuidar das necessidades diárias de meu marido. Com os anos, ele falava cada vez menos comigo sobre seu trabalho ou sobre os jornais, os assuntos políticos e os livros que eu estava lendo; ele simplesmente (nós simplesmente) dá continuidade às coisas. Isso significa acordá-lo de manhã, alimentá-lo e alimentar as crianças, vê-lo sair para trabalhar e esperá-lo voltar para casa de noite (tarde ou cedo), falar de assuntos triviais (a conta de luz, um computador na escola para um dos filhos etc.) e depois dormir. No início eu costumava brigar com ele e insistir em passar fins de semana juntos. Ele interpretava isso como se "devesse me dar atenção"! É claro, era ótimo, mas ele nunca parecia pensar nesses momentos como momentos tão bons quanto eram para mim, ou seja, eu lhe dava atenção e estava interessada nele sexual, emocional e intelectualmente. Ele me fazia sentir como se esses "fins de semana" fossem um fardo para ele, e então aos poucos fui perdendo o interesse e deixando de insistir neles. Ele nunca trouxe à tona a quantidade decrescente de "tempo de qualidade" (detesto essa expressão) que tínhamos juntos.

Agora eu o ouço falar de uma nova executiva, uma chefe de vendas no escritório – o que os outros homens falam dela, o que ela está fazendo etc. Se faço perguntas sobre ela (idade, estado civil etc.) sou acusada de estar com ciúme. (E estou – mas é natural e ele podia entender isso como um elogio.) Acho que ainda o amo ou então não tenho qualquer resquício de auto-estima em mim e o uso como referência, porque agora me pego observando o que estou vestindo de manhã enquanto sirvo o café-da-manhã. (Penso comigo mesma: será que estou arrumada do jeito como ela deve estar? Será que ele me acha mais desejável como mulher do que ela? Credo!) Não acho que nosso casamento esteja ameaçado, mas me pergunto o que estou ganhando com o casamento agora. Não basta?'

Uma mulher com seu próprio *status* e emprego descreve uma conferência com o marido, onde era apenas 'a esposa':

'Fui a um congresso de executivos de vendas com meu marido. Eu tinha um emprego importante de tempo integral em outro lugar, mas havíamos planejado isso com antecedência, e consegui ser liberada. Foi uma experiência esquisita – embora eu tenha me divertido também. Queria ajudar meu marido sendo a 'esposa perfeita', mas não tinha muita certeza de como proceder: eu deveria conversar com os outros (90% de homens) executivos sobre meu próprio trabalho e opiniões? Ou isso iria parecer competição com meu marido, ou seja, seria melhor para sua carreira e seu *status* apenas elevá-lo, mostrar que o amo e tenho grande admiração por ele e que sou parte da equipe? Ou devia conversar com os homens poderosos de sua firma, tentar sutilmente motivá-los a escolhê-lo para ascender profissionalmente? Diacho, nem sei se ele quer isso.

'Fiquei surpresa de ver que muitos dos executivos tinham esposas que trabalham em campos parecidos. Aqueles homens pareciam bem à vontade com "a nova mulher", e eu os admirei por terem uma parceira igual. Muitos deles tinham tido filhos juntos antes, e depois as mulheres "voltaram a trabalhar" ou arrumaram empregos; talvez os maridos as tivessem ajudado a começar ou talvez tivessem se conhecido por trabalharem em campos semelhantes. Talvez seus casamentos durassem tanto porque eles tinham algo mais em comum do que apenas "as crianças".

'Por outro lado, havia muitos homens sozinhos, com as esposas em casa, e um terceiro grupo de homens que tinham acompanhantes estonteantes, homens que pareciam querer marcar o fato de "farrearem" com os colegas, ser parte da "gangue" do trabalho, e as mulheres quase como enfeites antiquados – embora as mulheres (não era culpa delas) estivessem na última moda, de minivestidos pretinhos, básicos, do tipo camisolas de alcinhas com imensos decotes nas costas, cabelo comprido em cascata, rostos bronzeados etc. Aquelas mulheres pareciam muito inseguras e tentavam ser charmosas e parecer à vontade, como se estivessem se divertindo. Tomara que tenham se divertido.

'Não me relacionei muito com essas mulheres, nem com os homens que as acompanhavam. Eu temia, acho, que a ansiedade delas a respeito de seu próprio *status* as levasse a entender minha tentativa de aproximação como vindo de "uma estranha no ninho", e "me rejeitar". Assim, tentei ficar na minha, parecer tão bem quanto possível e conversar com quem se dirigia a mim, mas sem iniciar tópicos polêmicos (isso é que poderia fazer qualquer conversa interessante), deixando a meu marido a liderança. Mais tarde me perguntei, e perguntei a ele, como se sentiria se eu o levasse a uma convenção minha, com uma maioria de executivos? (Claro que isso é hipotético, já que não há um grupo, que eu saiba, que tenha predominantemente executivas mulheres!) Perguntei a ele: você se comportaria como 'elemento de apoio' como eu fiz ou se ressentiria? Ele me garantiu que adoraria estar naquele papel, mas tenho minhas dúvidas...

'Bem, essa foi minha primeira experiência na versão dele de colônia de férias. Eu adoraria conversar com ele mais sobre isso, mas ele é muito sensível e tende a se preocupar e achar que não gostei. Não é verdade, então acho que é melhor só contar a ele as partes que apreciei. Principalmente fazer sexo com ele no quarto!'

Como a maioria dos maridos de executivas está se sentindo hoje? Eles se sentem à vontade com uma mulher 'igual', que trabalha?

'É preciso ter um enorme ego para deixar minha esposa sair todo dia e ganhar a vida, sabendo que nesse processo ela encontra e trabalha principalmente com homens. Todos os tipos de homens – jovens, velhos e ricos, até 'caras fascinantes' de meia-idade como eu! Quem sabe, talvez ela possa se apaixonar por um deles ou quem sabe um deles ficar caído por ela; ela vai trabalhar tão elegante toda manhã, vestindo uns ternos alinhados, dirigindo seu carro esporte. Eu ficaria interessado. E eles? Ela não me conta, bem, ela fala por alto e dá dicas, mas ela está sempre em casa comigo à noite; então nada muito sério deve estar acontecendo. Seja como for, tenho que saber conviver com isso se quiser ter uma mulher que não fica em casa me amolando porque "você não me dá atenção suficiente". Esse é o caso de um dos meus amigos. Uma situação que eu prefiro evitar. Como você pode manter o interesse sexual em alguém assim?'

'Não me incomodo de minha mulher trabalhar – desde que ela não tenha um trabalho que seja mais importante do que o meu. Quero dizer, já é demais para mim estar o tempo todo me comparando e comparando minha importância e meu valor com o dela. Tive uma namorada assim. Ela era excitante, eu nunca conseguia ficar à altura dela, ela parecia louca por mim, e queria casar comigo. No final, eu não me casei com ela porque decidi que ficaria sempre me sentindo por baixo, menos importante e menos dinâmico. É lógico que teria havido outras vantagens – ela ganhava muito bem e poderíamos ter comprado uma casa juntos, e ela tinha amigos que honestamente poderiam ter ajudado a impulsionar minha carreira; a família era bem-relacionada e tudo mais. Entretanto, mas todo mundo estava sempre falando nela, estávamos jantando e ela me contava sua última façanha nos negócios e quanto dinheiro isso havia rendido e eu nunca tinha nada tão empolgante para falar de meu dia. Isso me fazia me sentir pequenininho.'

'Agora, minha mulher, que eu também amo, trabalha num emprego que é mais comum e adora ouvir sobre o meu dia à noite; ela acha meu emprego o máximo, o mais importante da família, e tenta me ajudar a pensar sobre como ir em frente com as coisas que estou tentando fazer – mesmo se para algumas pessoas isso possa parecer trivial. Sinto que tenho uma parceria verdadeira com ela, mas me sentia como um apêndice quando o trabalho de minha namorada era mais importante. Sou um imbecil?'

Em contraste com essas experiências, porém, o registro das tendências em 1999 nos jornais (*Independent*, maio de 1999) afirma que 'mulheres de executivos' estão voltando à moda.

Para alguns, parecia que na década de 80 'a nova mulher de carreira' era um tipo de 'menina má' futurista, uma mistura temível, estranha e exótica de poder e *glamour*. ('As mulheres vão tomar conta se você deixar...') Os tradicionalistas do tipo 'de volta ao básico' elogiavam as mulheres que 'deixaram tudo' para voltar para a casa e a família. As estatísticas, entretanto, contavam uma outra história: o movimento constante de cada vez mais mulheres no mercado, em todos os setores e níveis – menos no alto.

Como as Secretárias e Colegas Mulheres Vêem as Esposas?

Como devem as mulheres no trabalho se relacionar com as 'esposas'? Elas devem falar delas com os colegas, reconhecendo a existência da esposa em conversas com o homem, para que ele entenda que a mulher que trabalha aceita e entende a realidade e a presença de 'outra mulher' na vida de seu colega? Ou isso não é realmente da conta das mulheres no trabalho?

'De vez em quando a esposa dele liga para o escritório, e eu atendo (se ele está longe da mesa etc.). Isso sempre me deixou tensa. O que devo dizer? "Oi, sou Sally, trabalho com seu marido nove horas por dia, mas não se preocupe, não sou uma ameaça..." ou, "Oi, sou Sally, me divirto muito trabalhando para seu marido nove horas por dia e espero que um dia ele me promova; então vou tentar ser totalmente cintilante e inteligente. Espero que você compreenda. Sinto muito se ele nos compara porque somos ambas mulheres, não é minha culpa, não há nada que eu possa fazer".'

Sim, é difícil.

E o que dizer dos homens no escritório que têm namoradas? É inadequado como comportamento de trabalho perguntar sobre elas ou se referir a elas ("Ei, John, saindo no fim de semana novamente!")? Não fazer nada pode dar a impressão de parecer estar interessada, apenas por ser simpática. Deveria a pessoa ser distante? Se um homem termina com a namorada, porém, então a mulher no escritório que tentou ser gentil e pergunta de vez em quando pode agora parecer uma consultora sentimental que pode ouvir os vários estágios de tentativa e erro do rompimento, novos encontros etc. Isso pode ter um efeito periférico de fazer o trabalho da mulher menos propício a uma promoção, porque a própria mulher parece 'obcecada com assuntos triviais de amor e vida privada'!!! Mas nem sempre...

Como uma mulher, uma secretária, deve se reportar a um homem no trabalho que está claramente tendo um caso, escondido da mulher – quando tanto a mulher quanto 'a outra' ligam para ele no trabalho?

'Eu não sabia se devia ignorar quando meu chefe começou a se relacionar com Sheila. Ela vivia telefonando, pedia para falar com 'John' – então, já que ela estava usando o primeiro nome dele, logo a situação ficou clara para mim. Ela provavelmente fez isso porque geralmente eu pedia à pessoa para dar o nome, o número do telefone e o assunto do telefonema. Talvez ela quisesse deixar logo claro para mim que era pessoal. Pode ser que ele tenha dito a ela para fazer assim, para chamá-lo no trabalho e falar assim. Mas eu conhecia sua esposa e falava com ela todo dia ao telefone. Me sinto como se estivesse mentindo sobre uma coisa em que não quero me envolver. Não sei o que fazer. Acho que nada, mas não me sinto bem com isso. Eu devo falar com ele? Ele iria pensar que eu estou me metendo, e, de todo modo, é a vida dele. Talvez ele e a esposa tenham problemas que desconheço. Talvez ele queira sair do casamento ou algo assim, e esse é o modo que ele tem de pensar sobre essa possibilidade, tentar sair, sei lá. Ou talvez esteja apenas abrindo as asas aos 52 anos, quem sabe? Mas me sinto estranha toda vez que ela liga.'

Ela se sentiria menos estranha se não fosse também mulher e não soubesse bem os sentimentos prováveis das duas mulheres, isto é, a 'nova mulher' e a 'mulher antiga'?

Esse é um problema masculino, ou feminino? Uma pergunta sem resposta; a solução é uma nova paisagem psicológica (apagar a velha e pintar uma nova na tela).

Psicologia Feminina – Mudou?

'Psicologia feminina' – existe tal coisa? Esse é, evidentemente, o modo como o *software* das mulheres foi formatado pela sociedade – e a maioria das mulheres tem estado no processo de mudar o seu pelo menos nos últimos 25 anos. 'A fêmea' tem sido o assunto de inúmeros livros, diatribes e palestras há séculos, muitas delas repletas de vastas doses de preconceito e negativismo, às vezes usando a designação 'religioso' para cobrir tal preconceito. Por exemplo, até a década de 70, as pessoas geralmente diziam que as mulheres 'tinham um problema para ter orgasmos' por causa de 'bloqueios mentais' e 'porque eram tão emocionais' etc.* Hoje, muitos dos chavões que permanecem sobre as mulheres (especialmente fortes são os sobre as mulheres, 'amor' e romance) são igualmente superficiais.**

Entretanto, as mulheres compartilham um número de complexos *culturalmente* criados que os homens não têm – embora os homens tenham outros, tão infelizes e desnecessários quanto –, por exemplo, uma tendência à falta de auto-estima e insegurança que toda mulher encontra um modo de combater. Algumas mulheres, percebendo que seu ponto fraco são as relações amorosas frágeis e turbulentas, usam erupções e brigas como parte de sua armadura psicológica, uma forma de afastar os estereótipos, um modo de evitarem se sentir fracas e inseguras (a voz dos pais dentro de nossas cabeças?), mantendo a própria identidade intacta.

---

* Ver o *Relatório Hite Feminino*. Esse livro demonstrou que a maioria das mulheres chega ao orgasmo facilmente durante a estimulação externa ou clitoriana e não tem problema em ter orgasmos (especialmente sozinhas).

** Ver *As Mulheres e o Amor*, o terceiro Relatório Hite, um estudo de 3.500 mulheres debatendo 'O que é o amor?'.

Se um homem consegue, ele pode tentar ajudar as mulheres ao seu redor a compensar (assim como as mulheres compreendem a necessidade interior dos homens de aplacar os 'estereótipos masculinos') por essa estrutura, isto é, mulheres são menos, mulheres são fracas, mulheres não conseguem etc. etc., criados pelo tecido social.

Alguns homens, entretanto, reagindo a suas próprias estruturas sociais que lhes dizem que é 'fraqueza' quando as pessoas choram, gritam, 'ficam histéricas' ou precisam de ajuda, tomam a abordagem oposta, 'dando o exemplo' de frieza. Algumas vezes essa pode ser a abordagem certa, mas geralmente umas palavras trocadas ajudam mais.

Homens Pensando como Mulheres: Novas Tendências Brigam com Velhos Chavões

Um homem consegue pensar como uma mulher?

'É, cara, vou botar rolinhos de cabelo em meu cérebro, claro, espera sentado. Prefiro torrar no fogo do inferno. Pensar como uma garota? Eu??! NUNCA!!!'

Essa idéia não faz muito sucesso... em alguns quarteirões.

Homens trabalhando com mulheres podem se beneficiar tentando ficar *experts* em 'pensar como mulher', entendendo o jeito feminino de se comunicar (sabendo serem diferentes), e conhecendo os demônios do *software* que habita as mentes das mulheres ('se você é bem-sucedida, ninguém vai gostar de você' etc).

Ironicamente, desde a infância, muitos homens aprendem a evitar pensar 'como mulher' (já que as mulheres são ilógicas por natureza, têm o cérebro fraco!) – na verdade, isso era considerado a pior coisa que um homem podia fazer. Meninos são interminavelmente instados a 'ser frios', 'não ser frescos', 'não ser chorões como as meninas' e outras coisas cruéis. Que ironia que agora seja bom para os homens fazer exatamente o oposto. Vai ajudar suas carreiras se puderem aprender a se comunicar do 'jeito feminino'. De fato, para homens e mulheres, agora é uma vantagem ser capaz de pensar tanto como 'macho' quanto como 'fêmea' ('Tenho direitos' *versus* 'Como posso ajudar?'), falar as duas 'línguas' – ou combiná-las para melhores resultados.

Jogo Cerebral 4.6 – Para Homens

Se uma mulher mostra sinais de 'emoções tradicionalmente femininas', como um homem deve reagir?:

- tornando-se agressivo e frio para manter a situação sob controle
- mostrar que o comportamento dela é irracional
- mudar de assunto
- de outra maneira.

Comandos de *Software* Cerebral – Para Homens

⊖ **SOFTWARE A DELETAR**

'A nova classe feminina de mulheres de negócios em movimento é "atrevida" e pouco feminina.'

⊕ **SOFTWARE A INSTALAR**

'O novo grupo de mulheres no trabalho é tão vulnerável – e "durão" como os homens sempre foram (ou não).'

⊖ **SOFTWARE A DELETAR**

'Mulheres de carreira não são respeitáveis como esposas e mães, mas esposas e mães são chatas em comparação com as mulheres de carreira.'

⊕ **SOFTWARE A INSTALAR**

'O *status* de trabalho não tem nada a ver com o *status* moral ou sexual. Há gente boa em qualquer categoria.'

Verifique se o *software* que você instalou está funcionando.

Pense em uma de suas colegas e compare seus pensamentos sobre ela com seus pensamentos sobre a esposa de um amigo, a sua própria esposa, sua mãe etc. Qual é a diferença? Você está sendo racional?

Qual Deve Ser o Estilo de Gerenciamento de um Homem?

Os homens devem mudar seu estilo de gerenciamento quando trabalham com mulheres? Tentar se adaptar a um modo diferente de comunicação?

Há muita discussão acerca do diferente estilo de gerenciamento das mulheres. Às vezes se diz que as mulheres dirigem o trabalho mais ou menos do modo como chefiam a família ou a casa, querendo dizer, talvez, que usam um estilo familiar. Os homens, presume-se, têm um estilo de gerenciamento mais rígido, mais militarizado, mais hierárquico. Isso pode ser ou não verdade, nos casos individuais.

Como um executivo-gerente coloca a questão:

'Acho que quando estou falando com 'a nova mulher' no trabalho sou muito mais cuidadoso com o que digo do que quando estou falando com um dos homens. Tenho certeza de que os homens sabem o que quero dizer, mas com as mulheres não tenho certeza. Fico parecendo um cara tímido e bonzinho, e elas se surpreendem quando despeço uma delas por não trabalhar direito.'

Ele está se comunicando bem com as mulheres? Ou está experimentando uma conversa, passando a mensagem de que 'a comunicação é difícil, há um vácuo entre nós'?

Enquanto naturalmente há muito a perguntar, e pilhas de livros têm sido escritos sobre 'como ser um bom gerente', na verdade gerentes hoje têm que se adaptar às 'novas regras' e ter certeza de que uma boa interação está acontecendo com as funcionárias e com os funcionários. Se as mulheres não se sentem à vontade para falar e dar suas opiniões, há tempestade à vista no horizonte quando questões e opiniões não são discutidas. A maioria dos gerentes tem facilmente a capacidade de se comunicar e de ouvir bem quando querem; o problema oculto aqui (a ser tratado em profundidade à frente) pode estar no *software* defeituoso em suas mentes, mandando sinais luminosos de perigo quando a comunicação com mulheres está indo bem demais: 'Perigo! Posso confiar numa mulher com esse tipo de informação?'

A informação tem sido um dos poderes masculinos, negada às mulheres (até o século 20, sem educação formal no Ocidente, e ainda em vastas partes do mundo, analfabetas). Resíduos desse sentimento, que mulheres 'não precisam incomodar suas lindas cabecinhas' com esses assuntos, 'deixando isso para os homens', persistem. Embora haja um apelo aos egos das mulheres na abordagem do 'você é linda demais para abaixar a cabeça numa escrivaninha o dia inteiro', subjacente a essa afirmação pode estar uma atitude que também nega à mulher qualquer direito a ter informação suficiente para realmente ir em frente. Quando a comunicação é bloqueada, pergunte a si mesmo como gerente se está sonegando uma informação que poderia ser útil.

As mulheres têm sido educadas, em geral, para ser 'auxiliares' nas relações com homens e crianças; esse era seu papel na família. Os homens, em contraste, foram educados para estar à frente das coisas, agindo, tomando decisões. Pode ser estranho para um gerente pensar em si mesmo como um 'auxiliar', e ainda assim essa é uma das duas estradas básicas abertas a gerentes. Um meio básico de gerenciar pessoas é ajudá-las, e o outro é mandar nelas. No primeiro, gerentes tomam decisões depois de um consenso entre os que trabalham juntos; no segundo, gerentes tomam decisões e depois as informam aos demais, subliminarmente, desafiando-os a reclamar ou a ser demitidos. Os homens têm sido mais elogiados em filmes e programas de televisão por ter o estilo dominador, principalmente em relação às mulheres. Eles têm sido ridicularizados por ser 'moles', 'fracotes', parecer concordar demais com as mulheres!

Um poderoso diretor me disse que ele achava seu sócio na empresa 'mole', coisa que ele mesmo não era:

'Sempre foi desse jeito, mesmo há 25 anos. Sempre tive que juntar as peças depois que ele causava problema. Ele é fraco, bonzinho demais. É apaixonado demais pela esposa, confia nela demais, e tudo que ele quer é estar com ela. Ele não tem estômago para as guerras de escritório, eu tenho. É por isso que o navio chegou aonde chegou; eu quadrupliquei o valor desta companhia e a levei ao topo. Como eu vejo meu estilo de gerenciamento? Sou como o chofer, o motorista da companhia. Eu dirijo o carro. Ninguém tem que me dizer para que lado ir, porque eu sei.'

O mesmo diretor, quando indagado sobre a promoção de mulheres ou a posição de mulheres dentro de sua grande empresa, se deliciou em detalhar as várias mulheres sob seu comando e os destinos delas. Nenhuma havia feito carreira chegando ao conselho ou aos cargos do alto escalão, ao que parece. Por quê? Porque mulheres se sentem em conflito sobre o *status* da maternidade e tomam decisões prejudiciais a suas carreiras.'

É desnecessário dizer que esse estilo de gerenciamento não irá criar uma atmosfera que extraia os melhores resultados de todas as pessoas ali.

Como as Mulheres Reagem ao Poder Masculino?

As reações das mulheres a trabalhar para homens: papais e outros homens com autoridade

Os homens deveriam estar cientes dos sentimentos de sensibilidade das mulheres ao poder masculino. Lembremos que vimos de uma sociedade que tem dado à maioria das mulheres aulas especiais nessa área, aulas que podem influenciar as reações das mulheres aos gerentes e aos homens no poder. (Claro, os homens também podem ter seus próprios problemas com figuras de autoridade masculina; ver Capítulo 5, pp. 158-159.)

Às vezes um ambiente de trabalho dominado por homens intimida as mulheres. Principalmente quando um homem está na posição de poder sobre a mulher no trabalho, emoções são afetadas, criando sentimentos de perigo, segurança ou incerteza.

Tais situações podem fazer com que algumas mulheres se comportem de modo subserviente, e outras, de modo rebelde. (Nenhuma das duas posturas é a melhor para trabalhar...)

Um dos outros problemas que os homens encontram para formar boas relações de trabalho com mulheres vem de um problema com o qual as mulheres são criadas: obediência excessiva ao pai – e, pelo exemplo, também aos homens no poder. Isso pode inibir o comportamento natural ou o posicionamento verbal da mulher, quando tem algo a dizer.

Quaisquer problemas especiais que as mulheres tenham tido, trabalhando com superiores do sexo masculino, são fáceis de entender – afinal, os homens também passam um mau bocado, psicologicamente, tratando com 'o chefe'. Muitas vezes as mulheres se sentem intimidadas pelos homens, porque: 1) homens têm poder, podendo dar e tirar um emprego ou uma promoção; 2) a maioria das meninas aprendeu em casa que o pai (ou o irmão) é mais importante, e atitudes especiais deveriam ser observadas em relação a ele, um respeito especial; 3) muitas mulheres têm experiências saindo com homens que as fazem inseguras em relação ao modo como outros homens irão se comportar com elas no trabalho. (Como diz uma mulher: 'Ele vai me rejeitar se eu for simpática demais como uma namorada inútil? Sei as regras do jogo: uma mulher não deve chamar um homem para sair ou parecer que está atrás dele, que precisa dele; ele deve querê-la e correr atrás dela!')

Um superior pode ajudar uma mulher entendendo a entidade histórica conhecida como 'mulher' e também o modo como as mulheres mudaram e estão mudando.

As mulheres podem compreender os homens do mesmo modo, compreendendo o que a 'masculinidade' significava, definida pela cultura, e como os homens se sentem a respeito disso hoje em dia.

Ouça as experiências dessas mulheres pedindo emprego ou promoção a um homem:

'Tive uma entrevista de trabalho com o chefe do departamento. Planejei o que vestir na véspera, com cuidado, para ter certeza de que eu estava elegante, mas não exageradamente, em todos os aspectos. Lavei o cabelo também – tenho cabelo comprido e liso, castanho, que pode ficar meio sensual sem ser premeditadamente provocante – embora isso mude se eu vestir uma calça *jeans* apertada ou um vestido curtinho para sair à noite. Quando saí de casa na manhã seguinte, a amiga que divide o quarto comigo disse que eu parecia uma executiva perfeita.

Cheguei ao escritório, e a secretária dele me pediu para aguardar uns minutos, pois ele estava ao telefone. Fiquei pensando na imagem que ela tinha de mim, se ela falaria de mim depois que eu saísse e se ele ia lhe pedir uma opinião 'do que ela achava de outra mulher'. A situação toda era intimidadora e me deixou na defensiva. Mas tentei relaxar e pensar positivo. Finalmente entrei, e foi tudo bem. Mas fiquei pensando se, depois que saí, eles iam falar de mim. Será que ele ia pedir a opinião dela, falar da minha roupa, o que ela pensava de mim 'como mulher também'? Que tipo de relação será que eles tinham – amigável, íntima, hostil – e será que ela queria ser 'a única mulher' ali, trabalhando com ele?'

'Estou esperando uma decisão sobre minha promoção. Sou a única mulher da lista. Sei que está errado pensar, mas às vezes me preocupo se a secretária dele não vai lhe dizer por trás coisas ruins a meu respeito; ela tem inveja porque tenho uma carreira e ela não, e eu teria um aumento salarial também! Claro, é natural que ele queira alguém na minha função que tenha o apoio dos outros com quem ele também trabalha, mas é difícil saber como uma mulher se sente a seu respeito e se ela vai elogiar ou não. Isso me angustia. Sinto que não posso falar com ela diretamente sobre isso; ela diria: "O que você quer dizer com isso?", com um ar frio e dominador. Por que fico imaginando essas coisas?

Estarei sendo realista ou ridícula? Ela pode ter poder sobre mim. Talvez eu esteja paranóica porque quero muito esse emprego. Mas os homens não parecem confiar em seu próprio julgamento quando contratam mulheres e aí pedem ajuda às mulheres que estão por perto para poder decidir! Assim toda mulher que é "não-ameaçadora" é contratada e promovida, as que não oferecem o menor perigo, tanto para o emprego do homem quanto para a escala de beleza da mulher... e não a pessoa mais qualificada para a empresa, como eu!'

Hoje em dia, porém, as mulheres nos negócios tentam 'ver' menos o gênero e tratar mulheres e homens exatamente com a mesma simpatia e cortesia, com profissionalismo.

Papais e Filhinhas

O arquétipo do diretor como 'pai'
Não caia nesse velho chavão!
A mulher deve tentar ser amiguinha especial do diretor executivo/'pai'?

'Se você conseguir cair nas graças do pai/diretor, você pode ganhar *status* e um emprego melhor' – esse é um caminho inevitável (na situação atual) no qual as mulheres pensam, para tentar desbloquear as carreiras, levantar o teto de vidro.

Guardados bem lá no fundo de todo o nosso *software*, transitam pensamentos feios sobre o poder da influência sexual: como rastejar abrindo caminho para o poder, estar 'por dentro', e tudo mais. Mas há uma outra parte de nós que está crescendo no novo clima de esperar que o local de trabalho seja uma meritocracia, um lado do negócio que quer criar uma atmosfera melhor, mais igual, que seja mais estimulante e, menos previsivelmente, menos tediosa – a famosa meritocracia que o capitalismo promete para o trabalho.

Entretanto, quando mulheres se vêem diante de uma discriminação disfarçada vindo dos executivos, suas opções são mínimas e tristes, às vezes. Nos momentos de maior perda, parece que a atenção e o *status* pessoal que os favores do chefe nos trarão são atraentes. Os homens fazem isso também, quando tentam ficar 'amiguinhos' do chefe.

A tentação de flertar ou assumir o papel da 'filha boazinha e doce' com um homem mais poderoso que a mulher na empresa pode ser quase irresistível, principalmente com um que ela percebe não transitar bem pela questão da igualdade, ou seja, 'ela é agressiva, está querendo meu lugar'. Ou se não flerta, pelo menos usa a 'meiguice' feminina e modos graciosos para implicitamente 'pedir' um tratamento mais gentil. Já que esse pode ser seu único meio de proteção, é quase impossível condená-la. Ainda assim, embora tais comportamentos possam protegê-la a curto prazo, geralmente não garantem sua promoção, deixando a mulher sem muita alternativa. Fazer o quê? Tornar-se um temível trator? Formar um bando com as outras mulheres na empresa para levar adiante as 'exigências'? Procurar o superior do chefe? Mas, e se for outro homem com o mesmo *software* mental? Etc. etc. etc.

Uma solução para essa armadilha seria uma nova categoria trabalhista – gerentes de gênero (GG) –, a quem os funcionários recorreriam para aconselhamento e novas idéias. Como um médico ou um advogado (ou juiz), a descrição do emprego do GG afirma que ele/ela não passaria adiante o que lhe tivesse sido confiado.*

Ser namoradeira ou 'boa filha' no trabalho?
O dilema para mulheres que lidam com homens no poder é um pouco assim: não importa a estratégia que você tenta, você está sempre perdendo. Por exemplo, se sua roupa é espalhafatosa, só vêem seu corpo; se é discreta, você não conta. Como ser levada a sério no trabalho?

Uma mulher explica: 'Não consigo parar de paquerar. Estou perdida. Sou viciada em flerte!' Uma outra tem o problema contrário: 'Venho vestida como uma freira e, para eles, não conto, sou tratada assim: "Ela é boazinha, vai fazer o trabalho da gente e nos cobrir quando ficarmos o dia todo fora!"'

Muitas mulheres se odeiam por assumir um desses papéis: 'Me sinto confusa! Estou sempre me contrariando por ser paqueradora demais, fazendo estratégias com os homens e usando o jeitinho feminino com eles. Mas veja bem, sou uma vítima da lavagem cerebral da minha Cultura...'

* Seria semelhante à figura do *ombudsman*, voltado para a discriminação de gênero. (N.T.)

Será mesmo? Afinal, as mulheres ainda não são estatisticamente 'iguais'. Enquanto não forem (em números absolutos e nos salários), elas não precisarão ainda de muitas estratégias especiais? Ou seria mais eficaz formar organizações com outras mulheres?

Na relação com o 'pai' (ou uma figura masculina de autoridade), algumas meninas ou filhas também experimentam uma sensação 'erótica' ou 'especial' – um fato que em minha pesquisa parece sugerir uma conexão com a aceitação do comportamento de assédio sexual mais tarde dos 'superiores' masculinos, mesmo às vezes uma certa cumplicidade 'culpada' nisso e algum prazer, um sentimento que as marca como 'especiais' e 'escolhidas'. É compreensível, dada a situação das mulheres, mas não é o modo como as coisas deveriam ser, não sendo uma escolha com que as mulheres deveriam deparar.

A resposta a esse dilema está nas novas relações entre homens e mulheres, não na mulher ou no homem como indivíduos.

Qual é a identidade tradicional da 'boa filha'? 'Ser uma boa filha' correspondia a quebrar as regras básicas do sistema. O dever de uma 'boa filha' era ser 'engraçadinha' e 'cordata', nunca contrariar muito ninguém. Mas o dever de um adulto é ser capaz de pensar por si e criar um modo de vida real para si, e, por implicação, para os outros.

Às vezes, um bom sistema requer a quebra do pacto com o sistema antigo. Embora isso possa parecer ferir outras pessoas no momento, mesmo você própria, no final será melhor para todo mundo.

Muitas mulheres já sabem que, para 'crescer' no novo sistema que surge, terão que deixar de ser abertamente 'boas', como foram ensinadas ('é elegante e gracioso'), e pensar em novas formas. Muitas mulheres começaram a trabalhar nessa parte de seu *software* mental alguns anos atrás. Um enorme progresso vem sendo feito, mas ainda há cantos ocultos, comportamentos indefinidos, que vêm do *software* que pensamos já ter eliminado. Aqui está um exemplo. Nas notícias e em minhas entrevistas com diretores, estes dizem sempre: 'As mulheres trabalham mais, não exigem os benefícios adicionais que os homens querem, tais como escritórios grandes, carros da empresa etc., elas não esperam promoções tão vantajosas... isso as torna melhores empregados atualmente.' Isso não soa como a 'boa filha' tentando aplicadamente provar seu valor?

Nunca é ruim mostrar excelência no trabalho, evidentemente; mas talvez essa não seja a única boa estratégia para a situação das mulheres hoje: a educação para o papel da 'boa filha' não deveria impedir as mulheres de avançar e tomar mais poder no trabalho.

A roupa no escritório

Isso significa que uma 'mulher madura' é 'durona' e usa seu lado 'masculino'? O que está acontecendo com as mulheres no trabalho? Muitas mulheres sentem que agora é moda, é elegante, ser um pouco masculinas – 'duras', sem emoções, sem dar sinais de feminilidade, vestindo-se como homem, de preto, 'emitindo os sinais certos' (você é dessas?). Ultimamente, entretanto, as mulheres começaram a notar que 'vestir-se como homem' não fez com que os homens no trabalho vissem que elas 'não eram mais mulheres', merecendo, assim, promoções 'como as dos homens'. Desse modo, está havendo hoje uma reação aos estilos de vestir. 'Modas femininas' estão de volta. Isso não significa que as mulheres não gostam de trabalhar ou de escritórios, ou que querem 'voltar' à identidade de 'somente meninas'; significa que as mulheres não vêem por que tentar copiar o estilo uniforme do terno de negócios do homem ocidental – ou o 'estilo de gerenciamento masculino e durão'.

O *status* dos homens é tão grande na sociedade, que mesmo seu vestuário é copiado pelas mulheres e pelas 'minorias' (esperando se encaixar?). Mas os estilos femininos tradicionais de vestir representam um vestígio remanescente de 'identidade feminina': as mulheres tiveram pelo menos o direito de decorar seus corpos do jeito que quiseram (os homens não). Enquanto alguns argumentam que 'a roupa do homem' é mais utilitária, será isso verdadeiro? Os homens constantemente reclamam que seus ternos são quentes e desconfortáveis, e querem tirar as gravatas assim que podem; estarão vestindo um tipo de *chador*? Outros argumentam que a roupa das mulheres é um modo de enfeitar o corpo feminino para atrair os homens, ou seja, um sinal de opressão e exploração. Não há espaço aqui para discutir os vários caminhos dessa idéia, que evidentemente tem seu mérito; entretanto, passando rapidamente pela questão, será que o terno, como uniforme de prisão, é um sinal de liberação? Quanto à vestimenta da mulher revelar demais seu corpo, as mulheres se orgulham de seus corpos, e usar tais roupas pode ser apropriado para elas mesmas, e não para 'exibição' para outros olhos. 'Comportamentos femininos' tradicionais, como ser sedutora (sim, os homens também são), gostar de flores, batom e perfume, decorar a casa, até mesmo gostar de cor-de-rosa, deveriam ser disponíveis tanto para elas quanto para eles.

Comandos de *Software* Cerebral – Para Mulheres

Como as mulheres podem mudar suas atitudes em relação aos homens no poder?

Siga essas simples providências e exercícios para mudar seu *software* e sua relação com as 'figuras paternas' poderosas (e o 'sistema').

⊖ **SOFTWARE A DELETAR**

'Ele anda atrás de mim. Aposto que eu poderia pegá-lo! Ele é vulnerável às mulheres delicadas? 'Lolitas'? *Sexy*? Jovens e atraentes?

⊕ **SOFTWARE A INSTALAR**

'Políticas sexuais pessoais em 99% dos casos são um beco sem saída. Eu deveria ser razoável e trabalhar bem e, se ele não apreciar nem entender, posso procurar na empresa outro alguém com quem trabalhar.'

E... 'Vou tentar oferecer a ele uma relação de colegas confiáveis e ver se ele reage positivamente.' (Ver também Capítulo 5.)

Uma sugestão recebida de uma executiva anônima:

'Deveria haver na Internet uma rede de nomes de "executivos ultra-sexuados" que prometem favores profissionais e não cumprem – e cujas reputações deveriam chegar às mulheres, para que fiquem atentas.

Os nomes poderiam ser sugeridos anonimamente, e, se um nome aparecer duas vezes, deve ser automaticamente posto na lista... Parece absurdo?'

Informação Obtida no Relatório Hite: Crescendo Mulher

O modo como as meninas crescem, em suas famílias – a família segundo definição tradicional –, tem alguma relação com o modo como as mulheres nas empresas sempre se relacionam com seus chefes ou figuras masculinas de autoridade?

Vamos ver o que minha pesquisa da década de 90 mostra das mulheres descrevendo seus pais e seus sentimentos pelos pais. Há paralelos com a vida empresarial?

Filhinhas e Papais

Figuras masculinas de autoridade: meninas e seus pais
'Eu idolatrava papai, mas nunca o entendi.'

Amizade: o modelo futuro das relações pai e filha.

As meninas, com muita freqüência, descrevem o pai e seus sentimentos por ele de formas extremas: ou era o pai mais maravilhoso do mundo ou era um monstro – raramente um meio-termo. Por quê?

O que precisa ser desenvolvido é uma nova amizade entre pais e filhas – relações em que os pais estendam a mão a suas filhas, ofereçam uma relação real que nem exclua a mãe, nem a ridicularize ou banalize. Isso dará à filha, também, o orgulho e a confiança na futura vida profissional e pessoal.

Há hoje uma atmosfera que prevalece sobre muitos pais e filhas: 'Cuidado! Impulsos heterossexuais possíveis!' Essa mensagem socialmente construída torna as relações espontâneas quase impossíveis, como se uma 'luz vermelha' estivesse sempre piscando subliminarmente e, assim, aturdindo os pais, fazendo-os um tanto ansiosos, questionando seus próprios sentimentos. 'Melhor se abster de tentar ser amigo, para que uma relação muito próxima não pareça sexual.' Essa alienação das relações entre pai e filha causa ansiedade e faz crescer a distância, às vezes incluindo raiva e desapontamento. A maioria dos pais que responderam ao meu questionário não sentiam atração sexual por suas filhas, mas continuavam aterrorizados com essa possibilidade.

Freqüentemente, também, um elemento sexista interfere nessas amizades potenciais: quando os pais tratam suas filhas como 'meras mulheres', 'sem importância', banalizando seus interesses e seu trabalho, as filhas se sentem pressionadas a tentar se comunicar por outros meios, como um flerte sutil.

Amizades potenciais entre pais e filhas podem também ser prejudicadas pela política da família, isto é, a posição da mãe na base da hierarquia familiar e o conseqüente medo que a menina tem de trair sua mãe, sendo amiga do pai. Muitas meninas sentem que estão vivendo uma tentativa constante de equilíbrio. Querem 'jogar limpo' e não ofender lado algum.

Amor e querer: os sentimentos das meninas por seus pais

Muitas meninas sentem uma estranha mistura de emoções: proximidade e distanciamento, medo e saudade, felicidade e fúria – tudo misturado junto.

'Quando criança, aprendi com minha mãe que o melhor modo de lidar com meu pai era ignorá-lo. Aprendi com meu pai que a atitude correta em relação à minha mãe era expô-la ao ridículo. Ela era tratada como se fosse imbecil, embora tivesse nível universitário. Ela acabou se divorciando dele, e ele nunca a perdoou por deixá-lo. Feriu seu orgulho.

Me mantive próxima a meu pai até ele se casar novamente, quando eu tinha uns 11 anos. A mulher dele era ciumenta e possessiva, e não me deixava ficar sozinha com ele. O que ela mais detestava era o afeto dele por mim. Antes disso, éramos carinhosos e sempre conversávamos sozinhos. Eu tinha medo dela e perdi o respeito por ele.

À medida que fui crescendo, acho que eu lhe lembrava a minha mãe. Ele fazia comentários sobre meu corpo, e eu ficava com vergonha e me vestia toda. Ele forçava seu carinho em mim enquanto eu tentava fugir e minha madrasta soltava fumaça. Trinta anos mais tarde, soube por minha mãe que ele a tratava da mesma forma e usava até as mesmas palavras. Não sei o que isso quer dizer, mas foi um modo terrível para uma menina ser criada. Eu tinha medo dele, principalmente porque ele me machucava com as coisas mesquinhas que falava. Não me deixava argumentar nem pensar por minha conta. Não queria que eu namorasse nem casasse. Quando eu estava com 35 anos, ele me disse que eu não tinha idade ainda para discutir com ele!

Meu pai e sua segunda esposa brigaram por dez anos antes de se acomodar. Depois que meu irmão e eu saímos de casa, a família deles consistia neles próprios e em seus dois filhos. Todos se davam bem. Ela é uma esposa maravilhosa para ele e aprendi muito sobre casamento com ela.

Agora ela é uma de minhas melhores amigas, acredite se quiser.

Meu pai e eu passamos a vida inteira brigando. Embora eu fosse a filha predileta, minha relação com ele era sempre de conflito. Eu queria agradar, mas nunca fazia qualquer coisa bem o suficiente para receber uma palavra de mérito ou de elogio dele. Ah, e isso era tudo que eu queria! No final, parei de tentar e senti mais ódio que amor.'

'Meu pai era muito autoritário, enquanto minha mãe era meiga, amorosa e calorosa. Ele nunca nos elogiava na nossa frente, mas o fazia para os outros. Talvez orgulho e amor sejam a mesma coisa.

Apesar de tudo, eu sabia que havia amor ali, principalmente por mim. Eu percebia que eu era a predileta de meu pai. Ele era sempre escrupulosamente justo com todos nós, mas esse amor especial por mim se confirmou quando ele morreu este ano; minha mãe me contou coisas da minha infância (cartas, desenhos, composições) que ele guardara escondido e agora ela havia encontrado.

Na minha vida adulta, eu o evitei tanto quanto podia, até saber que ele havia contraído uma doença fatal. Aí, todo o amor reprimido por ele veio numa enxurrada, e consegui lhe dizer que o amava antes de ele morrer. Ele nunca me disse as palavras (nem uma vez em minha vida inteira!), mas eu sabia que ele queria dizer pela expressão em seus olhos e pelo modo como me segurou um dia, quando fui visitá-lo. Fico triste por ele nunca ter sido capaz de expressar amor em palavras e gestos. Teria sido tão mais fácil para seus filhos, sua mulher e para ele mesmo.'

Uma marca nos depoimentos de muitas moças sobre seus pais é a natureza freqüentemente contraditória; quase três quartos das respostas delas contêm declarações contraditórias, até mesmo conflitantes: 'Íamos a vários lugares juntos. Nunca tive medo dele. Ele é como eu. Tive muita dificuldade em aceitá-lo e o amo muito.' Veja essas descrições:

'Meu pai era o pior na vizinhança. Morríamos de medo dele. Em nossa casa, nunca discutíamos: ele gritava, e nós ouvíamos. Mas quando viajávamos de férias, era completamente diferente. Essas são lembranças muito boas para mim; ele parecia relaxado e amigo.'

'Meu pai não era afetuoso, mas era sempre brincalhão, me carregava nos ombros e fazia cócegas. Era um disciplinador exigente, e eu tinha medo dele quando se zangava. Ele me deixava descer com ele quando ia trabalhar na fazenda e me ensinava sobre a natureza e velhos hábitos. Ele parecia saber tudo. Eu o respeitava muito e fazia o que ele dizia. Hoje estou frustrada com ele porque é tão teimoso sobre o que acha certo. Mas ele criou uma família grande de duas moças e três rapazes, e nos deu a todos um conjunto firme de valores de vida.'

Qual é o motivo dessas misturas confusas de emoções? Uma é que os arquétipos (incluindo o medo de 'motivos de ordem sexual') tornam difícil para os membros da família ver uns aos outros como realmente são, já que os arquétipos atrapalham; os fatos da relação são apenas 'vistos' e experimentados através dos mitos nublados dos arquétipos de 'deve' e 'não deve'. Assim, os indivíduos têm dificuldade em formar relações válidas, baseadas em seus sentimentos e experiências individuais. Isso é verdade nas relações entre mães e filhas, assim como nas relações entre pais e filhas.

Afeição (e traição posterior) do pai: padrões de retirada do afeto

Uma moça descreve como sua relação com seu pai passou por vários estágios, os quais foram descritos por muitas outras moças:

'Eu me sentia mais próxima do meu pai. Ele não era extremamente afetuoso, mas eu podia abraçá-lo (mas não podia abraçar minha mãe). E ele me ninava até eu dormir em seu colo. Era quem me protegia da minha irmã mais velha. Eu o amava. Fizemos muita coisa juntos, como esquiar, andar de *skate*, pescar. Me levava à praia, embora ele não soubesse nadar.

Era eu quem ele acordava de manhã para ir à escola, me aprontava e fazia o café. Nunca tive medo dele e só temia desapontá-lo.

Mas quando eu era adolescente, nossa relação se tornou mais tensa. Surgiram desentendimentos graves quando eu comecei a acampar em grupos mistos. Ele nunca me proibiu de sair, mas perguntava se eu "achava que era a melhor coisa a fazer". Me acostumei a não contar nunca a história inteira.

Ele não queria que eu fosse estudar fora. Eu me sentia como se estivesse indo para a universidade contra a vontade dele. Ele queria que eu fosse secretária. Também não gostou quando minha mãe foi trabalhar fora. Mais tarde, quando morei com um cara por um ano, quando tinha 22 anos, papai não falou comigo durante pelo menos um mês e nunca nos visitava nem telefonava.

Aí, mais tarde, quando meu pai ficou muito doente e ia ser operado, nos aproximamos de novo. Eu havia acabado de terminar com meu namorado de tantos anos (o mesmo). Tinha medo de que meu pai fosse morrer sem saber o quanto eu o amava e comecei a ficar mais tempo com ele. Mostrando a ele meu lado mais íntimo e pessoal. É surpreendente o pouco que meu pai e eu sabíamos sobre os sentimentos um do outro naquela época. Quando falei com ele pela primeira vez que o amava (pouco antes da cirurgia), ele chorou. Agora eu o beijo ou abraço sempre que me dá vontade de lhe dar amor, e ele também está me retribuindo.'

Muitas moças dizem que, embora seus pais fossem afetuosos quando elas eram pequenas, há uma mudança total, às vezes abrupta, mais tarde. Algumas moças lembram de um componente maravilhoso de afeto naqueles primeiros anos:

'Ele me chamava sua "Princesinha", e eu o amava. Estávamos sempre juntos em família nos fins de semana. Quando minha mãe morreu, ele teve que preencher os dois papéis.

'Eu adorava meu pai. Ele era tão afetuoso – segurava minha mão quando saíamos, botava seus braços em redor de mim muitas vezes e coçava minhas costas toda noite.'

'De que forma ele era próximo a mim? Lendo historinhas na cama, cantando para mim, me levando para brincar no parque, ao cinema, comprando coisas para mim, me ensinando a pescar, a jogar xadrez, futebol e luta livre, me deixando rir e me dando banho. Eu era a sua "Cinderela".'

Traição
Muitas meninas que relembram o afeto dos primeiros tempos recebido de seu pai também descobrem amargamente como se sentiram traídas por ele mais tarde:

'Depois do divórcio, meu pai nos decepcionou. Ele nunca nos visitava – como se não tivéssemos nascido.'

'Meu pai me decepcionou quando eu lhe contei que meu irmão havia abusado sexualmente de mim. Ele não levou a sério. E nunca castigou meu irmão.'

'Ele me xinga de coisas injustificadas, só porque uso batom e saia curta.'

'Minha mãe se divorciou de meu pai quando eu tinha cinco anos. Ele casou novamente logo depois e não deu mais notícia.'

Pais têm o direito de se 'libertar' dos filhos? Uma regra tácita em sociedade parece dizer: se um homem se divorcia, aceita-se socialmente que ele raramente ou mesmo nunca veja seus filhos 'anteriores'; enquanto que, se uma mãe fizer isso, terá sua reputação desacreditada. O papel arquetípico da mãe ordena que uma mãe deve ficar com seus filhos, dar amor e alimento, não importa como – enquanto o arquétipo de 'pai' é muito mais remoto e independente.

A mudança no comportamento dos pais em relação às filhas: do afeto à retirada silenciosa ou crítica mal-humorada

Lá pela época em que a menina tem seus 12 anos, sua relação com o pai já se tornou bastante enfraquecida, distante e alienada, às vezes gerando ataques violentos ou zangados. As meninas ficam confusas e se perguntam: 'O que aconteceu? O que foi que eu fiz?' Tentam melhorar o comportamento, freqüentemente, esperando que o pai 'veja' que elas são verdadeiramente dignas de amor ('como antes').

Essa 'espera pelo retorno do amor perdido" pode se tornar um padrão emocional duradouro nas relações futuras com homens. Ao conviver com a vontade e a esperança de aprovação de um pai distante, uma mulher pode mais tarde escolher só homens 'distantes', esperando fazer com que eles a vejam e amem. Ela pode acreditar, como fez com seu pai, que, não importa quão frio ou desalmado, o homem no fundo a ama. Isso é especialmente verdade, já que a maioria das mães garante às filhas, apesar de tudo: 'Sim, ele ama você de verdade.'

Muitos pais desenvolvem atitudes de alienação e cinismo, tornando-se conhecidos pelas observações cortantes e pela violência potencial. Por quê? Esse padrão tem tudo a ver com o treinamento para a masculinidade que rapazes sofrem; não é 'biologicamente inevitável'.

Como meninas descrevem o afastamento emocional e físico de seus pais:

'Sempre lamentei ter parado de beijar meu pai antes de dormir, mas eu era tímida demais para recomeçar. Brincávamos antes de dormir, e ele nos jogava para cima e nos carregava nas costas quando andávamos. Mas quando estávamos grandes demais para aquilo, nada mais aconteceu. Com minha mãe, continuamos conversando e fazendo coisas pela casa juntas. Mas nada com meu pai. A última vez que estivemos próximos (nos tocando) foi um abraço de despedida no aeroporto.'

'Quando eu era jovem, ele era carinhoso comigo (mas não com meus irmãos). Ele me segurava e falava baixinho. Não me surrava com tanta força como fazia com meus irmãos. Depois, quando eu estava com 12 anos, começamos a discutir. Agora evito controvérsias na frente dele. Acho que ele está confuso e tentando ficar em paz com Deus. Não é o pai das minhas lembranças.'

'Passei muito tempo com meu pai quando era criança, geralmente fazendo coisas fora de casa. Mas, a partir dos 13 anos, não ficávamos mais muito juntos – acho que ele não conseguia entender uma adolescente. Não nos demos bem novamente até muitos anos depois que meus pais se divorciaram e eu estava morando e estudando fora.'

'Eu o amava quando criança, o detestava quando adolescente (ele se tornou crítico demais) e agora tenho sentimentos confusos de amor, respeito e amargura. Nos comunicamos melhor por carta. Depois de três dias juntos quero estrangular meu pai porque tudo tem que ser do seu jeito o tempo todo.'

Outras 'deixam' o pai, a quem amaram quando mais jovens, por causa da 'traição' ou da má relação que têm. Naturalmente, pais podem ter problemas em ciclos da vida que nada têm a ver diretamente com os filhos. A raiva que muitas adolescentes vêem em seus pais corresponde aos sentimentos que, no *Relatório Hite sobre a Sexualidade Masculina,* muitos homens descrevem ter sentido aos 40, 50 anos de idade. Muitos sentem que embora tenham feito quase tudo que podiam como homens, cuidando da família, estando lá, ganhando a vida, de algum modo não são valorizados nem estão satisfeitos. Muitos se sentem vazios.

O arquétipo do pai

'Eu temia desagradá-lo, mas o respeitava muito mesmo.'

A maioria das moças (e rapazes) diz coisas muito semelhantes em resposta às perguntas sobre seus sentimentos pelo pai. A palavra 'respeito' é usada com freqüência dez vezes mais nas respostas sobre os pais do que nas sobre as mães.

As afirmações dos filhos sobre seus pais são menos efusivas do que aquelas sobre suas mães.

Há um tom diferente, mais remoto: as respostas descrevem uma pessoa que é bem menos conhecida; na verdade, as respostas muitas vezes afirmam isso especificamente: 'Ele era uma pessoa quieta, difícil de conhecer' ou 'Raramente o víamos; ele não falava muito'.

Até que ponto esses filhos entendem seus pais? Eles respondem a um arquétipo ou a um pai real?

A resposta de uma moça é típica: 'Embora eu não me lembre de alguma conversa com ele sobre coisas importantes, ainda o amo e respeito até hoje.'

Por que ela o ama e respeita? Ela não diz. Será que ela sabe? Ela repete isso como um talismã para afastar a raiva e a punição do Deus-pai?

Meninas podem criticar seu pai ou isso é falta de respeito?

A queixa principal das meninas sobre o pai é que ele é crítico demais a respeito delas:

'Eu não gostava dele. Era sempre tão crítico comigo. Dizia que estava tentando ajudar. Era sempre "para meu próprio bem".'

'Meu pai costumava me empurrar para baixo de jeitos sutis, intelectualmente disfarçados. Emocionalmente, ele era destrutivo.'

Muitos filhos, tanto moças quanto rapazes, temem criticar abertamente o pai, porque aprenderam a temer o seu castigo. Esse medo da figura autoritária masculina pode durar a vida inteira. A estranha mistura de sentimentos nas declarações de muitas moças sobre seus pais representa, em parte, medo e confusão.

Uma aproximação secreta especial com o pai

'Minha mãe em geral desconhece meus segredos mais profundos, mais escuros, mas meu pai sabe.'

Um número representativo de moças sentiu que havia uma 'relação especial', tendo sido as favoritas do pai. Essa relação especial quase não era explicitada em palavras entre pai e filha:

'Eu era louca por meu pai. Acho que eu era a favorita de três filhas, embora eu lhe causasse todos os tipos de sofrimento – lendo, fugindo e sendo expulsa da escola! Ele não era impaciente como minha mãe. Mesmo depois que fui expulsa da escola, ele me ajudou a entrar em outra escola muito boa. Acho que minha mãe se ressentia. Não a culpo. Deve ter sido dureza para ela.'

'Eu era mais próxima de meu pai do que de minha mãe. Ele demonstrava mais e era carinhoso e emotivo. Eu sempre tinha pena de minha mãe. Meu pai chefiava a família com mão de ferro, e isso a incluía. Ele insistia em obediência total. Minha mãe nos ensinou indiretamente a ter medo dele dando o exemplo de servi-lo dos pés à cabeça.'

'Eu amava meu avô. Ele sempre me escrevia bilhetinhos e fazia surpresas, e sei que ele me amava. Minha avó gritava e brigava comigo, e sei que eu provavelmente teria feito o mesmo na posição dela, mas havia algo muito grande em meu avô; ele me fazia feliz, extremamente feliz. Tínhamos uma ligação secreta, um entendimento verdadeiro.'

Desigualdades de gênero na relação dos pais: o efeito nos filhos

'A maior parte da energia emocional da casa era centrada em meu pai.'

Por que as famílias brigam? O maior problema na 'família', ironicamente, é a respeito de gênero. A falta de igualdade entre os pais cria condições instáveis para muitos filhos.

Vemos menções freqüentes na mídia a 'estatísticas de aumento de divórcio' e lemos avisos histéricos sobre 'o colapso das famílias', e tudo mais. A causa intrínseca desse 'colapso', que é na verdade um processo de democratização e diversificação das famílias, e que nos beneficiará a todos, é o 'contrato emocional' desigual e tradicional entre homens e mulheres.

Quando pedimos que descrevam suas famílias, a maior parte das moças se concentra na diferença do poder de gênero entre seu pai e sua mãe, as tensões que isso cria e como elas sentiram profundamente ter sido chamadas emocionalmente para 'tomar partido', não necessariamente pelos próprios pais, mas pela situação. Sessenta e cinco por cento dizem que se sentiam divididas, forçadas a tomar partido ou fazer malabarismos entre os dois lados a maior parte do tempo enquanto eram crianças.

O dilema de se sentir emocionalmente dividido, no meio dos pais, é pintado com nitidez por uma jovem:

'Me lembro de estar na cama entre meus pais quando tinha uns seis anos. Eu dava uma perna para cada um – minha mãe e meu pai. Eu queria dar apoio a cada um e não deixar que um pensasse que eu o amava menos do que ao outro. Isso era muito difícil, porque havia uma divisão no meio do colchão entre eles, onde eu ficava!'

Sentir essa tensão, que se cria na estrutura patriarcal, traz desconforto aos filhos, que tentam compreender e lutar contra o dilema da desigualdade de gênero, geralmente por muitos anos, enquanto estão crescendo. Que lado está moralmente correto? O que os pais realmente sentem um pelo outro?

Lealdades divididas: amor como culpa

'Nós corríamos quando papai chegava e estacionava o carro, à noite, para botar a mesa, pois o jantar tinha que estar servido quando ele entrava em casa. Se estávamos conversando, parávamos. Não me lembro de ele um dia sequer se atrasar para o jantar. Meu pai era muito exigente com minha mãe, e todos nós tínhamos medo dele. Ele era muito distante. Eu o amava, mas não gostava dele.'

E as mulheres nas empresas percebem também um sentimento dividido de lealdade, entre apoiar os executivos ou suas colegas?

Crescer com medo do pai, ou vendo a mãe andar na ponta dos pés ao redor dele, cria um hábito de ceder aos homens, especialmente homens no poder. Isso cria enormes problemas para as mulheres mais tarde, tanto na vida pública quanto na vida privada.

Informação Obtida no Relatório Hite:
O que Todo Homem Deveria Saber sobre Crescer como Mulher: Uma Nova Proposta

Quem é a 'nova mulher' – 'aquelas novas mulheres de carreira', 'a jovem de hoje'? Podemos dizer quem é a nova mulher, independentemente do reverso dos arquétipos, isto é, não como a velha 'mãe-esposa-Maria' – nem o chavão oposto da 'menina má' assanhada ou de uma 'mulher de carreira demolidora'?

Talvez não. Isso não se dá porque 'a nova mulher' não existe; ela existe, sim. Mas é difícil para nós pôr em palavras o que queremos dizer, por causa do insuportável peso dos estereótipos (e do vocabulário recheado de valores embutidos em cada palavra).

Por esse motivo, proponho um novo arquétipo. Esse arquétipo nada tem a ver com a antiga dicotomia 'Madonna – puta'; o tipo proposto nem é uma nova versão de Maria nem uma estrela *sexy* do rock, nem um símbolo sexual moderno.

À Procura de Alice

Tenho pensado muito sobre Alice – *Alice no País da Maravilhas*, é claro. Na verdade, denomino Alice pelo *status* icônico, junto com Édipo e outros símbolos de jovens questionáveis, no nosso panteão psicológico.

Parece-me que Alice, com sua irreverência inteligente na visão de um mundo virado de pernas para o ar (em seu ponto de vista), é um arquétipo adequado para a identidade das meninas púberes. E se pensarmos em Alice crescida, sua personalidade ainda seria um bom modelo para as 'meninas' adultas.

É estranho, quando se pensa nisso, que não exista filha na Sagrada Família cristã. A Sagrada Família é composta de Maria, José e Jesus. Esse modelo, sobre o qual nós, ocidentais, devemos construir nossas vidas, deixa as meninas em uma posição difícil. Quem elas devem ser?

Perdida lá no fundo, havia a personagem de Eva, uma mulher-menina descasada, que, por ser sexuada, aparentemente causou a queda da 'humanidade' (homens e mulheres).

Todas as pequenas Alices do mundo devem se identificar com ela? É esse o motivo pelo qual mulheres solteiras vivem ouvindo a pergunta: 'Você já se casou, querida? E tem filhos?' Somente quando Alice se torna mãe, 'Maria', se pára de questionar sua identidade.

Ao nomear os jovens de 'Édipo', enfrentando as lutas heróicas, Freud segue o modelo da Sagrada Família, em que o filho é visto como um grande protagonista, que trata de coisas sérias, merecedoras de destaque. Mas a denominação freudiana das meninas, como 'Electra', não deu certo. De fato, a maioria das teorias de Freud sobre as mulheres acabaram, com o tempo, como inverídicas; ele entendia muito pouco das mulheres. Por exemplo, uma de suas teses, agora contestada, era de que, na puberdade, as meninas deveriam mudar o tipo de estimulação necessária para ter orgasmo, passando do clitóris para a vagina.

De modo semelhante, ele parece ter acreditado que as meninas têm a puberdade do mesmo modo que os meninos. Embora ele nunca tenha realmente se debruçado sobre o tema, essa premissa foi tomada como teoria psicológica. Eu também a havia entendido como verdadeira. Entretanto, minha própria pesquisa indica algo inteiramente distinto: enquanto as meninas podem ter o que chamamos puberdade reprodutiva, elas geralmente não têm a puberdade como os meninos, ou seja, um despertar sexual. Através da auto-estimulação, a maioria das meninas podem ter orgasmos completos muito antes de ser capazes de reproduzir. Muitos pais me dizem que notaram suas filhinhas se masturbando e tiveram que lhes dizer: 'Por favor, não faça isso ou faça-o apenas em seu quarto.' As implicações para uma revisão psicológica são incríveis. Isso sugere uma teoria da infância totalmente diferente da proposta por Freud.
De outras formas, também, como Alice lhes diria, meninas são vistas através de lentes distorcidas por grande parte das teorias psicológicas. As meninas não recebem (ou recebem poucos) modelos de adolescência ou vida adulta. O único papel que parece aceitável para as mulheres é 'crescer' e se tornar 'uma mulher inteira' através do casamento e dos filhos, perfazendo suas funções maternais; atividades heróicas são deixadas, ainda hoje, para o futuro dos meninos. Há muitos exemplos de meninos heróis, jovens, homens solteiros apresentados como protagonistas importantes: nem Jesus Cristo nem James Dean tiveram que se casar para 'provar' alguma coisa. Porém, quando jovens mulheres são ativas ou desafiam a autoridade, são rotuladas de 'furiosas', 'neuróticas' ou 'desajustadas'; por outro lado, se são leais e 'serviçais', são rotuladas de 'masoquistas' e até de 'autodestrutivas'.

Proponho um novo ícone mais positivo: Alice. Com sua inteligência, suas perguntas e suas observações atiladas sobre o *status quo*, regras e regulamentos, ela fala por muitas meninas e mulheres.

É uma pena que a psicologia tradicional apresente a família como um dado biológico, mais do que uma instituição política ou social, com prós e contras, uma instituição que a pessoa pode escolher ou não.

A psicologia tem permitido à 'família' assumir as proporções de uma realidade imutável, mitológica, sagrada ('biologia'), pondo o peso no indivíduo, que deve se 'ajustar' à instituição, sem permitir aos indivíduos construir famílias flexíveis, de todos os tipos que lhes sirvam.
O sistema familiar ultra-rígido causa problemas para rapazes e moças, mais talvez especialmente para elas.

A sexualidade é parte integrante da identidade pessoal que as meninas devem tentar formular, nesse contexto semi-invisível, pouco amigável a elas. Isso se torna mais difícil por ser negado, silenciado, tornado invisível – ou, se notado, freqüentemente considerado 'mau'. Isto é, há o chavão sempre repetido de que 'as boas meninas ficam de pernas fechadas'.

Por que meninas e mulheres não podem ter orgulho de suas vulvas e de sua habilidade de terem orgasmos e serem sexuadas?

O símbolo da negação e negatividade da sociedade para com a sexualidade feminina é representado no silêncio e tristeza que cercam a menstruação. Ainda hoje, não há em geral um pensamento sequer sobre o início da menstruação da menina, a idéia de celebrar o evento com um jantar especial, de lhe dar as boas-vindas a uma nova fase da vida e de festejar as mudanças ocorrendo em seu corpo. São muito poucas as famílias em que o pai fica sabendo. Uma comemoração faria muita diferença para alterar a atmosfera negativa que cobre a identidade sexual das mulheres há séculos, uma atmosfera que denominou a menstruação como 'a maldição', os sentimentos sexuais femininos como 'terríveis' e o despertar sexual nas mulheres como 'vulgar' e 'coisa de prostituta'. Deveria haver um novo movimento de apoio e respeito para as meninas se orgulharem de seu corpo e de sua sexualidade.

É essencial que os homens aprendam essas questões básicas sobre a criação das meninas para que possam reprogramar seu *software* mental sobre quem são as mulheres – e mesmo quem são eles próprios – e como trabalhar de um novo modo com as mulheres, suas companheiras de trabalho.

SUA OPINIÃO...

Quais são a sua opinião e experiência? O que você pensa? Quais têm sido as *suas* experiências do que foi discutido neste capítulo?

Por favor, use este espaço para escrever suas anotações ou mande comentários por *e-mail* para o *website Sexo e Negócios* em www.sexandbusiness.com/myopinion. Naturalmente, você pode se expressar sem se identificar.

_____

_____

_____

_____

_____

Capítulo 5
Como Trabalhar com Homens: Tudo que as Mulheres Deveriam Saber sobre Trabalhar com Homens...

Qual
 a grana
que ele tem?

'Quanto Dinheiro Ele Tem?': Os Velhos Chavões Ainda Estão Ativos?

Ainda se ouvem os chavões sobre homens? Do tipo 'o trabalho faz o homem' ou 'homem bom é aquele bem-sucedido nos negócios' etc. Esses comentários tendem a medir o valor de um homem não em termos de personalidade ou caráter, mas em termos de aquisições financeiras.

Dois itens fundamentais definem o *status* masculino hoje: a identidade de trabalho e a identidade no sexo. Muitos homens hoje, segundo minha pesquisa, também percebem seu próprio valor em termos dessas duas áreas.

Porém, a identidade dos homens no trabalho – especialmente na área de negócios – está mudando. À medida que os negócios se tornam mais globalmente competitivos, seus membros estão desenvolvendo uma característica nervosa, etária, do tipo 'vou provar que ainda sou jovem'. Ainda assim, ao mesmo tempo que lidam com essas pressões 'superficiais' criadas pela moda e pelas novas campanhas publicitárias do negócio de cosméticos dirigidas ao homem, apresentando homens muito jovens vestidos à 'moda executiva'),* muitos homens estão muito empenhados em pensar com independência e clareza sobre problemas atuais, especialmente sobre as questões sociais relativas à identidade masculina e ao novo papel das mulheres na sociedade. Muitos têm filhos e filhas, que vêem batalhando juntos na escola: querem ter um mundo onde ambos possam encontrar um bom lugar.

Muitos homens estão reformulando silenciosamente sua psique do jeito que as mulheres vêm fazendo nos últimos 25 anos: os homens querem abrir suas mentes às novas idéias, se reequilibrar e repensar problemas básicos, tais como refletir sobre seu lugar no mundo – como homens, como homens brancos, ocidentais, pais, filhos e amantes. É um tempo de questionamento e autodescoberta.

Segundo o *Relatório Hite sobre a Família*, no nível mais profundo, os arquétipos ocidentais de 'quem pode ser um homem' derivam dos arquétipos da Sagrada Família, os modelos e ícones reprodutores básicos da sociedade. Os dois papéis míticos oferecidos aos homens são José, o pai, e Jesus, o filho rebelde. Na maioria dos escritórios, o 'pai' é o diretor ou gerente, e os 'filhos rebeldes' são os mais jovens (geralmente) vendedores, gerentes de nível médio e os demais.

Com as atuais mudanças, muitos dos homens de negócios estão inseguros sobre 'quem realmente um homem é' ou deveria ser. A identidade tradicional dos homens como 'trabalhadores sérios e honestos' tem sido atacada de todos os lados – pelas mulheres, minorias, ambientalistas, suas próprias famílias (que querem mudanças) etc. Os homens estão trabalhando mais do que nunca, mas ainda se sentem menos apreciados e valorizados do que antes.

Quem são os homens? Este capítulo contém algumas chaves para entender os homens e a psique masculina de hoje.

---

* Não há dúvida de que os novos anúncios de cosméticos, perfumaria e *lingerie* para o mercado masculino, mostrando homens muito jovens, estão criando um impacto; o culto ao 'jovem' também é sentido na influência e popularidade dos astros da música.

Como as Mulheres Descrevem Trabalhar com os Colegas?

'Sou uma mulher que vende seguros de vida e planos de investimento. A maioria de meus colegas, os outros representantes de vendas, são homens (bem, todos eles!). Eu me dou bem com todos. Há um ou dois que fazem algum comentário bobo uma vez ou outra, mas são considerados chatos pelos outros colegas também. A maioria dos caras parece me levar a reboque – não percebo qualquer tratamento diferente do que dão aos outros. Naturalmente, não recebo promoções. Ou eu trago as vendas ou não as trago. Os números estão lá preto no branco.'

'Meus colegas me enlouquecem. A maioria deles são homens, pelo menos os que fazem mais barulho e chamam mais a atenção – parecem ter poder e sabem aonde estão indo. As mulheres são mais silenciosas; você nunca sabe se elas planejam continuar na empresa ou se estão somente passando o tempo. Os rapazes forçam muito mais a barra, empurrando para avançar e deixar sua marca. O único problema é que eles me forçam e empurram também, e nem sempre de modo muito agradável. Não posso forçar a barra do mesmo jeito, senão vão começar a me criticar por não ser "muito feminina". Não adianta falar que estão sendo injustos. Eles nem ligam.'

'Os rapazes onde eu trabalho parecem bem legais, nunca dão toques sexistas ou preconceituosos, sempre me tratam bem, sem ser de modo especial etc. e tal. Sinceramente, gosto de alguns deles. Mas por que tenho a sensação de que isso é superficial e que por baixo as coisas não são bem como parecem? Eles parecem gentis, mas não posso intervir, é só isso – bem, talvez seja porque todos acima do meu nível sejam homens. Então há uma expectativa de que eles estão indo bem, mas de que eu seja talvez a nanica ou a mascote do grupo. Não sei, não dá para explicar, mas sinto alguma coisa esquisita. Muito embora eles se comportem perfeitamente.'

'Os homens no último lugar onde trabalhei, um supermercado, se uniram contra mim. Pregavam peças e me chamavam de "fedorenta" e outras coisas horríveis. Puseram um embrulho de carne moída em meu armário e esperaram apodrecer, e aí me ofereceram um Tampax. Não foi legal. Entendi o recado e saí. Minha mãe não podia acreditar que eles tinham feito aquilo.'

'Minha experiência como mulher com um monte de colegas homens é que geralmente faço parte da mobília. Fico para trás quando está na hora do futebol e da cerveja, e também no escritório quando começam a conversar entre si... Esperam apenas que eu faça meu trabalho e fique calada.'

'Meus colegas apertam a tecla *poder* a cada dez minutos. Quero dizer, eles mostram como são importantes de formas sutis. Minha timidez não me ajuda nem um pouco, não ganho nada com isso e me sinto como se estivesse fora e eles dentro...'

'Muitos homens com quem trabalho querem ver todas as mulheres lá como "irmãzinhas" que precisam de ajuda. Deus me livre se uma de nós pede uma promoção! Então ela não é mais a "irmãzinha", mas a "putinha"...'

Como as mulheres descrevem o trabalho com homens em grupos? (O que é a brigada dos 'homens de terno' ou dos 'homens de camiseta'?)

Muitas relações entre colegas homens e mulheres podem funcionar se forem basicamente individuais.

Um problema costuma ocorrer quando há um grupo de homens presentes – quando uma mulher está trabalhando com vários homens, e não apenas com um homem; isto é, ela está lidando com um grupo de homens.

Homens em grupos podem agir de modo bem diferente dos homens sozinhos, principalmente quando estão tratando com uma mulher.

Nessa situação, a mulher – seja uma ou um punhado delas – geralmente encara um número maior de homens: mulheres ainda são uma minoria nos negócios, e as mulheres presentes são membros minoritários na maioria dos grupos no trabalho. (Pergunta: é inevitável para a 'natureza humana' que homens gravitem em grupos em direção a outros homens, e mulheres se agrupem entre si?)

Por que o comportamento dos homens muda quando outros homens estão presentes? Acontece muito, em grupos mistos, de um homem se sentir dividido entre se relacionar com a(s) colega(s) e com os homens no grupo. Essa mesma pressão pode funcionar sobre as mulheres: ela pode estar se relacionando muito bem com um colega, mas, se um grupo de mulheres é testemunha, pode haver tensão.

É mais fácil para duas pessoas terem uma relação, incluindo uma troca amena, do que o escritório inteiro 'andar na linha'. Como o dia nos negócios envolve reuniões com várias pessoas, a atmosfera no escritório e um número maior do que dois colegas trabalhando lado a lado no projeto que está sendo desenvolvido afetam sua interação.

O cerne da mudança de hoje, o terreno onde a 'batalha' por uma nova interação está realmente acontecendo, é entre colegas essencialmente no mesmo nível. Muito tem sido dito a respeito de os homens mais velhos promoverem mulheres mais jovens, mas o campo de teste da 'nova igualdade' é entre 'colegas iguais'. O teste acontece quando um homem é chamado para se 'juntar' à colega na presença de um grupo de homens.

Muitos homens agora, tanto quanto mulheres, querem mudar a atmosfera e ter relações melhores, mas é difícil para os homens se comportar no trabalho de forma diferente do seu 'comportamento tradicional de homens unidos'. Por quê? Porque não 'jogar o jogo dos rapazes' pode lhes custar o emprego. Como aprendem na puberdade, a aprovação dos outros homens ('os meninos mais velhos na escola') é muito difícil de obter e, uma vez obtida, é melhor não perdê-la (principalmente não se comportando de forma desleal, ou seja, se associando às mulheres) ou você será ejetado do grupo. Adeus, emprego.

Como as mulheres se sentem nessas situações?

Mulheres descrevem o que está acontecendo em seus escritórios:

'Em meu escritório há uma coisa que eu chamo a "brigada dos rapazes". Como mulheres, somos menos visíveis e tendemos a ser preteridas nas promoções, enquanto que a brigada segue em frente. Será por que não nos juntamos para beber e assistir ao futebol? Devemos formar nossas próprias brigadas? Me sinto como uma espectadora observando.'

'Homens em grupos no escritório têm uma certa mentalidade de "pacote" que me intimida.'

'Fui a um congresso de negócios. Havia palestrantes homens (os *experts*) e uma platéia de homens e mulheres. Notei, no intervalo, que as mulheres se repartiam em dois grupos muito distintos, claramente divididos. Algumas delas estavam de vestidos apertados e sedutores, cheias de jóias; riam e pareciam cheias de vida, enquanto os homens se penduravam nelas. As outras mulheres estavam quase todas de cinza triste e preto, de pé nos cantos, olhando timidamente. O contraste entre os dois grupos de mulheres era incrível. Pensei, não posso ficar em nenhum dos dois grupos. O que é que eu faço?'

'Sou uma mulher bonita, recebo muita atenção nas convenções da empresa e tudo mais. O que incomoda é que sinto que essa atenção toda não está me levando a lugar algum; na verdade, tenho a exata impressão de que está me fazendo ficar marginalizada, posta de lado. Está certo ou só estou sofrendo o que toda mulher sofre, não importa sua aparência? Não sei, só sei que vejo um grupo de homens acima de mim no trabalho, todas as pessoas no nível acima do meu são homens, e sei que não vão quebrar essa regra tão cedo (são todos bem jovens, mesmo), principalmente para não me elevar a seu nível. Eles querem fazer o jogo da paquera comigo e me deixar onde estou – enquanto eles sobem. Conversam entre eles, têm um companheirismo casual nos aviões quando vamos para reuniões e convenções, trabalham bem em grupo juntos. São extremamente simpáticos e educados comigo, mas ainda tenho a sensação de que são um grupo, e eu, bem, eu sou alguém que não importa muito. É só que eles são "rapazes do bem", por isso são simpáticos comigo. Mas não são obrigados a ser.'

Por que os homens são distantes com as mulheres? Um duplo padrão, na experiência deles

As mulheres costumam observar que os homens parecem pouco comunicativos com elas, distantes, mais rígidos do que abertos ou confortáveis – mas, com outros homens, eles relaxam, riem e batem papo. O que faz a diferença?

Por que os homens ficam tensos com as mulheres?

É freqüente as pessoas culparem as próprias mulheres pela rigidez masculina com elas: 'Bem, você nunca sabe quando elas vão explodir', 'Mulheres são difíceis, você sabe como são nervosas', etc.

Esses chavões não explicam nada. Na verdade, poder-se-ia argumentar que é a rigidez dos homens que está levando as mulheres a reagirem com a frustração a que se referem.

De acordo com o Relatório Hite, o problema começa quando a família tradicional faz uma diferença muito grande entre os gêneros, separando-os hierarquicamente, e continua numa fase traumática nas vidas dos meninos – uma fase que até hoje não foi nomeada nem identificada,* menos pelo Relatório Hite,** que ainda não foi tratado com a seriedade que deveria (ver páginas 149-152). Essa fase acontece por volta da puberdade, quando os meninos na escola, geralmente meninos mais velhos, começam a perseguir, provocar e intimidar os meninos mais novos, dizendo coisas como 'Fresco! Filhinho da mamãe! Ele é um banana, não agüenta nada!'.

Esses ritos de puberdade e iniciação ensinam aos meninos, através da provocação, a temer/respeitar homens em grupos; eles aprendem que têm que entrar de alguma forma nesses grupos. Parte do que se exige deles é que 'deixem a saia da mamãe', 'deixem as garotas para lá' e 'se juntem aos homens' – mantenham distância das mulheres, especialmente em público, e/ou demonstrem que controlam a mulher, podem lhe dizer o que fazer, a dominam (e não o contrário!). Infelizmente, a igualdade é vista como o oposto... Se você não 'puser a mulher no lugar dela', os outros homens poderão ridicularizar ou excluir você como 'não sendo um deles', afetando seu sucesso profissional.

No trabalho, muitos homens – tendo internalizado essas lições sobre 'manter distância das mulheres' para garantir a aceitação no 'grupo dos homens' – ficam nervosos com a nova presença de mulheres profissionais (como secretárias, as mulheres eram mais aceitas, já que eram vistas como 'menores' e, por conseguinte, mais domináveis, em seu papel 'normal').

Como os Homens Descrevem Trabalhar com Mulheres?

Muitos homens, mesmo com reservas, parecem genuinamente gostar de trabalhar com mulheres – suas chefes, secretárias e colegas, e ainda com clientes mulheres:

'Sempre me faz bem quando começo o dia com um papo curto ou um "oi" com ela. Ela geralmente já está no escritório quando eu chego. Ela consegue chegar cedo, quando tudo está quieto, para arrumar as coisas para o dia. Admiro seu controle dos detalhes; ela sempre dá

---

* A influência dos ritos de iniciação dos meninos nas relações adultas com mulheres: os ritos de iniciação na puberdade observados em minha pesquisa, embora não discutidos por Freud nem por outros (eles os achavam indignos de observação?), emergiram claramente quando os homens descreveram suas experiências de meninos: em sua maioria eles foram atormentados ou insultados, intimidados pelos meninos mais velhos (ou viram isso acontecer com outros meninos) – principalmente dos 10 aos 14 anos. Esses eventos têm um impacto enorme na formação psicológica dos homens na puberdade, embora as mudanças exibidas sejam geralmente atribuídas aos 'hormônios'. Isso é equivalente a instalar programas de *software* nos meninos. Não é inofensivo nem uma questão de 'biologia' misteriosa, hormonalmente inevitável. Felizmente, já que é apenas um *software*, os homens podem mudá-lo, apagar o velho e reinstalar para a vida e os negócios contemporâneos.

** Ver *Relatório Hite sobre a Família,* Bertrand Brasil, Rio de Janeiro, 1995.

conta das muitas e variadas partes de seu trabalho. Sinto que posso confiar nela.'

'Quem faz a parte escrita no escritório ao lado do meu é uma mulher. Posso vê-la (cabeça e ombros) pela divisória de vidro entre nossos escritórios; então sei que ela trabalha tanto quanto eu. Às vezes não tem tempo nem para um cafezinho, o telefone toca o tempo todo e há mil cartas para escrever. No escritório do outro lado fica um homem. Percebo que fico mais propenso a receber uma vibração positiva dela do que dele – embora seja com ele que converso ao passar pela sua porta. É porque eu acho mais adequado conversar com outro homem? Bem, me sinto bem sabendo que ela está lá, de algum modo.'

Muitos homens são formais e parecem cuidadosamente neutros quando descrevem suas colegas – principalmente no nível executivo:

'Gosto de ter uma colega. Ela é a única mulher (além das secretárias, é claro) em nossa equipe de 85. Me sinto bem em saber que ela está lá; ela faz a parceria mais completa, há um sentido maior de completude nisso. Ela é agradável, trabalhadora e ambiciosa. Entretanto, não consigo achar um jeito de conversar com ela, é muito ocupada para conversar, ela entra, se senta e não pára mais. Assim, não tem jeito de fazer uma conexão.'

'A mulher de nível mais alto em nosso departamento é conhecida por ser uma das maiores realizadoras que temos. Ela traz uma fortuna para a empresa. Fomos todos viajar uma vez, e ela levou a mãe junto como "companheira" (a maioria de nós levou seus cônjuges). Ela e a mãe foram fazer turismo sozinhas a maior parte do tempo e nem a vimos direito. Não me sinto realmente à vontade com ela, e ela provavelmente também não fica comigo nem com qualquer um de nós. Temos o cuidado de ser educados etc.'

Apesar de gostar delas, alguns homens não levam as mulheres a sério no trabalho – ou se preocupam em descrevê-las não somente em termos profissionais, mas também como as imaginam como parceiras sexuais:

'Uma das mulheres no meu escritório é feroz, tem um temperamento explosivo. Não há nunca um dia em que ela não pegue no pé de alguém ou de alguma coisa perto dela. Me divirto muito com tudo que ela diz. Não sei se ela realmente é boa para essa empresa, mas é bom tê-la por perto por uns tempos.'

As Reações dos Homens à 'Invasão Feminina' Hoje

Ao mesmo tempo que dizem gostar de trabalhar com mulheres (quando pedimos para descrever suas colegas), os homens apresentam sentimentos mais confusos quando mudamos a pergunta. À pergunta sobre como se sentiriam se houvesse um número igual de mulheres e homens no escritório, no mesmo nível – se metade dos chefes fossem mulheres –, os homens teriam respondido de forma bem menos positiva.

Na verdade, isso evoca uma resposta completamente diferente: 67% dos homens dizem que ficariam pouco à vontade e não conseguem imaginar essa situação, de fato.

Estarão os homens aborrecidos, sofrendo em silêncio, sentindo-se psicologicamente desorientados e deslocados lidando com a chegada da mulher de carreira no cenário – principalmente porque não querem admitir isso?

Muitos homens se sentem cercados, mas acham que não têm o direito de reclamar:
'Como nos sentimos? Meu amigo me disse logo: "Eu teria problemas se minha esposa ganhasse mais do que eu ou se tivesse uma chefe mulher." Muitos de nós concordam com ele.'

Os homens em minha pesquisa dizem que a coisa de que mais se ressentem em ser homens em vez de mulheres (ou isso) é a possibilidade que as moças têm de chorar e reclamar; mulheres podem dizer o que as incomoda – mas, se um rapaz ou um homem faz isso, o mundo inteiro lhe diz que é um fraco. As mulheres, segundo os homens, recebem solidariedade.

Os problemas de adaptação dos homens geralmente são minimizados, comparados aos problemas que as mulheres têm quando entram no escritório, acima do nível secretarial. Ainda assim, os homens merecem solidariedade, essencialmente quando tantos estão tentando se comportar corretamente com suas novas colegas.

A adaptação é um problema mútuo; o novo ambiente de trabalho e as novas relações serão uma criação mútua. É importante ouvir e entender os dois lados da situação.

Os comentários abaixo foram feitos anonimamente, 'para proteger os culpados':

'Desde que Angela entrou no escritório – ela parece ser gerente executiva (gerente???) – me sinto como se tivesse que ser cauteloso, como se ela fosse analisar de perto meu comportamento e me desqualificar se eu não for politicamente correto. Qualquer coisa que eu faça pode ser rotulado de "masculino" ou "insensível", qualquer piada que eu conte pode estar 'deslocada' etc. etc. O trabalho era mais divertido antes de ela chegar.'

'Admiro Rita. Ela está chegando aos 40, tem o corpo perfeito para seus ternos justos, é divorciada, e sua carreira está indo a toda. É uma pena que ela quase tenha idade para ser minha mãe!'

Não Dá para Voltar Atrás: Mudar É Bom

Embora as mudanças no trabalho possam fazer as mulheres se sentirem ascendendo – melhorando seu *status* –, os homens sentem exatamente o oposto. As mulheres estão contentes de pertencer ao mundo do trabalho e das empresas, mas os homens sentem que, agora, com mulheres em todo lugar, estão sendo desprestigiados. O que aconteceu aos privilégios prometidos aos homens?

Os negócios eram, nos 'bons e velhos tempos', um 'mundo sem mulheres... um mundo lógico sem emoção'. Será? Como me disse um executivo: 'O mundo dos negócios é um módulo, um espaço especial onde, ao entrar, todas as questões da vida privada desaparecem...' (Não importa que as emoções estejam em todo lugar na cultura empresarial – inveja, ambição, desejo, ódio, afeto, amor, raiva, violência –, apenas não há as emoções geralmente associadas às relações amorosas com mulheres.)

Já que os negócios têm sido basicamente uma prerrogativa masculina, para muitos homens, primariamente, as mulheres parecem invasoras, merecendo qualquer tratamento que recebam, do assédio sexual à exposição ao ridículo, até ter que provar seu valor duas vezes mais do que antes dos avanços: 'Se elas querem estar no ambiente de trabalho como homens, têm que levar os socos que vêm a reboque. Não há mais proteção; têm que aprender como é. Se não agüentam o calor do inferno, que voltem para casa.'

Mas a maior parte dos homens, na verdade, não gostaria de voltar aos 'bons e velhos tempos'.

Muitos dizem que gostam muito de ter mulheres no trabalho, gostam da nova atmosfera, muito embora reclamem! A mudança de *status* é irritante, mas ter mulheres por perto em pé de igualdade acrescenta um novo sopro aos negócios, que não havia antes. A competição é estimulante e desafiadora.

Essa nova atmosfera, misturando valores masculinos e femininos, garante sucesso aos negócios? Ou homens trabalham melhor com outros homens do que em grupos mistos? Essa é uma nova experiência social, e provavelmente ainda é cedo demais para saber; entretanto, em lugares onde as relações de trabalho entre os gêneros vêm acontecendo há mais tempo, por exemplo, no governo da cidade de Nova York (empregando mais de 100 mil pessoas, e garantindo que um sistema de cotas aumente a quantidade de participação feminina), a produtividade tem aumentado.

Comandos de *Software* Cerebral – Para Homens

⊖ **SOFTWARE A DELETAR**

'Cresci acreditando que o trabalho e os negócios seriam um ambiente puramente masculino e que mulheres não tinham nada a fazer por lá.'

⊕ **SOFTWARE A INSTALAR**

'Trabalhar junto com mulheres é normal hoje em dia e oferece uma nova energia e vitalidade. Eu gosto.'

O que o Trabalho Significa para os Homens?

A anatomia do orgulho masculino

Mudanças no trabalho representam uma encruzilhada para os homens. Por quê? Porque a autodefinição do homem se vincula à sua identidade no trabalho e no sexo. Estas são as duas áreas básicas da auto-estima dos homens.

Tradicionalmente, a masculinidade era demonstrada – um homem 'provava seu valor' – no trabalho ou na batalha. Assim, mudanças no trabalho são ameaçadoras para a identidade básica dos homens. Isso é muito mais difícil para homens do que para mulheres, principalmente porque (como observado) a mudança no *status* das mulheres é vista como ascendente, e a dos homens, descendente.

Rapazes são criados acreditando que vão crescer e ter uma vida diferente das mulheres, e que terão mais poder e privilégios. É só olhar qualquer anúncio de cereal matinal para crianças ou um videogame!

Isso não prepara os homens para trabalhar bem com as mulheres em pé de igualdade. Meninas são criadas, também, para crer que os homens terão mais dinheiro e um misterioso poder ou modo de viver que elas mesmas não terão. Assim, as mulheres também são criadas de um modo que ajuda a suavizar as relações de trabalho com os homens mais tarde na vida.

Homens são educados para se identificar com outros homens, vestir-se como eles e cortar o cabelo como eles. Homens desejam a estima de outros homens e temem não ser aceitos por outros homens, 'o grupo', 'aqueles que importam' e conferem aceitação social, *status*. Mulheres ajudam como parte da 'vida pessoal', adjuntas àquele *status* – na clássica definição do que um homem deve ser. Obviamente, hoje muitos homens ultrapassaram essa velha dicotomia, e felizmente o número está crescendo.

Alguns dizem que mulheres têm útero, criam vida; os homens somente têm que trabalhar; então 'não tirem isso deles, é tudo que os homens têm!'. Alguns antropólogos e psicólogos 'sérios' (incluindo escritores feministas) propuseram essa idéia muitos anos atrás, para 'explicar' a hostilidade masculina às mulheres (estupro, por exemplo), levando a crer que, se os homens não podem se sentir especiais no trabalho, vão desenvolver um terrível complexo de inferioridade. Isso não é verdade ou é apenas verdade em casos de problemas terríveis de identidade, para começar; segundo minha pesquisa, a auto-estima masculina é algo que cada homem desenvolve tendo um senso de valor, não o valor baseado no que os outros não têm, mas naquilo que ele mesmo tem; além disso, no Relatório Hite os homens freqüentemente expressaram sua insatisfação e desilusão com o trabalho, especialmente após os 50 anos de idade, perguntando: 'Qual o objetivo disso tudo?'

Muitos homens querem ver mudanças no 'sistema'.

Ainda há uma tendência da parte de muitos homens (e mulheres) a pensar coisas como: 'Homens são feitos para cair no campo de batalha dos negócios e lutar. Um homem de verdade é aquele que está por cima no trabalho, fazendo rios de dinheiro, um homem de negócios é duro na queda.' O outro lado dessa moeda é: 'Amor e sexo são as maneiras básicas de um homem se relacionar com uma mulher, eles lhe dão força e apoio para trabalhar; as mulheres não deveriam estar lá fora no campo de batalha.' É o sistema de dois mundos.

Às vezes, homens e mulheres não podem aceitar seu preconceito como preconceito, acreditando que apenas têm um 'sistema de valores diferente', ou seja, 'sou da antiga, acho... acredito que a natureza fez as mulheres para ficar em casa e cuidar dos filhos'. Ou: 'Foi o questionamento excessivo das crenças tradicionais que levou a sociedade à bagunça de hoje em dia.' (Há uma bagunça? Mais que a habitual?)

Chaves para Entender a Psique Masculina

Homens que ficam nervosos perto de mulheres...

As chaves básicas para entender os homens – 'quem são os homens?' – e que emergem através de minha pesquisa estão ligadas às pressões sobre os meninos durante os anos impressionáveis e formativos da puberdade.

Durante os duros ritos da puberdade (a iniciação dos meninos por outros homens e meninos através de zombarias, intimidações e desafios como bilhete de ingresso ao 'mundo masculino'), meninos aprendem a temer/respeitar homens em grupos, se ajustar a eles e manter distância de mulheres, principalmente em público, para evitar que outros homens os punam, ridicularizem ou excluam.*

Dois traumas de puberdade criam padrões masculinos com mulheres, freqüentemente para toda a vida, segundo minha pesquisa: homens aprendem, na puberdade, a temer outros homens à medida que são intimidados por rapazes mais velhos a 'ser um de nós ou você vai ver!' (parte de ser 'um de nós' significa não andar com mulheres nem as ter como iguais em público). Um trauma simultâneo sofrido pelos meninos passa pela insistência do grupo masculino (geralmente na escola) em, para provar a associação, que o menino 'destrate sua mãe', 'mostre à mãe quem é que manda' (ele) – traia a mãe. Em minha pesquisa, a maioria dos meninos passa, durante aproximadamente um ano, por um tumulto interior fundado nessa 'necessidade', mas finalmente tenta se conformar. Ao se conformarem, entretanto, eles deixam uma ansiedade duradoura no convívio com as mulheres, o que se percebe mais claramente quando um homem desenvolve sentimentos de amor ou amizade próxima por uma mulher.

Ter que 'trair a mãe' publicamente, ao mesmo tempo em que ele está desenvolvendo fortes sentimentos sexuais (a maioria dos meninos começa a se masturbar e ter orgasmos com ejaculação na puberdade), é mais um complicador em suas relações futuras com mulheres. Meninos freqüentemente se masturbam e têm orgasmos em seus quartos enquanto a mãe está no cômodo vizinho preparando o jantar ou ele ejacula nos lençóis, sabendo que será sua mãe quem irá encontrar o 'lençol sujo' para lavar mais tarde; a justaposição dessas duas situações dramáticas ou emocionalmente tensas se combina para criar um trauma relacionado a sexo e deslealdade, a ponto de muitos combinarem (nesse *software* mental) amor e desrespeito (ou medo) a mulheres. Amar uma mulher mais tarde trará ansiedade e desconforto, mas também os atrairá.

Em resumo, a identidade psicossexual dos homens instalada nessa época (mas que pode ser modificada, reprogramada mais tarde) inclui amor e ódio simultâneos, desejo e repulsa pelas mulheres: o desejo sexual se conjuga a uma necessidade de humilhar 'a fêmea' (ver páginas 156-157).

Essa estranha combinação, ou mistura tóxica, pode continuar por muito tempo e explicar como alguns homens podem se envolver em assédio sexual a colegas de trabalho de *status* inferior (ver Capítulo 7).

---

* Segundo o Relatório Hite, esse deboche/intimidação ensina aos meninos que o amor é vinculado aos sentimentos de 'meninas bobas' e que 'sexo' se faz melhor com 'mulheres que não são como sua mãe', ou seja, 'meninas más'. Alguns homens no trabalho também, assim, automaticamente tentam dividir as mulheres em sua cabeça em 'as boas' e 'as más'? Isso é inadequado; não é um bom julgamento de negócio usar velhos chavões de 'boas moças' para decidir como levar os negócios, quem contratar ou como se relacionar com as mulheres no trabalho.

Os dois componentes básicos que a maioria dos homens, em resultado desse treinamento infanto-juvenil, tem que encarar diariamente em suas próprias mentes (sua programação de *software* pessoal) são: 1) medo de outros homens em grupos; e 2) pressão para parecer dominar as mulheres, ao menos em público – controlada pelas novas pressões para não parecer estar dominando as mulheres!

Informação Obtida no Relatório Hite: Crescendo Macho

Como é crescer macho?

Em minha pesquisa, estudei mais de sete mil homens e meninos, perguntando-lhes sobre suas vidas. Peneirando os dados e analisando-os, revelaram-se novas perspectivas no desenvolvimento e identidade psicossexuais dos garotos, assim como as relações posteriores de homens com mulheres.

Um dos fatos mais surpreendentes foi que uma maioria de homens alega não ter se casado com as mulheres que amaram mais apaixonadamente, dizendo-se orgulhosos disso, orgulhosos de terem mantido o autocontrole, e 'feito a coisa certa'. (E por que isso seria 'a coisa errada'?)

De fato, a maioria dos homens diz que o estado de paixão os deixa nervosos, desconfortáveis, e daí tentam superar qualquer sentimento de 'excessiva proximidade' de uma mulher – incluindo as mulheres no trabalho. Como dito por um deles, 'é um tipo de contaminação...'.

Pergunta: Por que os homens costumam ficar nervosos e distantes conversando ou trabalhando com mulheres? Problemas mais profundos que vêm da origem do homem podem estar assombrando-o.

O Trauma Secreto dos Meninos: Rompendo com a Mãe

Meninos aprendem que não mais devem estar próximos demais das mulheres, tais como suas mães, mas andar com outros meninos.

Como os meninos aprendem a ver as mulheres como o 'outro'*

Enquanto pequenos, muitos meninos se sentem especialmente próximos de suas mães, freqüentemente preferindo passar mais tempo com elas do que com seus pais. Porém, por volta da puberdade, aprendem que devem rejeitar suas mães, segundo minha pesquisa. São pressionados pela cultura dominante (principalmente na escola) a mudar seu comportamento, com intimidações como 'Não fique segurando na barra da saia da mamãe', 'Não seja babaca', 'Saia da cozinha e vá andar com outros meninos', e muitas outras. Acima de tudo, espera-se que eles exibam sua nova identidade mostrando que 'ela não manda em mim' e se distanciem de suas mães, chegando a ridicularizá-las em público, na frente dos amigos, dos pais e dos irmãos.

Eles aprendem que, para entrar no universo 'masculino' – ser respeitado por outros machos, ter um emprego e encontrar seu lugar no mundo –, devem pôr de lado tudo que se considera 'feminino' (comportamento 'infantil', 'impetuoso') e 'crescer' para 'virar homem'. Devem repudiar e trair a pessoa por quem já sentiram o amor maior.

* Ver Simone de Beauvoir, *O Segundo Sexo*, 1970.

A 'ruptura' com a mãe põe os meninos sob um profundo estresse emocional e mental. Em muitos casos, isso estabelece um padrão duradouro de acreditar que o amor não pode durar e não é garantido. Muitos garotos se sentem culpados por adotar esses novos comportamentos; ao mesmo tempo que estão sendo desleais a uma pessoa que amam e que os ama, sentem que não há muita escolha além de seguir esse padrão. Outros, numa inversão familiar de lógica psicológica, chegam a sentir que a mãe os abandonou. E assim aprendem que 'mulheres não são confiáveis'. Outros levam consigo a crença eterna de que sentimentos fortes e apaixonados causam morte e destruição e devem ser evitados. Que trabalho e relações com outros homens são elementos mais confiáveis e valiosos.

Para resumir:

Ao mesmo tempo que meninos passam pelo súbito florescer de sentimentos sexuais, são atacados pela mudança traumática em sua paisagem psicológica e emocional: passam por um período de confusão emocional que culmina na 'deserção' da mãe.

Essa crise pode afetar suas relações com todas as outras mulheres: nos anos seguintes podem se sentir irritados pelo que percebem como 'exigências' femininas não declaradas – que são suas próprias lembranças ocultas da dor e sofrimento da mãe. Isso pode dificultar para eles a percepção clara das mulheres – racional ou eticamente.

Sob essa ótica, poderíamos dizer que o mito de Édipo e seu conflito psicológico sobre os sentimentos pela mãe refletem de forma clara as vidas dos homens agora, no sistema familiar que conhecemos. A lenda de Édipo pode ter uma interpretação histórica, não psicológica. Isto é, o drama de Ésquilo sobre Édipo representa a confusão de rapazes e homens sobre ser ou não leal a um sistema social matrilinear ou patrilinear. Naquele tempo da história, o patriarcado era recém-chegado, e ainda se encontravam traços do sistema matrilinear anterior em todo lugar.

'Não Seja Mulherzinha!'

Os traumáticos ritos de iniciação dos meninos no 'mundo dos homens'
Como os meninos sabem que não deveriam ser 'próximos demais' das meninas, nem andar com suas mães e irmãs, nem preferir mulheres a grupos de homens e meninos?

Não é inevitável que a 'natureza masculina' seja ambivalente ou até hostil durante as relações com mulheres.

Evidentemente, nem todos os homens o são. Essas atitudes fazem parte de uma ideologia que a sociedade reitera interminavelmente para os meninos, principalmente na puberdade. A pressão sobre os meninos para expressar desdém e desprezo por suas mães, ao mesmo tempo que há uma pressão para se iniciar sexualmente com mulheres (sem ser 'feminino'!) – tais mensagens juntas causam um engarrafamento nas mentes dos meninos e podem causar um curto-circuito em seus cérebros (trauma), fundindo as duas para sempre. O bloqueio se torna parte integral das estruturas da mente, e não se pode mais visualizá-lo.

Segundo o testemunho de garotos, em minha pesquisa, é a intimidação dos pares e do pai que lhes ensina a mudar de comportamento, parar de 'andar com a mãe' e 'sair com os rapazes'. Essa mudança (o sentimento aprendido de que é, de algum modo, perigoso passar tempo demais com uma mulher ou se aproximar demais) afeta a cultura que vivenciamos em diferentes níveis, incluindo o político, porque os homens acabam procurando dominar as mulheres na política, nas artes, no trabalho e na vida privada.

O trauma ou a iniciação que os meninos sofrem reflete-se posteriormente em suas vidas. Imagens de filmes e anúncios do macho auto-suficiente e independente, desdenhoso das mulheres e das 'coisas femininas', influem no comportamento de muitos homens no trabalho. Desde o final da década de 50, quando os homens começaram a se rebelar contra a família e admirar o macho solitário como seu ideal, eles vêm se queixando de que as mulheres 'os põem para baixo' (mais queixas do que demonstrações de prazer pelo que recebem delas). A aventura para os homens passou a ser vista como situada 'lá fora', longe da vida conjugal. O culto do macho solteiro foi glorificado em filmes depois da Segunda Guerra Mundial; o herói masculino se tornou um rebelde descasado, como James Dean, Marlon Brando, Tom Cruise e Arnold Schwarzenegger. O homem mais admirado por outros homens parecia ser aquele que era/estava 'livre'. A imagem do macho experiente e solteiro continuou na cultura musical roqueira, com os Beatles e Bob Dylan, e nos cantores de *rap* de hoje, em CDs e vídeos da MTV. Enquanto há uma leve tendência a 'voltar às tradições' e ao 'romance', as estatísticas e a propaganda continuam a fabricar imagens de homens jovens e solteiros; todos os comerciais de televisão dirigidos aos homens de negócios (Singapore Airlines, Diners' Club, Telefônica, AT&T etc.) apresentam um jovem de terno, sozinho em algum lugar.

Em suma, os homens, no trabalho, sentem que não é 'uma boa' estar muito próximo nem muito chegado às mulheres. Certamente não é bom para o *status* trabalhar para uma mulher. Há mais *status* em trabalhar para um homem.

Informação Obtida no Relatório Hite: Sexo e Violência

Pergunta: Como os homens combinam a necessidade/desejo sexual por mulheres com a necessidade de mantê-las a distância, conforme descrito acima?

O erotismo e a traição da mãe: Implicações para o assédio sexual – Uma nova teoria

Édipo apaixonado
A identidade psicossexual masculina é uma das mais importantes bases da psicologia da cultura. Em minha pesquisa sobre o que faz com que meninos e meninas se comportem de maneiras distintas, como aprendem a crescer e se ver como 'macho' ou 'fêmea', peço a meninas e meninos para definir o que o amor significa para eles na família.

Ritos dolorosos de iniciação: 'Ele é filhinho da mamãe!'
Enquanto crianças, muitos dos meninos se sentem especialmente próximos de suas mães, freqüentemente preferindo passar o tempo com elas a passar com seus pais. Entretanto, segundo minha pesquisa, por volta da puberdade, eles são pressionados pela cultura a 'fazer uma escolha', ou seja, dizem-lhes que devem rejeitá-la: 'Saia da cozinha e vá andar com os meninos, não grude em sua irmã', e por aí vai. Espera-se que os meninos demonstrem sua nova 'identidade dura', ridicularizando e se distanciando de suas mães, principalmente na frente dos amigos, dos pais e dos irmãos.

As implicações disso não têm sido vistas nem analisadas. A dor da intimidação é descartada com risadas: 'Ah, coisa de meninos! Os hormônios os deixam terríveis nessa idade.'

Quando, entretanto, muitas histórias tristes e assustadoras contadas pelos homens emergiram repetidamente em minha pesquisa, a importância delas começou a se tornar clara.

Esses são ritos culturais de iniciação, tão 'primitivos' (ou ainda mais) quanto os de qualquer tribo da 'África mais negra'. Eles mudam o rumo das vidas dos homens e da sociedade. E já que são culturalmente criados, podemos decidir se vale a pena continuar com eles.

Como um menino chamado George falou:

'Quando os caras vêm aqui em casa e minha mãe tenta me dizer que programa de televisão devo assistir, é humilhante. "Desliga essa televisão!", ela grita do outro quarto, quando nos ouve assistindo aos vídeos de *heavy metal*. Fico tão sem graça. Digo: "Cala a boca!", e aumento o volume ainda mais. Os caras ficam superimpressionados. "Acho que sua mãe não consegue mandar em você!", o maior deles me diz sorrindo. Estou aceito, mas isso me deixa mal. Eu me sinto um traidor, um filho horrível, e tenho medo de minha mãe me odiar.'

Meninos são intimidados sem piedade pelos outros meninos na escola, com expressões do tipo 'filhinho da mamãe' (se eles não fazem como os outros meninos), 'Deixa de ser fresco, chato' ou então 'Vê se vira homem e deixa de ser frouxo, seu bosta'. Eles aprendem que precisam fazer uma escolha: para entrar no universo 'macho' – ser respeitados pelos outros machos, achar seu lugar no mundo, conseguir um emprego – precisam deixar de lado aquilo que é chamado de comportamento 'feminino', 'impetuoso', 'infantil', e 'crescer', 'agir como homem' – o que significa o oposto de 'feminino'. Eles costumam provar tudo isso, de fato, através da rejeição à mãe (ou irmã) em favor do grupo de meninos ou homens, ficando do lado deles, 'dizendo desaforos a ela' etc.

A cultura espera que os meninos, na verdade, mudem suas ligações – e identidade – na puberdade. Enquanto crianças, muitos meninos se sentem muito próximos de suas mães, mas agora devem rejeitá-las decisivamente. Essa 'ruptura' com a mãe expõe os garotos a um severo estresse mental e emocional. Em sua maioria, eles se sentem culpados: ao mesmo tempo que se sentem desleais à pessoa que amam e que os ama (a mãe), eles têm pouca escolha. ('Ela não deveria ter me mandado desligar o som. Eu não queria magoá-la desobedecendo e falando grosserias, mas que escolha eu tinha? Foi ela quem provocou.') Outros, numa inversão familiar da lógica psicológica, chegam a sentir que ela os desertou: 'Não dá para confiar nas mulheres' etc.

Em outras palavras, a psicologia dos meninos é afetada ainda muito cedo por uma mudança emocional e psicológica traumática no ambiente. Essa mudança não é levada a sério pelos psicólogos nem pela sociedade – não é percebida por muitos psicólogos freudianos ou pós-freudianos, que tendem a crer que é o resultado dos 'hormônios' e, conseqüentemente, 'natural', isto é, a proximidade que os meninos têm das mães 'termina naturalmente porque os hormônios masculinos' na puberdade fazem os meninos se tornarem distantes, dissociados de suas mães, parando de se sentir próximos a elas. Mas, na verdade, segundo o testemunho dos meninos em minha pesquisa, é muito mais a intimidação dos outros na escola (e dos pais), que os ridicularizam por estarem próximos às 'fêmeas' e por serem 'delicados como menininhas', que provoca a mudança de comportamento.

Essa é uma perda trágica de um espectro emocional completo, uma atenuação das vidas dos meninos, algo que afeta a cultura em muitos níveis, incluindo o político, fazendo, afinal, com que os homens procurem dominar as mulheres nas artes, na política e na vida privada. Essa exigência de 'mostrar a superioridade masculina' é dolorosa para todos os envolvidos.

A 'deserção' da mãe deixa cicatrizes emocionais significativas na maioria dos meninos/homens: sentindo-se muito culpados por terem 'traído' suas mães, essa culpa pode sombrear suas relações com outras mulheres para o resto de suas vidas. Eles podem se irritar com o que percebem ser exigências femininas não verbalizadas, ou seja, suas próprias lembranças escondidas da dor e tristeza de suas mães. Em outras palavras, o amor de uma mulher desenterra sentimentos de culpa e medo, que podem facilmente se deslocar sobre uma mulher 'má' que os está 'provocando' ou 'seduzindo'.

Muitas mulheres se perguntam com perplexidade a respeito do comportamento errático masculino durante casos de amor ou casamentos, enquanto observam homens se mostrando primeiramente apaixonados, amorosos e cheios de desejo, e depois frios e pouco comunicativos, até mesmo hostis e agressivos ou violentos.

Em meu estudo sobre os homens, o *Relatório Hite sobre a Sexualidade Masculina*, aprendi que a maioria dos homens não se sentem à vontade estando apaixonados e, na verdade, a maioria dos homens não se casam com a mulher que amaram com mais paixão. Fatima Mernissi, em *Beyond the Veil*,* percebe um fenômeno semelhante nos homens de cultura islâmica, dizendo que sentir um grande amor por uma mulher poderia interferir em seu amor e devoção a Alá.

Não apenas encontrei uma maioria de homens que dizem que não se casaram com as mulheres que haviam sido suas grandes paixões, mas também encontrei um grande orgulho disso, por parte de muitos deles. A maioria se orgulhava de poder 'controlar os próprios sentimentos'. As razões disso remetem ao cenário de amor que aprenderam quando eram pequenos, com a primeira mulher importante em suas vidas: não

* Mernissi, Fatima. *Beyond the Veil*. Londres: Saqi Books, 1985.

pode durar, é errado se aproximar muito dela, você tem que aprender a 'ser você mesmo' e sair de casa.

É interessante que nos lares onde não há pai e mãe, em que os meninos crescem apenas com a mãe, eles demonstram menos tendência a experimentar os tipos mais intensos desse trauma emocional da separação e assim tendem a desenvolver relações emocionais mais iguais, estáveis e importantes com mulheres em sua vida adulta.

A base: Essa 'educação' (programação de *software*) leva meninos e homens a se comportar de modo irracional com mulheres, percebendo perigo onde não há – e deslocando um medo hostil-agressivo de 'homens' e do 'sistema masculino' sobre as mulheres. No trabalho, isso significa 'instintivamente' tentar excluir ou evitar as mulheres. Felizmente, muitos homens agora estão tentando mudar esse *software*.

Sexo e Violência: Assédio Sexual e o Desenvolvimento da Identidade Sexual dos Meninos

Por que alguns homens relacionam erotismo à dor infligida às mulheres?

A confusão de emoções que os meninos experimentam pelas mulheres na puberdade também se aplica aos sentimentos sexuais de muitos homens. Sexualmente, a vida sexual incipiente da maioria dos meninos é subliminar, porém potencialmente associada a sentimentos pela mãe. Ela é a mulher com quem têm maior intimidade: são beijados por ela, vêem seu corpo, sentem seus braços ao seu redor, sabem seus hábitos no banheiro. Ela é aquela que sabe seus segredos, os alimentou e vestiu, e os tocou fisicamente e os segurou nos braços. Mas, na puberdade, tudo isso muda.

A 'puberdade' dos meninos, ou seja, 'o despertar sexual', ocorre entre os 10 e 12 anos, quando mudanças nos corpos dos garotos possibilitam atingir o orgasmo pleno pela primeira vez. A maior parte dos meninos começa uma vida sexual de intensa masturbação – geralmente em segredo, embora metade dos meninos compartilhe a masturbação e talvez outros atos sexuais com outros meninos (Kinsey, 1948; Hite, 1981 e 1994).* 'Lembro dele como um tempo de segredos', um garoto descreve, 'um outro mundo inteiro e completo que se abria ao meu redor.' Outro se recorda de ficar na cama se masturbando enquanto ouvia a mãe na cozinha fazendo o jantar.

O que não foi percebido na teoria psicológica anterior é que, ao mesmo tempo que os sentimentos sexuais se tornam tão fortes para os meninos, eles também passam pela crise moral e emocional na relação com a mãe, como descrito acima.

* Kinsey, Alfred. *Sexual Behaviour in the Human Male*. Boston: W. B. Saunders, 1948. Hite, Shere, *Relatório Hite sobre a Sexualidade Masculina*. Rio de Janeiro: Bertrand Brasil, 5ª edição, 1996. Hite, Shere, *Relatório Hite sobre a Família*. Rio de Janeiro: Bertrand Brasil, 1995.

Dissociar-se delas, na mesma idade em que estão também experimentando o início de fortes sentimentos sexuais, causa um tipo peculiar de sexualidade e erotismo de amor e ódio a se desenvolver nos meninos em relação às mulheres: uma sexualidade vinculada às emoções de culpa e raiva.

Porque sua sexualidade acorda ao mesmo tempo que aprendem a rejeitar e ridicularizar a mãe e os 'modos da mãe' – e porque, ao mesmo tempo, muitas mães voltam a dar mais 'amor e compreensão' à medida que o menino se torna mais hostil e difícil (numa tentativa de manter a proximidade), mais o padrão é reforçado. Muitos homens acreditam que 'mulheres gostam de dor', 'mulheres são masoquistas', 'ela vai continuar me amando não importa o que eu faça', e aplicam isso a outras mulheres futuramente.

No novo modo de pensar do menino, o fato de a mãe continuar a cuidar dele mostra que ela está se humilhando, o que afeta o modo como eles aprenderão a definir o 'amor' de uma mulher quando adultos. William é um caso típico:

'Me fez começar a pensar quão longe eu poderia ir até que ela parasse de ser tão boazinha comigo. Falei com meu amigo no outro dia quando ele veio aqui, e quebramos uns copos na cozinha: "Não vamos pegar os cacos e ver o que ela faz." Fizemos uma aposta: eu disse que ela ia catar os cacos, e ele disse que não, que ela ia me fazer catar. Eu ganhei.'

Infelizmente tudo isso se torna um pacote de amor erótico que alguns homens carregam consigo através de suas vidas (ou pelo menos tentam).

Depois disso, é surpresa que possa parecer normal e erótico para os homens querer humilhar as mulheres ao mesmo tempo que as querem beijar? Isso é amor? Sim e não. Os homens estão amarrados; a maioria não vê o patriarcado como uma cadeia, uma cerca a seu redor, mas antes acreditam em seus direitos e privilégios gloriosos.

Pergunta: se outros estão amarrados, eles podem se libertar?

Embora a sociedade chame algumas das atitudes dos homens aqui examinados de 'natureza humana', minha teoria – se correta – é uma notícia boa, porque significa que essas atitudes não são 'naturais', nem ditadas pelos hormônios. Isso significa que tais atitudes fazem parte de uma ideologia que a sociedade coloca nos meninos, principalmente na puberdade, através da pressão para expressar desprezo por suas mães e 'coisas de mulher', ao mesmo tempo que começam a se 'sexualizar' para as mulheres. Essas duas mensagens se fundem, e o comportamento resultante se torna tão lugar-comum, que o chamamos de 'natureza humana'.

Muitos homens estão inquietos com as contradições que percebem existir nesses tópicos e gostariam de ver mudanças e um cenário diferente. Desde o final da década de 50, os homens começaram a declarar que queriam sair do 'sistema' (que naquele tempo eles identificavam com o 'casamento'; hoje eles estão mais sofisticados sobre o que lhes tolhe a liberdade). Há uma nova crise silenciosa na masculinidade, na alma e na psique masculinas – da qual o recente e divulgado apelo por um retorno ao 'tradicionalismo' é somente um sintoma. Tal crise não será solucionada pela preservação dos valores tradicionais de família, já que 'proteger a família como a conhecemos' não significa, como parece, manter o mundo seguro para valores amorosos. Ao contrário, significa, entre outras coisas, manter a hierarquia da família tradicional que insiste que meninos transfiram suas alianças na puberdade da mãe para o pai. (Por que é necessário ter uma estrutura familiar ou social na qual há a necessidade de escolher???)

A 'família tradicional' significa e sempre significou: mulheres em casa, subservientes, homens 'no poder', mas empobrecidos emocionalmente. Seguir o 'caminho tradicional' levará somente a um maior enfraquecimento do tecido social, por causa da infelicidade dos homens (sentindo-se podados), das frustrações das mulheres (tentando fazer o amor funcionar) e do desconforto dos filhos (sentindo-se numa armadilha), junto com uma intolerância problemática de gênero.

Acredito que muitos indivíduos estejam agora rompendo com esses velhos chavões, os velhos 'deveres' sociais e estereótipos sobre a família, tentando forjar melhores alianças amorosas com as pessoas de quem gostam, construir novas famílias de muitos novos tipos e *designs*. Eles são a onda do futuro.

O Novo Homem no Trabalho?

Embora as empresas falem incessantemente da necessidade de os empregados equilibrarem o trabalho com a vida pessoal, mesmo na suposta atenção compartilhada dos anos 90 as políticas de encorajamento desse equilíbrio não passam do plano verbal. Homens de Verdade Devem Estar Lá. (Trabalho em Primeiro Lugar!) Numa *enquête* feita em 1999, na Inglaterra, a maioria dos executivos concordou que a expectativa de horas extras lhes deixava tempo e energia insuficiente para a família, os amigos e interesses externos.*

Pode ser difícil para o 'novo homem' sobreviver na cultura empresarial dentro da atual estrutura, isto é, 'as longas horas da cultura de trabalho executivo', com sua proposta de que 'mais é melhor', homens que são vistos trabalhando longas horas 'realmente duras' são mais admirados etc.

---

* A enquete Possibilitando o Equilíbrio: a Importância da Cultura Organizacional, feita pelo Instituto de Gerenciamento Roffey Park, relata que quase 70% dos gerentes sofrem níveis crescentes de estresse devido à elevada carga de trabalho, 90% concordaram que há uma expectativa de que gerentes cumpram horas extras hoje e 86% dos 450 entrevistados dizem que trabalham 50 horas ou mais por semana. A maioria diz que as longas horas lhes deixam pouco tempo e energia para a família e os amigos. (Caroline Glynn, Roffey Park Management Institute; tel. 0193 851 644; National Work Life Forum 492 8787.)

Altos executivos das empresas estariam errados em pensar que o 'novo local de trabalho' é apenas uma 'coisa de mulher' ou uma concessão às mulheres e às 'novas famílias'. O equilíbrio é uma questão que afeta todos os empregados, e não somente um problema das mulheres ou dos pais.

Homens casados e solteiros têm as mesmas necessidades e problemas que já foram considerados 'apenas femininos'. Simplesmente introduzir políticas tais como divisão de funções ou trabalho em tempo parcial não atende totalmente às demandas numa cultura onde a dedicação significa longas horas e manter uma atitude de macho durão no trabalho é um fato.

Está na hora de superar o complexo de Homem de Marlboro e pensar nos resultados, não nas horas de 'trabalho extenuante' ou no gênero dos empregados, assumindo novos estilos de gerenciamento.

Uma empresa cujos gerentes estão estressados e insatisfeitos acaba passando uma imagem negativa, que não consegue atrair e manter clientes ou empregados jovens, talentosos, entusiasmados. A maioria dos jovens profissionais hoje em dia põe a qualidade de vida à frente do alto salário imediato ou da ascensão profissional. Quando sentem que o trabalho está afetando negativamente suas vidas, podem deixar o emprego, cabendo ao empregador o ônus de procurar substitutos.

Entretanto, novos negócios estão surgindo em todo lugar com uma nova forma de interação no escritório, e esses tendem a ter uma taxa muito elevada de sucesso.

Problemas dos Homens em Relação às Figuras Masculinas de Autoridade

Muitos homens estão divididos entre querer ser 'um novo homem' e trabalhar com as 'figuras masculinas de autoridade no *establishment*' – os papais e patriarcas de fábulas – que eles acreditam existir.

Muitos também têm problemas em decidir como querem se relacionar com tais figuras de autoridade, ou seja, os pais. Na década de 60, era moda declarar que 'não se deve confiar em ninguém com mais de 35 anos'. 'Jovens' acreditavam que os velhos eram todos corruptos, haviam feito algum tipo de negociação com 'o sistema' e não eram mais honestos ou relevantes.

Pergunta: como um 'jovem' faz a transição para se tornar 'um velho' com autoridade sem se comprometer, permanecendo fiel a si mesmo, lutando por alguma coisa – e ainda gostando de si próprio?

Isso pode ser feito, mas não é fácil. No contexto atual, a questão do *status* das mulheres desafia de modo especial a integridade e o senso de justiça dos homens. Homens no trabalho têm sentimentos muito ambivalentes a respeito de como tratar as mulheres e se relacionar à nova situação; obviamente, 'deixar as mulheres serem iguais no trabalho' é uma idéia pautada na justiça (como suas irmãs lhes dirão) – e assim devem eles ir em frente e trabalhar sem problemas com mulheres, se mesclar, fazendo novas escolhas, ou tentar agradar às figuras masculinas de autoridade mais velhas que podem preferir sinais de uma antiga união entre os homens?

O desafio para um homem é entender bem os dois lados de sua identidade, seu novo pensamento e seu antigo treinamento, para que possa mudar com elegância a situação toda para um novo estágio: fazer o novo universo de trabalho válido para todos os interessados – as mulheres, seus chefes e ele próprio. Eu recomendaria que qualquer homem que queira fazer isso leia detalhadamente alguns dos trechos do Relatório Hite apresentados neste livro ou a série inteira de cinco relatórios de pesquisa.

Sobre o tema das relações masculinas com seus pais, chefes e outras figuras de autoridade...

Meninos e Seus Pais: Distância e Necessidade

Embora esteja havendo uma revolução na família, a relação entre pai e filho é um dos últimos espaços a mudar.

Meninos têm o entendimento da autoridade e idade (e às vezes relações com homens) dessa relação inicial, não importa quão distante ela possa ter sido. (Se foi distante, eles aprendem que as relações entre os homens são distantes...) Para a grande maioria, a relação entre pai e filho não é próxima – embora haja exceções.

Os rapazes, no *Relatório Hite sobre a Sexualidade Masculina,* declararam repetidamente, em depoimentos emocionantes e dolorosos, que não haviam conhecido seus pais muito bem e que seus pais raramente conversavam com eles sobre seus sentimentos ou relações pessoais. Na verdade, a maioria dos rapazes disse que nunca tinha tido uma conversa de verdade com seus pais sobre um assunto pessoal. A maioria expressou um desejo de ter tido alguma experiência mais profunda de comunicação e aceitação.

Para alguns, o único contato havido (e que eles haviam apreciado) fora uma companhia silenciosa, em momentos como assistir juntos a uma partida de futebol, geralmente na televisão. Ver homens jogar é especialmente agradável para meninos porque, dessa maneira, podem alcançar um sentimento de aliança com seus pais e outros homens que a maioria deles não experimentou de outra forma. Os 'jogos' são uma metáfora para o aprendizado das misteriosas regras de comportamento masculino na sociedade. Através desses jogos, meninos e homens aprendem e observam os padrões permitidos de 'masculinidade' desenhados ali, assim como as mulheres folheiam revistas de moda procurando índices de comportamento adequado.

Como o afresco de Adão pintado por Michelângelo, procurando alcançar a mão de Deus na Criação, em que seus dedos não chegam a se tocar, homens costumam sentir aquele sentimento assustador de 'quase...

quase'. Quase podem tocar seus pais, mas há uma distância que é insuperável. Ficam com um sentimento de que ele é inalcançável, um outro, externo, e que é assim que deve ser.

Essa relação incompleta afeta muitos homens para sempre. Eles tentam alcançar 'o pai', tentam fazer com que ele os reconheça e os veja – o filho. Essa é a mesma briga que as mulheres podem ter com homens em relações amorosas, essencialmente tentando fazer com que os homens 'se abram', sejam mais comunicativos, se relacionem com elas de forma integral, as 'vejam'. Persiste um ciclo do homem jovem, ou da mulher, não conseguindo 'alcançar' o homem adulto, perfeitamente fechado, conseqüentemente se sentindo cada vez menos amada, levantando-se contra seu silêncio e distância, nenhum dos dois capaz de entender o outro.

Meninos (como mulheres) freqüentemente se fascinam com o poder desse monólito emocionalmente silencioso e misterioso, o homem mais velho.

Alguns homens mais tarde se vêem transformados em versões de seus pais:

'Eu não conhecia meu pai, realmente eu não sabia o que se passava dentro de sua cabeça. Ele ia trabalhar, voltava para casa, se zangava em momentos inesperados, e todo mundo parecia ter que ajudar a rearrumar as coisas para que sua raiva se aplacasse e ele, o deus, fosse pacificado. Eu perguntava à minha mãe com quem eu deveria parecer – com ele? Sempre me identifiquei com o filho de *A Morte do Caixeiro-viajante*. Eu tampouco queria ser aquele vendedor. Então, tentei seguir, covardemente, os comportamentos que eram esperados de mim, porra, falando tão pouco quanto possível para evitar conflito (ou a descoberta de que eu não era mesmo quem pensava ser, talhado para ser, eu não era um "homem típico"). Engraçado, um dia meu filhinho de 1 ano disse para sua mãe (pensando que eu não estava por perto): "Por que papai não fala nada?" Eu havia conseguido parecer exatamente com a visão que tinha de meu pai.

Senti uma dor aguda dentro de mim, quase uma punhalada, como se alguém tivesse enfiado uma faca. Saí e me sentei no sofá e escondi o rosto no braço, chorando. Também me feriu quando minha esposa, depois que meu filho disse aquilo, apenas murmurou algo como "Ah, seu pai é assim mesmo. Ele vive no mundo dele, não faz por mal", como se ela também fosse alienada. Não havia como me virar. Foi então que percebi que teria que mudar, tinha que construir uma vida diferente para mim e para todos ao meu redor.'

Embora juntar-se ao 'mundo dos pais' seja uma experiência assustadora para muitos meninos e homens (e mulheres) – meninos costumam se sentir sozinhos e inseguros, subitamente dentro de um mundo novo, mais frio e mais competitivo, um mundo que eles dizem sempre que seus pais não explicaram a eles – conquistá-lo pode se tornar a maior aventura que eles recebem na vida. Mais tarde, entretanto, segundo minha pesquisa, às vezes ao se tornar tal 'monólito masculino assustador/pessoa de poder', muitos homens se sentem altamente insatisfeitos e desiludidos.

Muitos homens mais jovens agora estão parando para ler esses sinais e querem encontrar um novo modo de ação. Não querem mais a 'revolução' extrema dos anos 60, mas também não querem a 'volta à masculinidade tradicional' dos anos 80; querem uma terceira via, algo que estão agora inventando no trabalho. É lá que a revolução dos homens está acontecendo.

Projeções da Vida Privada?

Homens tendem a ver mulheres no trabalho através das experiências que tiveram ou através dos chavões sobre mulheres na vida privada?

'Boas moças' e 'moças más'
Alguns homens ainda hoje continuam alimentando inconscientemente idéias borradas do duplo padrão de moralidade ao julgar as mulheres – no trabalho. De certo modo, isso costuma levá-los a pensar que 'mulheres de carreira' são a nova versão atualizada das 'moças más': não estão se comportando como a 'boa moça, esposa e mãe' deveriam; são livres e poderosas demais. Essa atitude é vista nas imagens da mídia da 'nova mulher de carreira' também, assim como Demi Moore, em *Assédio Sexual*, é apresentada como a mulher de carreira perversa, Glenn Close, em *Atração Fatal*, como a executiva neurótica, ou nas capas da *Der Spiegel* (principal revista informativa da Alemanha) e de outras revistas do mundo, mostrando a 'nova mulher de carreira' como uma *dominatrix* sexual de salto alto, meias finas, terno executivo com saia justa, batom e esmalte vermelhos...

Projeções da vida privada no escritório
Alguns homens pensam que a 'vida privada' se mudou para o escritório agora que há um número crescente de mulheres em cena?

Os homens podem estar usando suas experiências e relações com mulheres na vida privada como ponto de referência para entender colegas mulheres e o modo de tratá-las. Enquanto isso pode ser um impulso natural (dada a falta de experiência no trabalho), não é um modo lógico de lidar com as pessoas com quem trabalhamos.

Pode ser tentador para os homens, às vezes, no escritório, cair nas imagens estereotipadas de mulheres – como esposa, namorada, filha ou mãe – para interpretar o 'comportamento feminino' em um desses modos. É claro, se um homem pára e pensa, ele sabe que não pode compreender uma mulher no trabalho tentando colocá-la como ponto de referência de sua conveniência (chavão), tanto quanto as mulheres não podem entender os homens pelos mesmos motivos.

Mas ainda muitos homens – e mulheres também – inconscientemente projetam nas relações de trabalho situações da vida privada. Por exemplo, alguém pode pensar: 'Ah, essa relação de flerte com minha/meu colega M. é divertida, mas espere até ele/ela descobrir que moro com alguém, e aí tudo vai acabar. Nosso projeto terminará aí, de qualquer modo, espero. Trabalhamos bem juntos, mas não posso manter isso. Não suporto a tensão! A menos que eu esteja preparado/a para um compromisso, essa relação tem que ser curta... porque (tal pensamento presume) a única relação possível é de exclusividade, tem que acabar se aprofundando ou não pode ser.'

Isso soa ilógico, aparentemente, mas por que tais pensamentos não entram na cabeça de um homem quando ele está trabalhando num projeto com outro homem? O que se passa no fundo de sua mente quando trabalha com uma mulher? Que é proibido se envolver com uma colega se ele 'já' tem uma relação pessoal com uma mulher? Que é improvável trabalhar 'muito de perto' com uma mulher, porque significa que você está traindo outra mulher? Ou os outros homens com quem ele trabalha?

Isso poderia explicar por que alguns chefes podem ter problemas dando continuidade a uma relação de anos com uma colega de alto escalão, isto é, pensar que tal aliança ou relação é no fundo, realmente, uma traição à sua relação com a esposa (ou namorada) e deve ser aproveitada a curto prazo, mas acabar morrendo – e nunca terminando com a promoção da mulher, mas com sua demissão!

Pense nas vantagens de construir uma relação sólida e duradoura de outro tipo na mesma situação.

Se homens usam os truísmos da vida privada para entender (ou se equivocar sobre) o sexo oposto no trabalho, eles podem descobrir que estão se dando mal; isso não é a realidade agora (e já foi um dia?).

E quanto às mulheres? Mulheres também podem cair nos truísmos da vida privada para entender (ou se equivocar sobre) os homens no trabalho. Os homens são mais ou menos no trabalho do jeito que são na vida privada? Podem/devem as mulheres empregar, com os homens no trabalho, as mesmas estratégias que usam na vida privada?

Atitudes dos Homens no Amor e no Sexo com Mulheres: Por que São Importantes no Trabalho

Os homens se relacionam profissionalmente com outros homens através de um conjunto de normas, ao mesmo tempo pondo em prática o que entendem por uma outra etiqueta de conduta nas relações pessoais com mulheres. Já que o homem divide sua vida em 'pública' (trabalho) e 'privada', a maior parte dos homens só conhece dois tipos de comportamento. Alguns tentam manter o profissionalismo nas relações pessoais, insistindo em manter com suas mulheres um envolvimento 'racional'; outros sentem que seu 'eu' (*self*) verdadeiro, básico, é o da vida privada e estendem para o escritório o verdadeiro 'eu', seu lado mais 'humano' e emotivo.

O meio do caminho tradicional entre mulheres e homens tem sido no amor, no sexo e na vida privada, e assim as atitudes que um homem aprende em relação às mulheres na vida privada (enquanto crescem) são atitudes que ele pode irracionalmente aplicar a mulheres no trabalho – muito embora ele não as conheça, não planeje 'chegar a conhecê-las' e não esteja interessado.

Se um homem fica ansioso com relação à sua própria vida privada (sem saber se é perfeita etc.), isso também pode fazer com que sua reação às mulheres no trabalho seja pouco racional, pouco neutra.

Informação Obtida no Relatório Hite: Homens Gostam de se Apaixonar por Mulheres?

Outro fato surpreendente que surgiu em minha pesquisa é que a maioria dos homens afirmam não ter se casado com as mulheres por quem mais se apaixonaram, dizendo-se orgulhosos de tal coisa, de terem sido capazes de manter o controle de seus sentimentos, 'feito a coisa certa'. (Por que isso seria 'a coisa certa'?)

Na verdade, muitos homens dizem que a paixão os deixa ansiosos, desconfortáveis e, sendo assim, tentam superar qualquer sentimento de 'muita proximidade' com uma mulher. Isso inclui as mulheres no trabalho? Conforme um deles explicou: 'É um pouco como se contaminar...'

Assim, pode ser útil nos negócios conhecer tanto quanto possível a psicologia mais profunda por trás da visão que os homens têm do amor e das relações sexuais com as mulheres na vida privada.

O que o Amor Significa para os Homens?

Muitos homens dizem que querem evitar se apaixonar. Ou se (Deus os livre!) se perceberem apaixonados por uma mulher, se esforçam para 'acalmar as coisas' ou se afastar inteiramente da relação. Às vezes, eles podem sair de cena e ferir uma mulher ao se sentir 'próximos demais', percebendo-a como 'ameaça'.

Sempre se considera uma marca de 'verdadeira masculinidade' do 'supergaranhão' manter-se solteiro.

Para alguns homens, o estranhamento que encontram numa mulher – sua sexualidade e identidade, uma espécie de paisagem lunar – espelha o desconhecimento de sua própria paisagem psicológica quando se apaixonam – provocando um profundo terror que acaba por se projetar na mulher (ou no homem) que o causa.

Um jovem construtor (formado em ciências políticas, mas desviado de sua função por falta de emprego) descreve com franqueza seu terror perante o amor – assim como a alegria que está tendo com sua namorada:

'Estou vivendo altos e baixos com minha amada. Trabalho, no momento, construindo e reformando casas e apartamentos. Todo dia é uma batalha de verdade, tanto no trabalho quanto com nossa relação, mas eu a amo e temos a melhor vida sexual que já tive na vida – melhor impossível.

Para mim, estar apaixonado não é exatamente a historinha de conto de fadas açucarado terminando com o "felizes para sempre" que a gente vê nos filmes, nos romances e nos "grandes" momentos da história. Às vezes é doloroso, e muitas vezes fico inseguro a respeito do que está acontecendo e do meu papel nisso.

Quando a conheci, tinha decidido nunca mais sair com ninguém, nem me envolver de novo, porque era sempre um pesadelo, incluindo uma relação muito difícil que terminou desastrosamente. Mas senti essa incrível atração física, sexual e de personalidade por ela assim que a conheci. Ela era tão irresistível e *sexy,* que não pude me controlar. Nunca desejei o corpo de ninguém tanto assim.

Quando me apaixonei por minha namorada, me senti como se estivesse descobrindo minhas emoções. Mas imediatamente também entrei em pânico. Embora ela me fizesse me sentir vivo e feliz, esse grande "amor" também me dava medo das obrigações. Fiquei com medo. Quando ela me disse que precisava de mim, fiquei assustado, porque pensei que agora eu teria que ser um "marido", como meu pai, e me amarrar a ela.

Quando era adolescente, eu pensava que o amor sempre implicava parar, casar, ter filhos, ter que ter um emprego para sustentar a turma toda, como meu pai e meu avô antes dele. Significava sacrificar sentimentos verdadeiros para fazer de conta que se é feliz o tempo todo.

Também achava que o casamento era inevitável, como todo mundo acaba se casando e esquecendo o que realmente queria fazer na vida. Não me atraía a idéia de um casamento tradicional em muitos aspectos, mas me sentia um esquisitão pelo fato de não o desejar. Achei que havia algo errado comigo por não gostar do jeito "normal" de os casais viverem.

O resultado foi que a relação se tornou muito turbulenta porque eu me sentia dividido entre minha namorada e minhas idéias de obrigação, dever – sentia que estava entrando em alguma coisa que exigia um sacrifício enorme de minha parte. Às vezes parecia pesado; então eu me rebelava dizendo ou fazendo alguma coisa que a machucasse, já que eu pensava que ela era a causa de minha tensão. Na verdade era a minha idéia das expectativas dela que pesava – não as expectativas dela.

Percebi que estava enrascado porque ela disse que me amava. Também presumi que ela não poderia me ferir mesmo se eu a ferisse. Me recusei a acreditar que ela tinha o controle e poderia me abandonar se eu a fizesse infeliz. Não queria acreditar que ela poderia terminar comigo. Não queria aceitá-la como igual (emocional) e não queria ser vulnerável (mas queria que ela fosse vulnerável).

Do jeito que fui criado (as mães da maioria dos homens os tratam como reis, e daí os homens sentem que toda mulher deveria fazer isso também), não vale a pena brigar muito com uma mulher para melhorar a relação, já que outra mulher ficaria feliz em me agradar – pelo menos era assim que eu pensava. Mas toda vez que eu decidia deixar minha namorada, não conseguia comer, meu estômago parecia virado, e eu tinha cefaléia, devido à tensão.

Hoje tenho certeza de que brigar com ela me ajudou a me desenvolver como pessoa. Muito embora as brigas fossem terríveis, é uma coisa realmente preciosa conhecer alguém tão de perto.'

A maioria dos homens em minha pesquisa para o *Relatório Hite sobre a Sexualidade Masculina* disseram que não haviam se casado com a mulher por quem mais se apaixonaram e, não bastando isso, se orgulhavam da decisão e sentiam que haviam feito a escolha certa. Por quê? Porque haviam mantido 'o controle de seus sentimentos' e não deixaram 'a emoção sexual' controlar suas vidas... não interessa o fato de às vezes se sentirem sozinhos...

Ainda assim, uma maioria desses mesmos homens estava tendo sexo extraconjugal durante seus casamentos 'de amor seguro' – e logo depois do casamento. Muitos chegaram à meia-idade sentindo que, de algum modo, a vida estava passando por eles e que o 'casamento' os havia 'prendido ao solo' e lhes dado pouco retorno.

Felizmente, essa é uma parte da psique masculina que os homens agora estão no processo de repensar – como visto não apenas em minha pesquisa, mas também no debate público que acompanhou o processo do presidente Clinton a respeito de sua relação sexual com uma estagiária da Casa Branca, Monica Lewinsky.

> Muitos homens hoje questionam suas próprias crenças, perguntando a si mesmos: qual é o significado do amor, o que quero dele e qual é o lugar de direito do amor de uma mulher na vida de um homem?

**Informação Obtida no Relatório Hite:
O que É Igualdade Emocional?**

'Diferenças' culturalmente exageradas entre mulheres e homens jogam detritos nas relações. Elas parecem fazer com que homens e mulheres pareçam vir de planetas diferentes, e nunca possam se comunicar de verdade ou ser realmente felizes. Isso não é verdade, mas qual é o problema?

'Eu fico ressentida com ele, às vezes, e não sei por quê', reflete uma mulher. 'Tenho um vago sentido de dúvida e desconforto, e me pergunto se nossa relação pode melhorar. Me sinto na defensiva, mas, quando tento explicar as coisas a ele, meus motivos parecem medíocres.'

Uma outra explica:

'Os homens em minha vida me feriram com seus comportamentos de poder – como me dar as costas, sair de cena e fechar a porta quando estou tentando dizer alguma coisa. Eles pensam que não têm que ouvir ou se preocupar, que é "problema meu", "histeria" minha. Não importa quanto eu peça, eles só demonstram desprezo. Como quando eu pedi a J. para prender uma lâmpada, ajudar um pouco na casa sem precisar pedir, ele me disse com voz de enfado: "Não recebo ordens suas." Não consigo mudar esse padrão, não importa quanto eu tente.'

O que essas mulheres estão descrevendo é um sistema entrincheirado e não reconhecido de discriminação emocional. Esses padrões psicológicos são freqüentemente chamados de 'natureza humana', mas não são. Como estereótipos levam a dizer que nunca haverá um fim para essa 'guerra dos sexos', que isso está embutido na 'natureza humana', essa 'guerra' não é inevitável, nem parte da nossa natureza.

As palavras comumente usadas para rotular como as mulheres se sentem e se comportam em várias situações são pejorativas. Consideremos o exemplo de expressões como 'ela é insegura', 'ela é agressiva', 'esquentada' ou 'implicante'. De onde vêm tais expressões? Não há expressões similares em geral usadas para os homens. Desigualdades subjacentes no *status* social e legal se refletem no jargão psicológico, retratando as mulheres como 'menos saudáveis psicologicamente' do que os homens. Esses rótulos são resultado de preconceito, e não da realidade.

Ainda hoje, mulheres costumam não ter palavras positivas para descrever o que estão sentindo e o que está acontecendo, especialmente nas relações pessoais. Isso pode ser frustrante quando uma mulher está tentando fazer um homem 'ver' ou 'ouvir' o que está acontecendo ou como as coisas poderiam mudar.

O *status* psicológico 'superior' dos homens está construído em nosso vocabulário e em nossas atitudes na vida privada.

Esse *status* se torna o principal foco de cada interação numa relação, já que os homens recebem uma identidade de poder (chamada 'comportamento masculino normal'), e as mulheres recebem o *status* de 'auxiliar' ou 'doadora de amor'.

Um jovem descreve uma luz brilhando sobre ele acerca disso:

'Às vezes, estar apaixonado por ela parecia um peso; então eu dizia ou fazia algo para feri-la... brigávamos muito. Realmente era a minha idéia das expectativas dela que pesava, e não propriamente as expectativas dela. Ela não esperava muito, ela não esperava que eu pagasse as contas, ela sempre dividia. Mas não era somente dinheiro... Hoje estou certo de que brigar com minha amante me ajudou a me desenvolver como pessoa. Muito embora as brigas fossem terríveis, estou feliz por termos continuado juntos. É uma coisa preciosa conhecer alguém tão de perto.'

O velho 'contrato emocional' contém estereótipos emocionais que põem a mulher em desvantagem e os homens numa posição isolada de monstro, encorajando a desconfiança e a guerra psicológica. Eles levam a discussões fúteis e circulares sobre 'a relação', sem fazer qualquer dos dois feliz.

Agora, em muitas relações e interações entre homem e mulher no trabalho, também já existe uma mudança em ação: um novo tipo de relação está começando a surgir. Há uma tentativa de encontrar um novo modo de se relacionar, uma nova relação com qualidade emocional.

Como as Mulheres se Sentem Gerenciando Homens?

Como as mulheres se sentem acerca das novas interações com homens?

Somente 4% das mulheres têm empregos onde dirigem um número significativo de homens. Assim, a resposta de muitas mulheres é: 'Dê-nos alguns homens para dirigir, e depois a gente conta!'

Parece o sonho de toda mulher – o reverso do poder: 'Oba! Mandar em 50 homens! A realização de um sonho!' Mas as mulheres com essa função contam freqüentemente outra história.

Aqui está apenas uma história das Gerentes Femininas Anônimas:

'Eu tinha um emprego, recém-saída da faculdade, gerenciando 200 homens. Era uma equipe de vendas. Havia alguns incidentes, mas, em geral, me tratavam muito bem. Com o tempo, eles até se tornaram protetores, se irritavam se alguém me dissesse algo desagradável etc. Havia dois grupos; alguns dias eu saía para trabalhar com um, outros dias com o outro; eles se tornaram muito possessivos. No final, pedi as contas. Depois de seis meses, simplesmente saí. Não agüentava mais. Me sentia presa num papel que não era meu, sem poder respirar, como se estivessem me observando o tempo todo...'

Muitas mulheres dizem que, tipicamente, uma mulher está trabalhando para um homem ou às vezes para outra mulher. 'Mesmo hoje em dia', mulheres raramente dirigem homens. Então, quando o fazem, descrevem um desconforto que as faz decidir não continuar – uma exceção notável é Margaret Thatcher, que se manteve na função como primeira-ministra da Inglaterra 'dirigindo homens' por muitos anos. Porém, as mulheres estão começando a segurar esses empregos, apesar do constrangimento psicológico e do estresse desnecessário (devido aos velhos estereótipos de gênero), e o farão cada vez mais nos próximos anos.

Está surgindo uma nova psicologia feminina, com pouco tempo para velhos estereótipos, e que assume uma abordagem racional e crítica com relação às tarefas a cumprir.

Uma Nova Psicologia Feminina no Trabalho

Para coordenar homens, o que as mulheres precisam saber?

O conselho de uma mulher: 'Antes de mais nada, você precisa saber o que os homens realmente pensam de você.' Os preconceitos típicos que os homens sustentam sobre as mulheres (sabemos de todos se formos brutalmente honestas):

- mulheres atrapalham no trabalho
- mulheres nunca param de falar, especialmente de reclamar
- mulheres adoram se sentar fazendo as unhas
- mulheres ficam irritáveis certos dias do mês (e viram monstros terríveis)
- mulheres vão às compras na hora do almoço e gastam fortunas.

Conhecendo e encarando os estereótipos, quando surgirem, você pode rir deles, sabendo que são como o ar quente num balão, e não uma avaliação realista de você ou de sua atuação profissional.

Isso é mais fácil de dizer do que de fazer, já que é novidade para as mulheres ter posições de responsabilidade no trabalho. Embora as mulheres tenham obtido notas muito altas nos exames escolares há algum tempo, isso não tem se traduzido na obtenção de melhores empregos mais tarde.

As poucas mulheres que conseguem chegar lá – principalmente através de funções de gerenciamento médio e/ou avançado – estão lidando com questões psicossexuais muito difíceis, equilibrando não somente 'casa e família', mas também 'velhos modos de pensar' e 'novos modos de pensar' dentro de suas próprias cabeças. A confusão é aumentada pela incompreensão social sobre o que é o 'novo modo de pensar': não é, como freqüentemente presumido, um dado gratuito – não se precisa mais seguir as regras; o que está surgindo realmente novo é uma combinação ética do que é certo, da ética tradicional, com julgamentos individuais – e não o simplismo do 'vamos jogar todas as regras no lixo e ser naturais'.

Qual Deveria Ser o Estilo Gerencial de uma Mulher?

Prejulgamentos sobre a 'nova profissional' abundam – Deus a livre de ser a 'chefe'!

As mulheres no comando ou com carreiras são geralmente desenhadas pela mídia como monstros loucos por poder. Pense nas charges de Margaret Thatcher ou de líderes feministas como monstros urrando e tiranas perto de quem ninguém quer ficar. Ou mais recentemente à la Assédio Sexual (o filme com Michael Douglas), que traz à mente imagens filmadas delas como predadoras sexy e sedutoras que são espertas, mas doentes.

Essa não é a realidade! O problema é que as mulheres são de tal forma confrontadas com essas atitudes estereotipadas, que são quase forçadas a se curvar para não comprová-las (os comportamentos dos monstros), ou seja, serem 'simpáticas' de modo completo e anormal, 'calmas', 'razoáveis' e fáceis de lidar. Os estereótipos são tão gritantes, que quase sempre bloqueiam as relações reais de trabalho entre homens e mulheres. Não importa que as coisas pareçam estar indo bem, os estereótipos 'devem estar ocultos sob a superfície', parecendo mais profundos, e você certamente irá encontrar alguns desejos sombrios e ocultos...

Meu conselho? Apague esse *software* e vire a página.

Ouça algumas de suas experiências reais verdadeiras, e não rumores antiquados. As mulheres podem ser colegas, chefes e subordinadas maravilhosas – ou terríveis, iguais aos homens. O que faz as mulheres diferentes como chefes? Mais do que tudo, a atmosfera socialmente construída que cerca a idéia de uma mulher chefe.

As mulheres hoje podem ousar mostrar sua força, seu poder profissional ou isso é perigoso (porque as pessoas vão dar a interpretação errada para seu comportamento, 'ver' apenas através de chavões negativos) – como a mulher abaixo relata?

'Tenho o melhor emprego numa das empresas de televisão do país. Como consegui e como mantenho um emprego de tal nível? Sendo tão "pouco ameaçadora" quanto possível e sendo a irmãzinha de todo mundo. Nunca guardei segredo de minha vida; todo mundo aqui sabe os problemas que tenho em meu casamento, por que foi que tomei a decisão de me casar e tudo mais. Então eles sentem que podem me contar o que está acontecendo em suas vidas particulares também. Guardo segredos muito bem. Sou a única mulher neste posto aqui e, assim, a única com quem eles podem realmente falar. Certamente eles não conseguem conversar entre si! Ah, não, eles pareceriam muito vulneráveis. Mas falam comigo...
Assim, funciono como um tipo de anfitriã social no escritório, a única que eles procuram quando há uma festa da empresa para organizar etc. É claro que faço meu trabalho muito bem, e

nunca encontram uma falha, mas mantenho um perfil discreto, não conto vantagem nem tento ganhar prêmios, como alguns deles fazem. Fico nos bastidores e não faço autopromoção; desse jeito continuo subindo sem ninguém parecer notar.

Como fiquei tão esperta? Minha mãe me ensinou a nunca competir abertamente com os homens.* Ela queria dizer, é claro, se você quiser um homem para se casar. Mas se aplica da mesma forma aos homens no trabalho: não entre em competição, pareça tão boa quanto um serviçal, e eles pensarão que você é inofensiva, quase "uma deles", não pode ferir ninguém, "talvez até a gente lhe dê uma promoção, ela não atrapalha em nada". Um princípio muito simples. Por que mais mulheres não o utilizam? Por que gritam e esperneiam por seus empregos se é tão fácil ficar na sua?'

Evidentemente, se isso fosse verdade, as mulheres agora já seriam diretoras de metade das grandes empresas do mundo, e as promoções ocorreriam com mais freqüência. Muitas mulheres seguem essa política de nada dizer de controverso no trabalho. ('Eu, feminista? Quem lhe deu essa idéia? Feministas são agressivas demais, e eu nunca poderia ser uma delas, só faço meu trabalho, não gosto de gritaria.')

Já que tais mulheres estão colhendo os frutos do trabalho das feministas que lutaram pelo direito das mulheres ao trabalho e sendo aceitas em empregos nas empresas, deveriam rever sua atitude. Talvez não precisem gritar, mas não deveriam falar ou, de outras formas, retribuir um pouco, dar algo que contribua para o conjunto de esforços para criar um campo de trabalho mais igualitário? Manter a discrição nem sempre leva à segurança ou premiação por lealdade, como os judeus, ciganos e homossexuais descobriram na Segunda Guerra Mundial e em outras situações, esperando assim não ser notados nem perseguidos; foram caçados da mesma forma.

A primeira mulher diretora da Hewlett-Packard, designada em julho de 1999, disse que não queria ser vista principalmente como 'uma mulher', mas como diretora da companhia. Isso é compreensível e correto; mas, já que é a primeira mulher a se tornar diretora de uma das 500 principais empresas globais da *Fortune*, quer goste, quer não, ela simboliza mais do que 'a escolha certa para a função'. Ela está certa em apontar que as pessoas deveriam julgá-la pela atuação profissional, e não por seu sexo. Mas está errada em dizer que não espera que haja outras mulheres indicadas para funções similares no futuro próximo. Tentar se misturar e ser aceita 'como um membro normal do time executivo' não é sempre a melhor estratégia (pense em Margaret Thatcher). De fato, o modo oposto de se comportar pode dar mais proteção ao emprego no final das contas, ou seja, ajudando outras mulheres e, de vez em quando, indicando que as coisas estão mudando, que mais igualdade irá criar um

---

* Ainda... se uma mulher não usa o poder e não mostra sua autoridade no trabalho, ela pode nunca ser considerada para uma promoção ao nível de direção. É uma armadilha para as mulheres. Se parecerem jovens e informais, e não ameaçarem, podem também ficar invisíveis em seu potencial e suas realizações; se agirem de forma madura e séria demais, será uma ameaça. Claramente, atitudes masculinas e femininas a esse respeito precisam mudar.

melhor ambiente de trabalho. Invisibilidade significa a metade da segurança.

A executiva da televisão anteriormente citada se ressentia de ser a 'conselheira sentimental' do escritório? Sim e não. Os homens não tiveram que adotar tal tipo de papel emocional feminino ('irmãzinha no pranto') uns para os outros; homens podem brilhar e receber prêmios e ser promovidos – mas ela se orgulhava de ter achado um modo de trilhar o matagal, de 'dobrar o sistema', sendo a única mulher no gerenciamento avançado em sua empresa.

Estilos de poder das mulheres

Existe alguma verdade na idéia de que muitas mulheres têm um estilo gerencial diferente do dos homens; muita gente fala sobre os talentos femininos de construção coligada, uma vantagem valiosa que as mulheres trazem às empresas. Que estilo gerencial uma mulher deve ter? 'Duras como aço' era o que havia quando as primeiras executivas abriram terreno, mas agora isso é considerado um tanto fora de moda. Tudo bem para uma mulher, assim como para um homem, optar por qualquer estilo que lhe sirva – se ele/a é basicamente durão/durona e ríspido/a, tudo bem, mas se o estilo duro de roer é apenas exterior, hoje em dia uma mulher/um homem pode optar por um estilo mais moderado e ainda ser levado/a a sério em posição executiva.

Como Ser uma Figura de Autoridade

Mesmo hoje, há chavões sobre mulheres poderosas, mas poucos modelos reais de mulheres acima dos 40 anos têm posições de autoridade. Como deve ser uma mulher à medida que envelhece e se torna mais poderosa? Como ela deve controlar ou exibir sua autoridade? Que símbolos os outros irão entender que uma mulher quer para si mesma? Essas são as perguntas para os novos modelos de feminilidade que estamos agora tentando construir e que as mulheres irão construir nos próximos anos.

Ouça o dilema de uma mulher – um dilema compartilhado por muitas mulheres com autoridade:

'Como me sinto? Me sinto defensiva – às vezes. Outras vezes, me sinto extremamente poderosa e brilhante. Sou do time antigo da empresa. Entretanto, sinto como – talvez eu esteja errada, não sei – se precisasse continuar a parecer "jovem e vigorosa", ou seja, como se estivesse na faixa dos 30 anos. Não estou, embora mais ou menos pareça estar. Isso me ajuda a parecer estar "na onda", mas tem a desvantagem de que mulheres mais jovens na empresa pensam que sou equivalente a elas! Na verdade sou sênior por conta de trabalhar duro por muitos anos na empresa, do volume de responsabilidade que carrego e dou conta para a empresa. Como posso demonstrar poder e prestígio suficientes, sem afastar os homens? São os homens que controlam minha pensão. Muitos, bem, todos os membros do conselho são homens.'

O poder é ruim? Você vai ser odiada e temida se for a chefe? Será somente um símbolo, e não mais você mesma?

Muitas pessoas não querem poder dentro das companhias; líderes são pára-raios de amor, ódio, raiva e várias formas de emoção...

Uma jovem executiva explica suas dúvidas:

'Não consigo me imaginar sendo "a chefe". Sinto que as pessoas iriam me detestar. Eu não teria aonde ir. Ficaria emparedada e teria que ficar aqui e continuar fazendo a mesma coisa até me aposentar! Parece um beco sem saída ser a chefe. Tenho mais liberdade onde estou. Não estou completamente casada com o sistema.'

Essa é uma realidade em mudança – ou as pessoas (sobretudo as mulheres) estão simplesmente com medo de sonhar e tomar o poder?

'A chefe' representa uma figura de autoridade, e às vezes não podemos nos imaginar naquele papel. Se você cresceu com um pai que a família toda temia e odiava, é mais provável que seja esse o caso, mas sua visão de poder mais tarde pode depender de como o seu pai expressava esse poder para você.

Uma pessoa pode querer ser chefe para controlar as outras, usar o poder de forma crua – enquanto outra pode querer usá-lo como um meio de redefinir um mundo novo, pintando no mundo um belo desenho e um legado, como Conrad Hilton ou Elizabeth Arden. Ele/a pode mudar a compreensão da natureza do poder, daquilo que poder e autoridade são.

As mulheres podem duvidar (sim, ainda) de si mesmas dirigindo homens e organizações.

As mulheres ainda se vêem de alguma forma como não sendo possuidoras do direito de dirigir o mundo? As que devem 'tomar empregos' dos homens ou do sistema, ou que têm que, de algum modo, achar um lugar, num sistema imensamente poderoso, intocável e entrincheirado?

A maioria das mulheres não se vê como as que 'vêem melhor do que ninguém mais como dirigir a empresa', mas apenas pensa: 'Talvez esses homens estejam confusos, fazendo uma bagunça, mas o que posso fazer?'

Muitas mulheres sentem que não seriam aceitas, que as coisas que fariam não teriam uma chance de sucesso real nem fariam qualquer diferença significativa. Foi isso que surpreendeu no caso da primeira-ministra Thatcher – o fato de que ela parecia acreditar em seu direito de 'dizer aos homens o que fazer'. Ela tinha uma visão e a perseguiu.

Ouça os sentimentos bastante legítimos de uma mulher:

'Não quero ser culpada pela lentidão das mulheres em fazer carreira aqui – o progresso das mulheres, de todo modo, não é lento! –, mas também não quero simplesmente reclamar e me sentir infeliz com as mulheres num nicho problemático. Conheço mulheres que podem sair desse nicho – só as mulheres podem dar um passo à frente. As mulheres têm o direito de sentir que podem dirigir os negócios, assim como já sentem que têm direito de controlar suas próprias vidas. Isso as levará adiante na direção dos negócios.'

Muitos homens também duvidam de que o sistema seja deles. A maioria não se vê segurando as rédeas de instituições maiores de cultura ou negócios, mas acham que é o direito de outros. A razão é que todos nós crescemos 'sem poder', com gente 'maior do que nós' controlando as coisas. Disseram-nos que cresceríamos para tomar esse poder? Não, geralmente recebíamos a mensagem de que iríamos crescer, poderíamos fazer coisas grandes, mas nunca seríamos maiores do que nossos pais! Transferindo essa mensagem para nosso encontro com o mundo, aprendemos que sempre haveria os 'pais' 'dirigindo as coisas' em algum lugar 'lá em cima' e apenas deveríamos tentar dar o melhor de nós para achar o que fazer dentro do sistema que nos agrade e que nos trará sucesso dentro dele, além de estabilidade financeira.

E se fôssemos criados para pensar que o sistema está em um processo constante de mutação e que somos necessários para realmente fazer isso acontecer? Isso é ou poderia ser a promessa radical do 'capitalismo corporativo' e de democracia: cada pessoa no poder. Um dos motivos básicos, observado no *Relatório Hite sobre a Família*, para nossa lenta disposição em realmente tomar o controle do 'sistema' (aquela expressão famosa dos anos 60) é nosso medo dos 'pais', permanecendo na infância passada de nossa psique. Parece que o processo de 'crescimento' raramente é (autorizado a ser) completado.

Comandos de *Software* Cerebral – Para Mulheres

Muitas mulheres estão desenvolvendo um novo *software* mental para atuar no escritório.

Muitas acham a atmosfera no local de trabalho um tônico e uma ajuda para fazer algumas das mudanças interiores que querem experimentar em suas vidas. O mundo do trabalho pode ser mais gratificante do que o mundo da vida privada: no trabalho, as mulheres costumam dizer que encontram menos discriminação (!) do que em casa – embora a diferença na escala salarial seja clara na maioria das empresas – porque, pelo menos no trabalho, há uma prova objetiva do trabalho que produzem e que pode ser julgada pelos outros.

Muitas mulheres hoje estão gastando um bom tempo rearrumando e mudando seu *software* mental; a mulher que você conheceu no ano passado provavelmente não é a mesma que você irá conhecer este ano.

⊖ **SOFTWARE A DELETAR**

① Se tenho sucesso, os homens vão me odiar.

② Se tenho sucesso, as mulheres vão me odiar, me chamar de metida, louca por poder e distante delas.

③ Se eu tiver 'sucesso demais', as pessoas vão me chamar de 'puta exigente e mandona' (e ninguém vai me amar. Não vou me sentir amada).

④ Se sou jovem, os homens no poder podem gostar de mim ou ser simpáticos, mas não me darão uma promoção. ('Ah, você vai sair para ter filhos.' 'Você é tão jovem e linda, um cara legal vai te conquistar!'). Isso pode ser um elogio por um lado, mas é negativo e ofensivo por outro.

⑤ Se sou mais velha e pareço saber o que estou fazendo, isso deixa nervosos os homens ao meu redor.

Eles se perguntam: 'Será que vai tentar me desestabilizar, pegar meu emprego? Ela não deveria estar em casa? Deve haver algum motivo pelo qual seu trabalho não é bom de verdade. Quem ela pensa que é? Já está há um bom tempo na empresa, agora é hora de subir etc.' Mas a maioria dos homens não terá essa atitude com os colegas homens, que estão realmente tentando tomar empregos ou ser promovidos à frente dos outros. Por quê? Porque isso é considerado normal! Um homem até admira outro homem por tentar passar à frente dele.

⑥ Se não sou atraente, não vou arranjar nem conseguir manter um bom emprego. (Ou, se sou atraente demais, não vou conseguir arranjar nem manter um bom emprego.)

As mulheres costumam ter uma frustração e irritação construídas contra os homens – tanto na vida pessoal como na profissional –, já que tantos homens têm usado velhos

chavões para bloquear as mulheres. Essa construção pode fazer uma mulher explodir na 99ª pessoa (homem) que exiba as características, mas você pode usar sua raiva interior (e justificada) para:
1) avançar radicalmente seu próprio pensamento sobre a situação em sua firma; 2) mostrar ao homem, fazendo ou dizendo o que quer que seja, quão elegantemente a situação pode ser otimizada, para ambos. Use seu poder de inteligência para fazer a situação funcionar para você.

Comandos de *Software* Cerebral – Para Mulheres

⊖ ***SOFTWARE* A DELETAR**

Outra pessoa 'mais velha e mais sábia' está dirigindo grandes empresas. Não dá nem para imaginar isso.

⊕ ***SOFTWARE* A INSTALAR**

Que qualidades e experiência preciso ter para levar ao nível executivo de uma grande empresa? Em que eu gostaria de contribuir?

Autoridade Feminina e Poder

A maioria das mulheres não está acostumada a ter autoridade sobre homens, exceto talvez sobre um irmão mais novo ou sobre seus próprios filhos (seguindo uma moda!).

Algumas vezes as mulheres sentem que ninguém respeita sua autoridade: 'Estou no mesmo nível de um cara que trabalha comigo, Tony. Mas as secretárias todas se perfilam para ele, abrem portas e levam os clientes. Comigo, agem como se eu fosse uma delas.'

Muitas mulheres com autoridade têm sentimentos confusos sobre sua relação com outras mulheres trabalhando na empresa com menos autoridade.

Uma chefe diz:

'Como me dirijo às recepcionistas? Sinto-me muito pouco à vontade com elas, porque acho que, quando chego de manhã com um cliente importante já à minha espera, elas estão abaixo de minha estatura e que isso não é "simpático" de minha parte. Também sinto que não posso reconhecer essa diferença em *status* como um homem faria, não quero ser considerada "arrogante" ou parecer "dominadora", então sempre sorrio e cumprimento. Mas às vezes elas são arrogantes ou indiferentes comigo ("pelo fato de eu ser apenas uma mulher"?) ou "esquecem" de fazer as coisas que digo, coisas que não devem esquecer de fazer para os executivos. Tento sorrir e levar numa boa essas situações...'

Uma outra chefe reclama das secretárias em sua firma, dizendo que elas preferem homens e não trabalham tão bem para ela:

'Eu era secretária e sei muito bem o que é isso. Quando você atende ao telefone, dá o nome da empresa ou da pessoa cujo telefone você está atendendo e então espera para ouvir o que a pessoa chamando quer. Se a pessoa desejada não está lá ou está numa reunião, você oferece com entusiasmo para tomar o nome e o número da pessoa. Nesse ínterim, entre atender telefonemas, você escreve cartas e trabalha no arquivo ou qualquer outra coisa. Esse é o trabalho de uma secretária. Sem uma boa secretária ninguém funciona.

Mas, agora, algumas secretárias têm o hábito de agir como se não tivessem que fazer essas coisas, se forem um pouquinho mais complicadas ou se parecerem fora do comum para elas – principalmente quando são muito jovens. Com algumas, você tem a impressão de que foram contratadas porque são "bonitinhas e não ameaçam" os chefes que fizeram a contratação, mas que cresceram em lares onde só tinham que negociar suas gracinhas pelos serviços feitos pelo resto da família: trabalho e responsabilidade são conceitos desconhecidos por elas. Assim, se uma dessas "secretárias decorativas" atende ao telefone, não fala: "Não, Fulana de Tal não está aqui, posso ajudar? Quer deixar seu recado?" Ela apenas diz: "Não, Fulana não está aqui", e, se você tenta deixar o nome e o telefone, ela repete toda vez "O quê?" (anotando o número errado todas as vezes) e (sobre seu nome) "Hã, como é que soletra mesmo?", e depois de várias tentativas: "Espera um minuto..."'

Para exibir maior autoridade, as mulheres às vezes tentam se vestir 'adequadamente' ou ser ultraformais. A tendência para mulheres é cair em uma dessas duas categorias, ou seja, tornar-se formal e dura demais em seu novo papel ou simpática e amiga demais.

Não admira que as mulheres possam estar um tanto inseguras em posições executivas, com os olhos do mundo (suas irmãs, outras mulheres e os homens, é claro) sobre elas, apenas esperando para criticar e encontrar motivo para dizer que elas não sabem, não dão conta. As tirinhas cômicas nos jornais mostram mulheres em posições de autoridade como 'professoras de escola' ou 'mães' – porque desconhecem qualquer outra imagem. Mas as mulheres foram as únicas professoras de escolas nos últimos cem anos e tiveram que inventar aquela carreira também.

Será que hoje as mulheres estão rompendo com as velhas idéias de mulheres 'tão boas quanto os homens' nas funções gerenciais ou 'o estilo gerencial das mulheres não será mais holístico?', deixando para trás tais chavões, experimentando novos estilos individuais.

Uma mulher tem o direito de 'tomar o poder'? Sim.

Como as Mulheres Podem se Sentir à Vontade e Bem em Posições de Autoridade (Assim como Aqueles ao Seu Redor...)

'Para ser poderosa, uma mulher não tem que fazer outra coisa senão agir como uma mulher poderosa', tenho ouvido dizer. Sim, e eu acrescentaria ainda pensar como uma mulher poderosa, ou seja, não como uma 'filha'.

Quando se pensa nisso, há raros ícones ou símbolos de mulheres com poder sobre os outros, embora os gregos antigos tivessem Atena e outros símbolos de poder positivo nas mulheres. Os símbolos tradicionais da sociedade ocidental moderna são todos homens: Moisés, Jesus, os Beatles, Napoleão.

Muitas mulheres estão atualmente tentando fazer a mudança em sua mentalidade, mas percebem que caminham sobre uma linha fina entre agradar a si mesmas e agradar os feudos de poder corporativo em torno delas, geralmente feitos de homens, como nos conselhos superexecutivos exclusivamente masculinos.

Ainda assim, é ótimo quando mulheres capacitadas têm poder, porque isso dá a todos um sentimento de confiança e energia para trabalhar por objetivos mútuos.

Locais como Nova York, cujo governo municipal emprega 100 mil pessoas, mostram com clareza como isso funciona. Beneficiando-se, anos atrás, de um sistema de cotas, a cidade agora acumulou a experiência de ter mulheres em altos postos.

Comandos de *Software* Cerebral – Para Mulheres

Siga essas providências e exercícios simples para mudar seu *software* acerca do poder e da 'empresa'.

⊖ **SOFTWARE A DELETAR**

'Eu jamais conseguiria chegar ao topo da empresa. Bem, se o fizesse, não poderia ter uma vida doméstica adequada mesmo; então o que realmente estou querendo?'

⊕ **SOFTWARE A INSTALAR**

'Se eu quiser ter muito poder e ficar no topo desta organização, eu posso. Mas isso vai significar me aplicar mentalmente a novos caminhos, isto é, não é suficiente "ser a melhor" no que faço. Esse é um modo 'naïve' e "seguro" de esperar para avançar, ou seja, dizer: "Sou boa", e assim "vocês, os poderosos, devem graciosamente me levar para seu grupo. O mundo é mais complicado do que isso. Ninguém vai me dar o poder numa bandeja de prata; preciso liderar, acreditar em mim mesma, e então outros virão atrás.'

'As rédeas desta empresa estão implorando por meu toque. Tenho mais a oferecer a esta empresa do que qualquer outra pessoa. Deixe-me tentar encontrar os acessos à entrada e a escada para subir.'

⊖ **SOFTWARE A DELETAR**

'O melhor meio de avançar aqui é simplesmente mostrar como meu trabalho é bom, atuar no melhor de minha capacidade – e essa atuação será percebida e premiada.'

⊕ **SOFTWARE A INSTALAR**

'Minha atuação é extremamente importante, e vou trabalhar para fazer o melhor trabalho possível. Mas esperar que isso seja premiado pode ou não ser realista; assim, principalmente porque sou mulher, devo pôr na mesa meu caso e ainda começar a simplesmente assumir o papel que desejo para mim, sem "permissão".'

⊖ **SOFTWARE A DELETAR**

'Qual é o melhor meio de demonstrar meu caso para ser uma superexecutiva?'

⊕ **SOFTWARE A INSTALAR**

'Que posição preciso assumir para ter a possibilidade de tomar o poder nesta empresa? Preciso do apoio de outros? De que grupos? Grupos masculinos? Grupos femininos?'

'Tenho muito a oferecer. Vou continuar apresentando minhas habilidades e objetivos – tanto para minha carreira quanto para a empresa. Por outro lado, não vou apenas "ser a melhor", mas também não vou indicar em memorandos que estou tentando dar o melhor para ser promovida, assim que possível!'

Jogo Cerebral 5.1

Você é uma mulher no nível executivo de uma empresa. A maior parte daqueles com quem você trabalha e gerencia são homens. Você deveria lidar com essa situação, sua visibilidade elevada (você está na 'experiência empresarial de ter mulheres no alto gerenciamento'?), através de:

- ser mais discreta possível, tentando se misturar e evitar controvérsias, mostrando que uma mulher pode fazer parte da equipe também;

- ser duas vezes mais preparada que seus colegas, atuando melhor que ninguém, permanecendo ainda simpática e não ameaçadora;

- sendo distante e fria para que ninguém faça confusão a seu respeito e pensem que deveriam se referir a você 'como mulher'.

Escolha uma opção.

Jogo Cerebral 5.2

Como uma mulher pode superar a tendência de alguns homens a se ressentir dela e motivá-los a querer segui-la?

Programe-se assim:

'Sou vibrante, impressionantemente inteligente, e sei melhor aonde levar a empresa. Outros aqui ficarão felizes em seguir comigo e ainda mais felizes quando virem aonde chegamos, sendo todo o sucesso nosso!'

Jogo Cerebral 5.3

O que fazer quando seu *status* elevado aborrece um homem?

A primeira questão é reconhecer a raiva pelo que ela é. Isso pode ser difícil, porque, mesmo para ele, a questão falada é diferente; ele pode não acreditar que está aborrecido por 'aquilo'. Felizmente, a situação nunca irá tão adiante, que fique fora de controle, porque você lidou com ela bem até então, percebendo a sua vulnerabilidade. Mas sempre há alguns momentos e locais de difícil controle!

Siga estas providências para recuperar o bom *status* de convívio:

Tente o Sistema dos 4 S (ver Capítulo 2).

Discussão: Vantagens e desvantagens de abordagens 'masculinas' e 'femininas' no trabalho.

- Quais são as vantagens da psicologia tradicional masculina no trabalho?

Se a psicologia tradicional masculina tem sido guardar as cartas na manga, isso poderia ser bom para não pisar nos calos de ninguém no trabalho, embora crie problemas no intercâmbio de idéias e na comunicação.

- Quais são as vantagens da psicologia tradicional feminina no trabalho?

Se a psicologia tradicional feminina tem significado calor humano e ouvir o outro, isso pode ser bom para a comunicação no escritório – pelo menos a mulher ouve os outros, mas talvez ela não seja vista nem ouvida, sendo forçada assim a aprender novas estratégias para marcar seus pontos e ser ouvida.

Comandos de *Software* Cerebral – Para Mulheres

⊖ ***SOFTWARE* A DELETAR**

'Os homens no trabalho são formidáveis, conformistas cheios de si que perderam a individualidade – e não gostam de mim porque mantenho a minha.'

⊕ ***SOFTWARE* A INSTALAR**

'O comportamento masculino no trabalho é sutil. Quero aprender a decifrar sua linguagem, não necessariamente para falar, mas para poder me comunicar melhor.'

Quando um Homem Tem uma Chefe

Seminário: Treinando homens para não se apavorarem se uma mulher é promovida à frente deles.

Um problema crucial para alguns homens pode ser ter uma chefe. Como homens aprendem a não se apavorar se uma mulher é promovida antes deles? Às vezes um homem, sem perceber, tentará recuperar o domínio sobre uma mulher ou uma situação humilhando a mulher, seja para os colegas, seja para a própria mulher – até mesmo com insinuações sexuais – para se unir aos homens na empresa e excluir a mulher como 'castigo'.

Essa estratégia já antiga de 'nós contra elas' é algo que a maioria das pessoas, quando alertada, tentará superar. Isso é especialmente verdadeiro quando caminhos mais criativos são indicados; quando outros o são, novos meios de vislumbrar a dinâmica da situação são esclarecidos.

Medo de mulheres no poder
Como os homens se sentem? Muitos homens ainda guardam imagens de professoras de escola ou das mães 'lhes dizendo o que fazer'. E como aprenderam na puberdade, 'uma mulher mandando em você tem que ouvir um cala a boca!' (ver páginas 153-154).

Hoje essa atitude é contraproducente e desatualizada. Assim, como um homem pode rapidamente se livrar dessa reação instintiva?

Jogo Cerebral 5.4

Você é um homem, e uma mulher recebe uma promoção à sua frente. Você reage:

- sem reclamar, mas observando para ver com que freqüência ela faz algo errado, para ajudá-la criticando seus erros;

- tentando fazer amizade com ela;

- conversando com um de seus melhores amigos fora da empresa sobre seu sentimento de que talvez você fosse mais bem capacitado, mas 'hoje em dia as mulheres têm que ser promovidas' – até que você possa vislumbrar outra estratégia para avançar no trabalho.

Quais são os vários efeitos de cada uma dessas escolhas?

Paul, certa vez, se viu perdendo uma promoção, enquanto uma mulher a recebia. Ele se sentiu muito mal e ainda teve o trabalho de ter que explicar o que havia acontecido para sua mãe, em quem confiara suas esperanças de melhorar na empresa. Ele se pegou dizendo ao telefone, embora não estivesse certo disso: 'Eles disseram que realmente queriam me promover, mas não podiam; há um tipo de cota na companhia agora, extra-oficialmente, e tiveram que promover um certo número de mulheres este ano. Eu devo estar na próxima leva, segundo me disseram.'

Pode ser constrangedor para um homem não ser promovido, não o sendo para uma mulher, já que as mulheres não têm a expectativa de 'avançar' como os homens têm. Isso os deixa numa situação esquisita: embora uns poucos hoje digam que gostariam de menos trabalho e menos responsabilidade, a maioria não gosta de 'perder'. E muito poucos realmente parecem apreciar as delícias de ficar em casa cozinhando...

Comandos de *Software* Cerebral – Para Homens

⊖ ***SOFTWARE* A DELETAR**

'Cresci acreditando que trabalho e negócios seriam um ambiente totalmente masculino e que as mulheres não estariam lá.'

⊕ ***SOFTWARE* A INSTALAR**

'Trabalhar junto com mulheres é normal e oferece nova energia e vitalidade. Eu gosto.'

⊖ ***SOFTWARE* A DELETAR**

'Ela pode ser um terror. Melhor tomar cuidado.'

⊕ ***SOFTWARE* A INSTALAR**

'Como podemos fazer uma boa equipe? Como um bom trabalho com ela pode melhorar minha carreira?'

SUA OPINIÃO...

Quais são a sua opinião e sua experiência? O que você pensa? Quais foram *suas* experiências sobre o que foi discutido neste capítulo?

Por favor, use o espaço abaixo para escrever suas anotações, ou mande comentários por *e-mail* para o *website Sexo e Negócios* em www.sexandbusiness.com/myopinion. Naturalmente, pode se expressar sem identificação.

_____

_____

_____

_____

_____

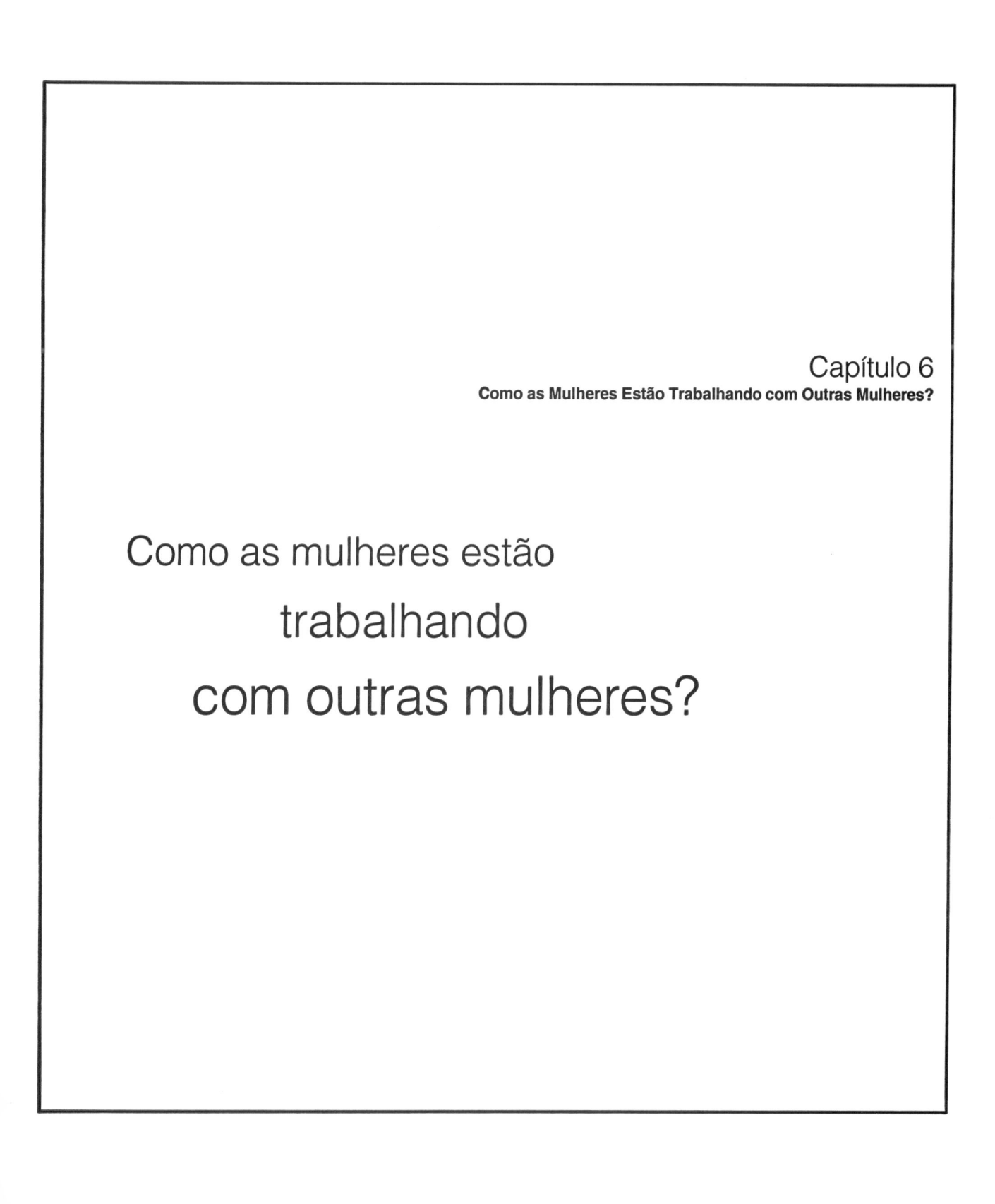

Capítulo 6
Como as Mulheres Estão Trabalhando com Outras Mulheres?

Como as mulheres estão
trabalhando
com outras mulheres?

Como as Mulheres Estão se Saindo, Trabalhando com Outras Mulheres?

Hoje, cada vez mais mulheres se acham relacionadas a outras mulheres no trabalho – em ambientes empresariais do 'velho estilo' e em prósperos negócios próprios – tendo homens como fornecedores, consumidores e gerentes de banco.

Essa situação é nova para muitas mulheres, que estão trabalhando com outras mulheres como suas chefes, secretárias ou colegas de profissão. Como funcionam tais relacionamentos?

Embora as mulheres tenham relações de trabalho psicologicamente complexas, poucas tentativas vêm sendo feitas para compreender a psicologia das relações profissionais das mulheres, principalmente no 'novo local de trabalho'.

Chavões negativos abundam: 'Mulheres são invejosas, serpentes de duas caras – especialmente as mulheres de carreira! São mais cruéis que os homens, apunhalam outra mulher por trás num piscar de olhos.' Ou: 'Mulheres são emocionalmente instáveis, hipersensíveis e inseguras – difíceis de conviver no trabalho.' Obviamente, tais chavões são – para dizer o mínimo – simplistas. Homens brigam entre si tanto quanto as mulheres, e as pessoas não falam que 'não conseguem trabalhar juntas'. O que está acontecendo de verdade?

As relações entre mulheres no trabalho, de importância crescente, ainda estão no processo de busca de solução. Velhos chavões começam a soar ridículos: 'Deixe duas mulheres juntas, e o inferno abre as portas', mas ainda mantêm uma parcela de verdade. Por quê? Porque muitas mulheres têm um complexo de inferioridade por ser fêmeas, ao contrário dos homens, isto é, elas acreditam que os homens são mais importantes profissionalmente.

Mulheres, como homens, contraíram estereótipos como vírus que apregoam a inferioridade das mulheres, sua 'loucura' ou 'desespero'. (Por que as mulheres seriam diferentes de todo mundo em sua visão das mulheres?!?) As mulheres podem ter muitas razões para se aborrecer com outras mulheres às vezes, porque as mulheres também podem alimentar preconceitos contra as mulheres e agir sob o efeito deles.

O que mais aborrece é que outra mulher possa usar um julgamento duplo – extremamente severo, sem necessariamente perceber que o faz – para intimidar uma mulher para que obedeça às regras do sistema e aceite 'ficar em seu lugar' secundário. Tais concepções ridículas não costumam ser 'percebidas' como hostis e condescendentes, mas refletem o modo 'como as coisas são'. (Por que tomar como ofensa pessoal, se é apenas um debate florido de mulheres...?!?)

Porém, não admira que as mulheres tenham um padrão de avaliação duplo para julgar homens

e mulheres, já que tais atitudes são cunhadas desde o nascimento: 'É menino!', anunciado com júbilo, em contraste com
'É uma menina – bem, ela vai poder ajudar a mãe no trabalho doméstico'. Mas é duplamente decepcionante e enfurecedor quando mulheres usam esse preconceito contra outras mulheres.

A novidade na situação desenvolvida hoje é que há uma qualidade de consciência especial, uma luz mental que muitas mulheres compartilham. Um movimento espiritual que está crescendo.

Modos Empresariais Necessários para Mulheres Trabalhando Juntas Serem Bem-sucedidas

Quais são os modos empresariais necessários para mulheres que trabalham juntas conseguirem sucesso?

Uma mulher não tem que ser perfeita, ou 'pensar com perfeição', para ter melhor interação com outras mulheres no trabalho. Em que bases ela pode ter uma interação bem-sucedida? Ela deve tratar todas as mulheres de forma 'genérica' e 'ser boazinha' com elas? Analisar o comportamento de cada uma e de toda mulher em cena para decidir quais são as 'boas' e as 'más', aquelas em quem se pode confiar e as outras? Ela deve evitar lidar com outras mulheres, manter uma distância psicológica?

As mulheres mudaram suas relações com os homens de modo considerável nos últimos 25 anos, mas só agora começam a mudar as relações entre si. É como se, nas duas últimas décadas, as mulheres estivessem hipnotizadas pensando que apenas olhar para os homens, 'fazendo dar certo com eles', faria tudo melhorar. Até certo ponto isso foi verdadeiro, já que na vida real os homens tinham e ainda têm a maior parte do poder no trabalho; assim, uma mulher estaria 'desperdiçando seu tempo' desenvolvendo relações profissionais com outra mulher. As mulheres não centralizavam o poder.

Entretanto, isso não é mais assim. Hoje em dia, uma mulher profissional freqüentemente vê que pode fazer suas relações com outras mulheres darem certo profissionalmente, construindo bases de poder com as colegas. Esse é um desafio especial para as mulheres por dois motivos: 1) duas colegas trabalhando juntas costumam ter os dedos apontados em sua direção: 'É, as meninas ficam juntinhas' etc. (o que não se diz acerca dos homens); e 2) a maioria das mulheres não aceita simplesmente imitar as hierarquias masculinas nos negócios e querem estabelecer um novo tipo de interação.

Ter sucesso nas empresas existentes requer das mulheres que façam as relações entre si funcionar em equipes e hierarquias 'de estilo masculino'. Ainda assim muitas mulheres não estão acostumadas às hierarquias entre si (exceto nas relações mãe-filha) e nem têm certeza se querem ou gostariam de participar delas.

Embora muitas mulheres não estejam felizes com a idéia de hierarquia como único modo de organizar o mundo de forma eficiente, o universo empresarial é baseado em estruturas de poder hierárquico, segundo as linhas de cadeias de comando, como nas unidades militares ou nas equipes esportivas.

Como uma mulher se relaciona com outras mulheres em hierarquias? Algumas mulheres têm o direito ao poder sobre outras mulheres ou devem todas ser iguais?

Para manter o espírito de solidariedade e amizade que muitas mulheres querem, elas devem inventar novas relações de trabalho que sejam hierárquicas em novos moldes.*

Essa reestruturação é difícil por causa da atmosfera dominante que contém estereótipos de não-validação, como observado: 'Ah, mulheres sempre brigam, não são realmente capazes de trabalhar juntas para conduzir um país ou outra coisa – principalmente um negócio! Deveriam deixar que os homens tomassem as decisões sérias!'

Entretanto, as mulheres podem, juntas, formar bases reais de poder. Esse é um desafio psicológico para as mulheres criadas para acreditar que somente homens são bases confiáveis de poder. (Essa falta de confiança pode ter início, segundo minha pesquisa, quando uma menina perde a confiança na força de vontade da mãe, observando-a aceitar uma posição secundária em família, que julga deprimente e desanimadora – e, como resultado, começa a se identificar apenas com o pai e os homens, um padrão que continua nas relações de trabalho. Ver o *Relatório Hite sobre a Família*.)

As mulheres enfrentam um impressionante arsenal de desafios.

Talvez o mais difícil seja combater os preconceitos psicológicos obscuros que lhes chegam de múltiplas direções, incluindo suas próprias mentes. Esses demônios são, com muita freqüência, ignorados como preconceitos, ou apenas entendidos de forma enevoada, e

---

* É evidente que agora há opções nos estilos dos negócios. Especialmente novos estilos de gerenciamento consensual estão surgindo. Essas organizações não-hierárquicas estão criando campos de jogo mais iguais.

passam em branco,* e seu ferrão é sentido, não sendo, entretanto, registrado na consciência.

Se dizem que as mulheres são 'nervosas' no trabalho, isso não se deve a suas 'naturezas' (ou à 'época do mês'), mas ao fato de o território psicológico de confrontação ser minado. Uma mulher deve ser cuidadosa ao se alinhar com os medos masculinos de as 'mulheres tomarem o poder' e, ao mesmo tempo, aprender a maneira de se relacionar com as outras mulheres como 'superiores', 'inferiores' e 'iguais', dependendo da situação – fazer amizades, mas ainda querer promoções e avanços para além da 'outra mulher'. Isso dá um sentimento de perigo e desconforto.

Além disso, para aumentar a confusão, as mulheres acham que há muitas mulheres da 'velha escola' nos escritórios (incluindo mulheres jovens e modernas), mulheres que não estão 'conscientes' dos problemas entre si e que podem freqüentemente manter estereótipos inconscientes em suas cabeças, ainda vendo os homens como 'melhores'.

Isso é confuso se uma mulher está tentando construir uma relação amena entre colegas, um novo estilo de respeito e gentileza hierárquicos com outras mulheres no escritório. Por exemplo, uma mulher consciente das questões de poder entre as mulheres pode se surpreender ao tentar fazer uma ponte com outra mulher, pelo fato de ser recebida com suspeição e rejeição. Aproximando-se de sua colega de um modo 'muito simpático', ela pode, sem querer, fazer a outra mulher ficar ansiosa e desconfiada, como se ela devesse ser simpática e cooperativa simplesmente por ser mulher; ela teme se envolver num 'grupo de mulheres' ou 'gueto' marginalizado.

Outras mulheres se irritam com os esforços das colegas em iniciar relações, acreditando que: 'Qual o sentido de ficar ao lado de uma mulher quando se pode ir aonde o poder está, do lado de um homem?' Já que tal mulher geralmente sabe que não é 'politicamente correto' dizer ou admitir isso, ela pode sorrir calorosamente para a outra, fingindo interesse. Como pode uma mulher separar as mulheres que querem estabelecer relações e alianças de trabalho sério das que apenas querem parecer 'por dentro'?

Vejamos a área mais problemática, a das relações hierárquicas entre mulheres.

Histórias de Secretárias sobre Suas Chefes

Muitas mulheres (especialmente as mais jovens) dizem: 'Por que as mulheres onde trabalho não são mais gentis comigo e por que elas parecem quase sempre me apunhalar pelas costas?' Ou: 'Minha chefe é um vampiro infernal; acho que tem inveja ou algo assim porque sou mais jovem do que ela – o que devo fazer?'

Essa queixa deve ser real porque é ouvida com freqüência, mas também pode refletir as

---

* Algumas mulheres também, compreensivelmente, sentem que o trabalho não é realmente o 'momento' de confrontar os preconceitos; suas carreiras irão melhor, elas acreditam, se passarem por cima das acusações negativas.

expectativas das mulheres relativas a gênero, a expectativa de que as mulheres são sempre 'doces, prestativas e amigáveis' – coisas que não se esperam dos homens. Espera-se geralmente que as mulheres sejam mais amorosas do que os homens, perfeitas 'mãezinhas' (mais perfeitas do que mães de verdade!) para cuidar delas.

Algumas secretárias amam suas chefes, mas algumas as odeiam. Veja como uma secretária descreve sua chefe:

'Minha chefe perde as estribeiras muitas vezes. Na verdade, quase todo dia há alguma crise terrível acontecendo: ou o computador quebra, ou os recados telefônicos são muito confusos, ou alguém muda de idéia, ou se recusa a pagar depois de receber a mercadoria, ou atrasa, atrasa, atrasa. Acho que ela tem o direito de se irritar, mas eu sempre pareço ser o bode expiatório: ela diz que eu sou o "motivo" de tudo.

Como ontem, hoje ela começou a gritar quando voltou do almoço com um dos clientes e viu que eu não estava trabalhando, porque um dos computadores havia parado misteriosamente. Eu estava com medo de continuar e esperei que ela chegasse. Quando ela viu que eu não tinha terminado, começou a gritar comigo – na frente de duas pessoas – e me disse que eu não fazia nada sozinha, eu nunca acertava, e teria que ficar até mais tarde e não ia me pagar hora extra até tudo estar pronto. Fiquei humilhada com as duas pessoas vendo tudo, ambas de queixo caído, esperando para ver o que ia acontecer. Tive que concordar com ela na frente delas, senão perderia o emprego. Me senti humilhada, pequena e burra. Mas entendo minha chefe, acho que ela está tentando tudo. Outras vezes, ela me explica, e eu vejo o lado dela.

Mas estou fazendo o melhor que posso e fico tão chateada nessas horas, que quando vou para casa choro sozinha no quarto.'

Mas algumas secretárias dizem que trabalhar para uma mulher é ótimo:

'Meu primeiro emprego depois que saí da escola foi como auxiliar de arquivo num escritório. Era um escritório pequeno, com três pessoas, e a parte mais divertida era quando eu saía para almoçar. (Na verdade, meu salário era tão ruim, que só dava para tomar um café.) Meu chefe era um homem que raramente ria.

Havia uma mulher, no escritório ao lado do nosso, que dirigia uma agência de viagens. Sempre gostava de olhar pela porta dela, porque o escritório era alegre, com belos pôsteres espalhados. Havia uma porta larga de vidro, dava para ver dentro. Nunca tinha entrado lá, porque (como já disse) eu não tinha dinheiro suficiente para viajar nas férias. Um dia, cheia de culpa, parei assim mesmo – ou olhei pela janela, para a porta dela, por tanto tempo, que no final ficaria esquisito se eu não entrasse; então entrei e fingi que queria dar uma olhada nos prospectos.

Ela estava ao telefone e parou para se desculpar por não me ajudar, mas disse que estava tão assoberbada de trabalho, sozinha ali, e se eu podia esperar três minutos. Fiquei pensando por que ela trabalhava sozinha, mas não disse nada; eu estava nervosa. Mas me senti bem ali, pois ela não parecia ficar aborrecida se eu ficasse somente 'dando uma olhada'.

Para resumir a história, depois de algumas idas ao escritório dela, ela viu que eu trabalhava na sala ao lado, e comecei a ajudá-la na hora do almoço e depois do expediente. Isso acabou virando trabalho de tempo integral, quando o negócio dela prosperou. É um emprego realmente maravilhoso. Ela me paga exatamente o mesmo que eu recebia no outro emprego, mas aqui ganho um superdesconto em viagens e tiro férias de três em três meses! Além disso, conheci um monte de gente, enquanto antes eu só via os outros dois rostos sombrios, incluindo a azia contida de meu chefe. Minha vida social está florescendo.

Minha chefe é jovem (bem, uns 35 anos), dinâmica e ativa, divertida e muito bonita. Ela tem a alegria de viver. Tem dois ou três namorados, mas o que ela mais gosta é de trabalhar na agência de viagens! Nos divertimos muito juntas lá, pendurando pôsteres novos, resolvendo que promoções fazer, conversando com clientes, reservando passagens e em geral organizando a papelada, comprando papel de fax, tentando atualizar o *e-mail* etc.

Gosto de trabalhar para ela porque, embora seja ela quem decide o que fazemos, tenho a sensação de que minha opinião conta e que o que estamos fazendo, fazemos juntas por uma razão: para melhorar nossos salários e nossas comissões! (Às vezes ela me dá uma parte pequena de sua comissão quando é alta, e isso é ótimo – comprei uma garrafa de champanhe para ela uma vez e flores uma outra vez.) Me sinto mais viva desde que vim trabalhar aqui, minha vida social melhorou, e acho que é porque aprendo umas dicas com ela. Gosto muito de trabalhar neste clima.'

A velha barganha no trabalho com homens era: homens davam salários e promoções às mulheres, e mulheres não davam somente trabalho, mas também cuidados especiais, até mesmo sexo, e uma atitude de apoio, sem competir com o emprego do homem. Hoje, qual é a negociação entre mulheres?

Histórias de Chefes Mulheres sobre Suas Secretárias

O outro lado da moeda: executivas freqüentemente dizem que suas secretárias parecem agir como se preferissem trabalhar para homens, onde teriam mais *status*, além do reflexo da glória masculina... mas nem sempre.

Uma chefe, porém, diz que sua secretária ultrapassa suas expectativas, tratando-a do modo como chefes homens em geral são tratados por suas secretárias:

'Tenho uma secretária excelente. Seu nome é Jill. Uma vez trabalhei tanto, dezoito horas seguidas em dois dias, que acabei indo descansar no sofá do escritório perto do computador. Ela veio na troca de turnos, quando eu não estava sentada ao computador, e terminou de fazer as alterações para mim. Quando acordei, ela tinha terminado meu trabalho e o dela mais cedo, limpara a cozinha do escritório, espanara meus papéis e me preparara um desjejum delicioso! Ela consegue a mágica de decifrar meus garranchos e atende as pessoas com a voz de um anjo, dizendo coisas encantadoras para dar a entender que eu não estou livre para atender naquele instante. Ela é preciosa. Será que isso é parecido com ter uma esposa maravilhosa? Gostaria de saber!'

Pode haver algum conflito quando, depois que a chefe torna as condições de trabalho de sua assistente ótimas, a 'secretária' confunde a relação como sendo entre 'iguais' ou amigas (qualquer outra coisa ameaça a sua própria, talvez recém-adquirida, auto-estima):

'Trabalho para um grande jornal no departamento de relações públicas. Estou lá há quase 15 anos e já me acostumei a ver secretárias ir e vir. De fato, tenho duas secretárias! (Sim, minha função é importante...) Tenho que ficar em cima delas o tempo todo. Tenho que gritar com elas às vezes; elas não se aplicam como fariam se eu fosse um homem. Elas sabem ser eficientes, mas começam a pensar que sou "boazinha", "uma amiguinha", outra mulher como elas, quando sou gentil e "compreensiva" (uma me disse que estava menstruada, a outra me contou a briga com o namorado, e que por isso tinha ficado acordada até tarde, atrasando-se para o trabalho e, ineficiente, fica esperando o telefone tocar, o namorado procurá-la etc.). Acham que tenho que entender tudo isso, senão dizem que sou um monstro! Mas será que esperariam que um chefe entendesse isso?!? Claro que não! Ainda por cima, elas sentem que têm mais *status* quando trabalham para um homem: "Ah, eu trabalho para o Sr...." etc. Então preciso virar um monstro e fazer com que me detestem, pois é a única maneira de conseguir que trabalhem direito.'

'Não consigo achar uma secretária realmente boa. Tenho um pequeno negócio, uma loja de impressão, e preciso de ajuda. Só posso pagar uma pessoa, e tem que ser boa. Trabalho dia e noite para tocar meu negócio. Mas ela está pronta para dar no pé quando bate cinco horas – é a hora do chá, não é?!? Não importa o que esteja acontecendo. Finalmente tive que me abrir com ela: quando eu ainda estiver trabalhando, ela tem que ficar e trabalhar também; não pode me desertar. (Bem, poder, ela pode, mas aí vou ter que procurar alguém para substituí-la, outra que seja mais séria no trabalho, que se interesse mais.) Será que ela se envolveria mais se eu fosse um homem? Ela tentaria se esforçar mais, levando o trabalho mais a sério?

Às vezes acho que ela pensa que sou sua mãe e ela é a filha adolescente que pode aprontar, se rebelar e tudo é engraçadinho (embora ela seja, na verdade, cinco anos mais velha do que eu). Outras vezes, acho que ela pensa que é a mãe, mal conseguindo agüentar os humores e tensões da "filha terrível". Não gosto de trabalhar com alguém com essas atitudes em relação aos problemas de minha firma. Acho que ela pensa que um homem teria mais justificativa em ficar tenso do que eu. Mas estou querendo que esse negócio funcione, e provavelmente a maior parte das secretárias teria o mesmo tipo de preconceito. Pelo menos ela não falta, e é leal.'

'Minha nova secretária está trabalhando para uma mulher pela primeira vez. Ela até que é eficiente, mas faz umas coisinhas que mostram uma atitude negativa, me sabotando – como, por exemplo, quando tenho que viajar e ela se "esquece" de reservar a passagem de avião até o último instante. Coisas que ela faz me põem em desvantagem em termos de negócios, mas sou tão ocupada com meu trabalho, que não posso parar e fazer um dramalhão. Coisinhas como essa vão se empilhando – será que ela negligenciaria um telefonema para uma agência de viagens se seu chefe fosse um homem? Talvez ela pense que minhas viagens de negócios sejam somente "passeios das meninas", enquanto as dele seriam "sérias saídas pelo mundo".

Às vezes, depois de uma série dessas "coisinhas", eu estouro com ela. Então ela finge emburrar e agir como uma amiga cujos sentimentos foram feridos, e se senta, lixando as unhas, esperando que eu me desculpe! Não sei mais quanto tempo vou agüentar.'

Às vezes as secretárias projetam uma atitude de que as mulheres não são importantes – elas parecem sentir uma falta de orgulho em trabalhar para 'apenas uma mulher'. Isso é demonstrado de pequenas maneiras – respostas, gestos, expressões faciais, modos de atender ao telefone para 'ela', anotar (ou não) os recados...

A Política do Escritório: Identificar-se com um Homem ou com uma Mulher?

As expectativas de outras mulheres são diferentes agora, após 25 anos de 'feminismo' e 'pós-feminismo'. Idéias de igualdade estão no ar, esperanças de avanços para as mulheres. Há um sentimento vago de que 'as mulheres deveriam apoiar umas às outras'. As mulheres não pensam mais que é 'normal' ou aceitável para uma mulher tratar a outra mal – embora temam que as mulheres que conhecem possam se comportar assim, mostrando 'deslealdade'. Ficam freqüentemente desconfiadas e temerosas das novatas.

Porém, esperar que mulheres demonstrem 'solidariedade' a outras mulheres no trabalho pode ser equivocado. A pressão por 'solidariedade' pode parecer a uma mulher com o que sempre se esperou das relações entre mães e filhas, isto é, uma atitude 'gentil e prestativa', 'ser uma boa filha', 'uma boa mãe', dando apoio incondicional. As mulheres não gostam de generalizações (isso não as levou longe no passado...).

Pergunta: será útil para uma mulher fazer o jogo dos homens no trabalho e se dissociar das colegas mulheres para avançar na carreira?

Atualmente as mulheres podem se beneficiar formando alianças: elas podem progredir nos negócios com apoio mútuo. Embora o exemplo de Margaret Thatcher de 'entrar sozinha em um mundo de homens' seja freqüentemente citado ('olha como ela fez sucesso'), duvida-se que Thatcher teria se tornado primeira-ministra da Inglaterra sem a agitação feminista dos anos 70 como pano de fundo – e, claramente, não sem o movimento anterior do sufrágio feminino na década de 10, que conquistou o voto para as mulheres e o direito de representação no Parlamento! A situação é a mesma agora: a pressão dos grupos de mulheres permite que mulheres progridam individualmente em suas carreiras, cresçam – e quem sabe isso signifique melhores salários e melhores condições de trabalho para todas. Uma mulher que sobressai e não entende a importância de 'retribuir', ajudando grupos de mulheres, está usando outras mulheres de modo insensível.

Naturalmente, as mulheres não precisam concordar sempre ou 'ser simpáticas' entre si! Políticos e homens de negócios discutem e discordam diariamente. Então, por que as mulheres não poderiam? Ainda assim, brigas de mulheres são pejorativamente chamadas de 'brigas de gatas'. Não há termo correspondente para brigas entre homens; as brigas masculinas são geralmente consideradas sérias e importantes, até mesmo heróicas (pense em Inglaterra *versus* Irlanda do Norte...). Homens brigam e discordam entre si o tempo todo, e mulheres também podem. Solidariedade não significa nunca discordar.

Medo de ser identificada com as mulheres
Enquanto faz as coisas 'do seu jeito', uma mulher deve mostrar com toda a clareza que não está, no fundo, ficando 'do lado das mulheres', identificada com elas. A definição de uma mulher identificada com homens no trabalho é aquela que fala mal de outras mulheres por trás, destrói a confiança dos homens nas colegas mulheres injustamente, para obter vantagens para si mesma.

Uma mulher pode fazer isso por medo: 'As mulheres têm medo dos homens no trabalho. Temamos que eles nos prejudiquem, nos despeçam, falem mal de nós.' Esse medo aparece de pequenas maneiras no trabalho. As mulheres dizem perceber que elas podem ser diferentes quando há homens por perto, com medo de 'desafiar' ou abertamente discordar das idéias deles ou mesmo dos comentários antifemininos. Se eles percebem mulheres com medo de liderar a conversa, afirmam abruptamente suas opiniões nas reuniões no escritório. Muitas mulheres ainda hesitam em agir de forma não-subserviente no trabalho – isto é, 'desafiar' a 'dominação' masculina, conduzir uma reunião ou até mesmo alternar a liderança. (Têm medo não somente de que os homens debochem delas e as ataquem, mas também de que as mulheres não as apóiem e as abandonem também.)

Reuniões de trabalho com ambos os sexos presentes podem criar uma situação difícil: se uma mulher falar 'direto do útero', como outras podem perceber, ela arrisca alienar os homens presentes; mas, se fizer o jogo da modéstia, sendo charmosa, as mulheres podem se desinteressar, até temer confiar nela ou trabalhar muito perto. Em 'qual lado' se deve jogar?

Uma resposta a esse dilema para uma mulher é tentar conhecer as mulheres que a cercam e acertar as relações com as mulheres no trabalho, antes de as reuniões acontecerem.

Será que Mostrar 'Solidariedade' Ajuda ou Atrapalha a Carreira de uma Mulher?

Pergunta: as mulheres ficam melhor a longo prazo mantendo a solidariedade com outras mulheres ou agindo sozinhas? E a curto prazo? Ajuda se uma mulher se juntar aos grupos masculinos no trabalho, se dissociar das mulheres de lá e seguir em frente?

Se apoiar outras mulheres no trabalho ajuda ou atrapalha a carreira de uma mulher é uma pergunta válida – mas não é politicamente correta. Como diz uma mulher: 'Estarei abrindo mão de ganho material real por meu idealismo, por meu dever e lealdade a outras mulheres?'

Mulheres podem ficar nervosas com razão. Tudo está mudando, e a economia está muito insegura. Embora agora seja 'contra as normas' ser pouco 'fraterna' com as mulheres, muitas, no fundo, acham que isso ainda é necessário.

Como explica uma mulher:

'O que a igualdade fez por mim? Quinze anos atrás, meu chefe me ofereceu uma casa se eu fosse sua amante. Ri e disse: "Mulheres não precisam mais dessa merda!", e ganhei prêmios por produzir documentários feministas na televisão. Agora penso que eu deveria ter aceito a casa e ainda por cima alguns brilhantes! Estou pobre, com 52 anos, e não tenho nada. Estou vendendo meu apartamento para sobreviver.'

A amargura em suas palavras é compreensível. Entretanto, como ela provavelmente sabe muito bem, sem o 'feminismo' ela não teria sido nem mesmo capaz de trabalhar como produtora de televisão.

As mulheres estão em melhor situação hoje, têm direito a trabalhar e exigir salários iguais, porque foram solidárias e lutaram por esses direitos juntas. Elas têm aposentadorias mais altas do que quando começaram, suas próprias contas bancárias (impossível no início do século!), além de milhares de outros benefícios. É isso que significa solidariedade, mulheres se unindo pelos objetivos certos, e é o que elas vêm fazendo – e assim têm ajudado os homens também. Muitos dos objetivos das mulheres continuam inalcançáveis, ainda a ser conquistados, como salários iguais (!), educação para mais mulheres e meninas no mundo, falta de medo de ataque sexual (estupro ou extirpação do clitóris) e outras necessidades urgentes.

E a curto prazo? Evidentemente, há sempre situações que você tem que enfrentar sozinha, à sua maneira. Sendo assim, não se esqueça de pensar grande.

Novas Relações de Negócios entre as Mulheres: Mentoras e Pupilas

Um dos melhores modos de avançar em situações de negócio para mulheres hoje em dia envolve criar novas categorias de relações – não somente 'chefes' e 'secretárias', mas também 'mentoras' e 'pupilas' (protegidas), conselheiras em negócios e carreiras etc.

Uma mulher descreve com orgulho sua relação incomum com uma mulher mais velha em seu campo, sua mentora:

'Uma mulher me escolheu como sua sucessora na presidência da Symphony Guild. Ela passou um bom tempo me preparando para a função e, ao mesmo tempo, tinha em mim uma pessoa com quem podia extravasar suas frustrações. Continuo a sentir um enorme carinho por ela ainda hoje e sinto que ela se preocupa comigo de verdade, como pessoa. Porque é muito ocupada com o trabalho e tem uma situação familiar complicada, atualmente só almoçamos juntas uma ou duas vezes por ano. Ainda assim, tenho uma enorme gratidão por ela ter acreditado em meu potencial de liderança numa época em que nem eu sabia que o tinha, e ela fez isso mais ou menos expressando suas próprias dúvidas a mim e pedindo meu conselho – me tratando como igual antes que eu me sentisse igual.

Depois disso, ela, eu e umas duas outras mulheres que também estavam querendo aceitar responsabilidades maiores no setor de trabalho voluntário (com cargos mais altos nos negócios) nos tornamos uma espécie de grupo de elite em nossa pequena cidade. Não somos amigas íntimas, mas temos muito respeito umas pelas outras, nos sentimos próximas e nos preocupamos com a auto-realização continuada de cada uma.'

Algumas mulheres dizem que apreciam dar assistência e orientação a mulheres mais jovens, ser mentoras – elas não se ressentem dos questionamentos e gostam de construir uma relação de confiança mútua:

'De vez em quando, mulheres jovens que me vêem aqui no escritório (sou responsável pela divisão de pagamentos de uma grande empresa) parecem surpresas ao constatar que, mesmo sendo mulher, tenho o cargo mais alto. Percebo que elas me encaram, quando passo por suas mesas, e acho que querem me conhecer melhor, saber como me sinto, como é ter meu emprego. Elas se perguntam se gostariam de estar no meu lugar um dia – ou se vale a pena. Não consigo deixar de sorrir por dentro – claro que vale a pena! Tento saber seus nomes e cumprimentar de vez em quando. Isso faz com que elas saibam que podem falar comigo. Às vezes até falam. Sempre perguntam se podem ajudar! Assim, enquanto estão me ajudando, aprendem o que precisam aprender, que de fato venho crescendo aqui, sim; e que não, não estou infeliz; e, sim, começaria tudo outra vez. Conto que comecei aqui como uma "mocinha comum" e que, através de um trabalho árduo, cheguei ao ponto onde estou. E que talvez elas possam fazer o mesmo. Espero que isso as ajude.'

'Sou cientista pesquisando para meu doutorado numa instituição de alto padrão em um campo masculino. Devo ao movimento de mulheres minha vida profissional. Assim, dou às mulheres mais tempo e apoio do que daria naturalmente. Dou muito mais às vezes quando eu poderia estar me ocupando de minha própria pesquisa, mas é uma sensação gratificante.'

Naturalmente, uma pupila não deve esperar demais! Por exemplo: 'Se ela parece dependente demais de minha aprovação, sempre querendo algo mais, eu me sinto desconfortável, sufocada. E não quero ser a mãe de ninguém.'

Além disso, se uma mentora espera demais, isso cria pressão, faz com que a mulher que ela quer ajudar se sinta limitada, excessivamente responsável e tensa.

Alianças por melhores salários e a expansão dos negócios: redes econômicas

Na década de 70, muitas mulheres em grandes empresas formaram 'panelinhas de mulheres' atuando como lobistas junto à direção por melhores salários para todas, melhores condições de trabalho, políticas de equivalência no avanço aos altos postos etc. Isso, naturalmente, aborreceu certas empresas, e algumas mulheres foram demitidas. Muitas delas então processaram as empresas e recuperaram seus empregos, com compensações. Outras companhias tentaram acordos, aumentando salários e benefícios para todas as mulheres.

Hoje em dia, as mulheres estão outra vez estabelecendo redes dentro das corporações – para discussão, comparação salarial, pressão por *status* iguais dentro da empresa, e trocando informações sobre situações de assédio sexual. Esses grupos informais* costumam ter encontros semanais para a discussão de problemas, onde medos e angústias são ventilados, bem como estratégias de avanço. Um desses grupos planejou uma nova divisão dentro da firma e levou a idéia ao presidente, propondo dirigi-la. Mulheres de diferentes empresas também se encontram para discutir seus objetivos, encontrar interesses mútuos e formar comitês de interesses coletivos das mulheres.

Não existe lei contra as pessoas se organizarem no trabalho, comparando salários ou sabendo de casos de assédio sexual dentro da empresa – embora às vezes pareça existir!

Um dos mais interessantes fenômenos internacionais dos últimos anos tem sido o crescimento de pequenos negócios tocados por mulheres, nos Estados Unidos, Inglaterra, Europa, Índia e África. Esses pequenos negócios têm tido um alto índice de sucesso, freqüentemente com operações lucrativas a longo prazo. Dado o fato de que as mulheres costumam ter e dirigir empresas como 'algo que os homens fazem', será difícil para elas decidirem juntas que podem 'dar conta sozinhas'? Não parece. Estão surgindo redes de negócios dirigidos por mulheres. Uma organização dessas na Alemanha tem um jornal onde membros anunciam seus negócios, de modo que outras mulheres as patrocinem, e assim conseguem manter os negócios indo de vento em popa.

Conclusão: O Futuro

As mulheres hoje estão abrindo novas frentes, apesar dos estereótipos decadentes a seu

---

* Já existem as redes masculinas. Encontrarem-se para jogar golfe e outros esportes, sem contar os clubes exclusivamente masculinos, é um meio claro que eles têm de se reunir e conversar 'nos bastidores' com outros homens que não são 'amigos', mas que precisam conhecer por motivos profissionais.

respeito. Elas estão mudando a atmosfera com sucesso, junto com o contexto social – exatamente no lugar mais importante onde podem atuar, no trabalho.

Esse poder nos negócios – poder de pensar, agir e liderar – é a herança que as mulheres do século 20 deixam para as do século 21, assim como as sufragistas do século 19 possibilitaram às mulheres do século 20 o direito ao voto.

Comandos de *Software* Cerebral

SOFTWARE A DELETAR

Como ela vai me ferir? Como posso obter poder antes que ela o use contra mim?

SOFTWARE A INSTALAR

Como essa mulher pode me ajudar potencialmente? Como posso ajudá-la?

SOFTWARE A DELETAR

Uma mulher mais velha vai dar trabalho (como minha mãe!). Ela vai ficar ressentida comigo.

SOFTWARE A INSTALAR

É uma ótima oportunidade trabalhar para uma chefe mulher.

A Nova Psicologia com a qual as Mulheres Vêem Outras Mulheres: Um Tabu da Lealdade?

Mulheres 'nascem rivais' ou essa idéia está desaparecendo? Como uma mulher vê outra mulher hoje em dia?

Se, nos últimos 25 anos, as mulheres se modificaram e mudaram suas relações com os homens, um fenômeno menos notado é como isso afetou suas relações com as próprias mulheres. As mudanças que as mulheres têm feito em suas vidas estão notadamente transformando as relações entre elas.

Com que freqüência se diz: 'As mulheres hoje têm poder. Têm metade dos votos, são metade da população. Criam os filhos. Se querem mudanças, por que não *usam* seu poder?' Vários estudos mostram que as mulheres são mais propensas a votar em um candidato político do que numa candidata, mesmo quando a candidata defende diretamente questões com as quais a eleitora concorda. As mulheres podem 'ter seus direitos', mas, então, por que elas não consistem (por exemplo) em metade dos executivos das maiores empresas e por que não há uma diretora ou superexecutiva na Espanha, Alemanha ou Japão? As pessoas afirmam que é porque as mulheres estão tão ocupadas sendo rivais, que nunca param para se 'unir' por objetivos maiores.

As mulheres precisam 'se unir' para avançar? Um modo melhor de abordar essa questão é analisar as relações individuais: como as mulheres se sentem umas em relação às outras?

Passei muitos anos pensando sobre as relações entre as mulheres, pois isso tem sido uma das áreas primárias de minha pesquisa (1970–1990). Minhas conclusões incluem uma teoria sobre afeto, estima e política entre as mulheres, bem como a identificação de um tabu na lealdade primária entre si.

Os chavões abundam – 'uma mulher apunhala a outra pelas costas por causa de um homem', 'uma mulher desmarca com outra mulher assim que aparece um homem', 'não confie numa mulher no escritório' etc. Outros chavões garantem que as mulheres ou são todas 'irmãs', ou 'sempre se unem contra os homens'. Qual é a realidade?

Por que os homens criam sistemas de lealdade masculina que funcionam (partidos políticos, times e equipes esportivas, empresas etc.) e as mulheres não?

Embora muitas mulheres mantenham ótimas relações, têm sempre uma sombra de suspeita de que uma dinâmica maldefinida está sob a superfície de suas relações, tornando-as instáveis. Por exemplo, muitas querem tratar as outras mulheres como iguais, mas, quando cuidadosamente tentam mudar o centro de poder para suas colegas mulheres, não encontram chão firme. Mulheres reclamam que as outras não as levam a sério, estão sempre 'atrasadas, dispostas a cancelar compromissos, por qualquer motivo, e, como mulher, você "deve entender" – e, no geral, desrespeitam você'. Algumas mulheres levantam as mãos como sinal de frustração, concluindo: 'Os estereótipos estão certos! As mulheres nascem rivais, traiçoeiras e sub-reptícias!' Essa generalização, evidentemente, não é exata. O que então faz com que velhos chavões e situações continuem se repetindo?

A explicação geralmente aceita para a hostilidade desestabilizadora que mulheres às vezes encontram em outras mulheres é que elas sofrem uma 'lavagem cerebral', de modo a preferir os homens a competir umas com as outras. Isso pode ser verdade, mas percebo razões mais profundas. (Afinal, se a explicação oferecida há 20 anos fosse a única possível, teria havido mais mudanças hoje...) Isso não quer dizer que no 'mundo perfeito' do futuro as mulheres estarão sempre 'em harmonia' entre si – mas sim que as mulheres não precisarão brigar por causa de uma situação social que as angustia.

Entendo que existe um enorme tabu indefinido a respeito da lealdade entre mulheres. Parte desse tabu é apreendida pelas meninas com suas mães em tenra idade (1 a 2 anos); e outra parte é absorvida pelas mulheres através de mensagens repetidas que a sociedade espalha à sua volta, avisando-as de que 'priorizar uma mulher' é errado, bobagem ou estupidez, insistindo em dizer que lealdade excessiva entre mulheres é 'anormal' ou 'lésbica'.

Isso oculta um tabu político nas alianças femininas. Como ele funciona? Em muitas situações, faz com que as mulheres fiquem inseguras acerca de suas associações, culpando a 'natureza humana' ou 'as características femininas'.

Em reuniões ou situações de trabalho, às vezes as mulheres temem ficar do lado de outra mulher 'contra os homens', comportando-se nervosamente, dizendo que é 'moderno' não 'concordar automaticamente com outra mulher' – embora os homens sempre concordem e trabalhem em grupos uns com os outros, sem ficar constrangidos nem defensivos. Pelo contrário, eles se orgulham de suas associações masculinas. Se o problema forem os sentimentos conflitantes entre as mulheres, então por que isso não é problema para os homens? Os homens também têm sentimentos conflitantes sobre os outros homens, não vêem 'todos os outros homens' como iguais, mas formam alianças bem-sucedidas, conselhos empresariais e times de esportes.

É claro que as mulheres não precisam automaticamente trabalhar juntas, como num tipo de gueto, mas, quando uma mulher encontra outra mulher a quem valha a pena apoiar, ela não deveria ter medo de dar-lhe todo o seu apoio. Muitas mulheres tentam trabalhar 'por baixo do pano' para evitar esse tabu – ou terminam não fazendo nada, lamentando: 'O mundo é injusto, mas não posso mudá-lo.'

Na política, a reação da moda a 'Que tal ir a um encontro de mulheres? Que tal entrar para um partido político feminino?' ('Que saco! Nada a ver!') é possivelmente um exemplo de medo do ridículo (isto é, medo do tabu implícito). Essa atitude revela um medo subliminar de rejeição aos homens, de se alinhar com o grupo-tabu, as mulheres. (Não é 'legal'...)

Embora em geral as mulheres sejam consideradas mais vulneráveis à rejeição, ao elogio ou à culpa masculina, na verdade – e essa foi a primeira coisa que surgiu em minha pesquisa – as mulheres, surpreendentemente, temem ser rejeitadas e alijadas pelas outras mulheres. A maioria das mulheres questiona até que ponto as outras mulheres realmente gostam delas. Duvidam se outras mulheres serão verdadeiramente leais, a longo prazo. Muitas morrem de medo de se arriscar, de ir contra as 'regras' do sistema e de seu tabu oculto sobre alianças femininas, de depositar suas esperanças numa relação com outra mulher (nos negócios, na política ou na vida privada), para, no fim, a mulher as decepcionar por causa de um homem.

'Uma mulher realmente me escolheria?', se pergunta uma mulher. 'Ela me poria em primeiro plano em sua vida se pudesse escolher entre mim e um homem? No trabalho? Na vida privada?' As mulheres carecem de auto-estima para acreditar que uma mulher faria isso voluntariamente – ou um tabu oculto as faz 'saber' que sua relação não pode durar? Essa psicologia agora está mudando.

Considere isso: quando uma mulher entra num aposento (digamos, uma reunião de negócios ou uma festa), outra mulher, observando-a passar pela porta, automaticamente pensa para si mesma: 'Ela é mais bonita do que eu? É mais jovem? Está mais bem-vestida?'

E se, em vez disso, uma mulher pensasse: 'Lá vem uma mulher. Será um acréscimo positivo à minha vida? Como será minha relação com ela?' Se ela for 'bonita', a mulher poderia tentar pensar: 'Ela é muito atraente. Gostaria de tê-la como amiga ou companhia, ou talvez pegar em seu cabelo ou segurar sua mão. Será que eu gostaria de conversar com ela?' Ela poderia pensar: 'Ela quer ser atraente para que eu goste dela!' (em vez de imaginar: 'Ela gastou um tempão se arrumando para atrair os homens desta sala'). Por que uma mulher não pode imaginar, vendo outra mulher entrar num aposento com um grupo de pessoas, que a mulher está oferecendo sua beleza, charme e vivacidade a *ela* (e não apenas aos homens)?

Da mesma forma, embora muitas mulheres tenham grandes amizades, elas não parecem se perceber como potenciais parceiras a longo prazo.

Não se perguntam: 'Como eu faria uma vida com ela? Eu gostaria de comprar uma casa com ela? Ela seria uma boa sócia?' Poderia haver muitos tipos de parceria entre mulheres que trariam satisfação, mas as mulheres têm sido bloqueadas em sua visão pelos estereótipos e, principalmente, pelos chavões que expressam o tabu na lealdade básica entre mulheres. Uma nova instituição social para mulheres – nem lesbianismo nem simples amizade, mas um terceiro tipo de relação – é um meio lógico de avanço para as mulheres hoje. Qualquer mulher poderia agora, levando mais a sério suas relações com outras mulheres, acrescentar uma boa dose de segurança e prazer à sua vida – bem como criar uma nova direção futura para a sociedade.

Por que nos é tão difícil imaginar tais modos de viver? Talvez os primeiros anos que as meninas passam com suas mães sejam a chave para esse entendimento. Segundo minha pesquisa, as meninas desde muito cedo aprendem com suas mães que não é permitido, entre mulheres, toques na pele, nos seios ou nos lábios. Por exemplo, uma filha não pode tocar a vulva da mãe nem pedir para vê-la (um menino pode facilmente ver o pênis do pai ou de outros meninos – mas as meninas não podem ver a vulva com facilidade). Embora o corpo de uma menina seja muito diferente do corpo de sua mãe, ela logo aprende que deve controlar sua curiosidade, que não pode pedir para olhar o corpo da mãe (nem o tocar!) para entender seu próprio desenvolvimento ou anatomia, pois isso é proibido. (Por que Freud terá sido tão cego a essa situação entre meninas e suas mães?) Se mãe e filha falam das partes sexuais de seus corpos, geralmente a abordagem é muito clínica, a mãe nunca se oferecendo para dizer que tocar seu sexo é extremamente prazeroso, que ela gosta das sensações sexuais ou que tem orgasmo.

A filha assim aprende que o modo certo de se relacionar com outra mulher é com 'a mente apenas' e que tocar só é permitido rapidamente em certos pontos, como na bochecha ou na mão. (Embora as meninas aprendam isso também com relação aos homens, também aprendem que mais tarde será 'certo e natural' quebrar essa proibição com um homem que amem.) Num nível profundamente inconsciente, as mulheres se ressentem desse tabu físico (não sexual), percebem-no como rejeição e se irritam. Não estou sugerindo que 'todas as mulheres devem se tornar lésbicas', mas estou dizendo que a psicologia das mulheres é afetada pelo bloqueio rígido do toque físico entre mulheres (por mais que um minuto). Abraçar ou dormir junto é um dos mais importantes modos de ligação das pessoas, de aprender a confiar, é um dos modos de vencer medos e recriar a esperança.

O tabu sobre a intimidade física feminina (erroneamente chamada 'lesbianismo') é meramente um símbolo do tabu mais amplo que cerca a lealdade feminina e as alianças de todos os tipos, não apenas sexuais. Aceita-se melhor uma mulher ter sexo com outra mulher ('Afinal, ela pode ser recuperada por um bom homem!') do que uma mulher priorizar outra mulher e lhe ser leal – ou seja, é proibido para uma mulher aliar-se a outra mulher, a menos que possa 'justificar' com o rótulo de 'lésbica'. Não é somente o 'lesbianismo' (sexualidade lésbica) que é tabu, é tudo que isso implica: priorizar uma mulher. O medo que as mulheres têm do lesbianismo não é tanto o medo de tocar outra mulher quanto o medo do que isso significa, ou seja, medo de confrontar o sistema. (Certo, as mulheres podem até 'brincar por aí juntinhas' até 'encontrar o homem certo' – 'o que mais podem realmente fazer juntas afinal?'!)

'Lésbica' é a palavra assustadora empregada para intimidar qualquer mulher que queira tentar formar uma relação primária com outra mulher – profissional ou social, como comprar um apartamento com uma amiga.

Algumas mulheres podem evitar alianças primárias de longo prazo com mulheres, por motivos financeiros. Como as mulheres costumam ter menos dinheiro (e menos poder no trabalho), outras mulheres duvidam das alianças e continuam a se aliar aos homens.

Mas isso está mudando: as mulheres hoje formam grupos de ação por salários iguais e avanços dentro das empresas, vinculam seus negócios a redes de outros negócios de mulheres (Selbständliche Frauen) e criam alianças políticas e financeiras internacionais.

Muitas mulheres agora percebem que há um desequilíbrio entre o tratamento dado aos homens e às mulheres.

Embora possam sentir que o terreno é perigoso, ao tentar se relacionar de novos modos com mulheres (às vezes a outra mulher também fica nervosa), aumenta o número de mulheres que hoje estão experimentando novas relações.

Hoje em dia há mais solidariedade entre as mulheres – em locais públicos, como em reuniões de conselhos executivos, em supermercados e em grupos privados mistos. Às vezes isso faz com que os homens sintam que *eles* é que estão em terreno perigoso! Mas isso não é negativo; pode levar a um novo e melhor equilíbrio entre mulheres e homens nos próximos 20 anos.

De acordo com minha pesquisa, as mulheres neste ponto da história estão progredindo de formas interessantes, mudando sua perspectiva sobre outras mulheres e experimentando novas direções em seus relacionamentos – ignorando o tabu insensato criado sobre as alianças femininas e construindo relações econômicas, pessoais e políticas com outras mulheres que lhes agradem. Elas estão encontrando a saída para o dilema do 'não acho o homem certo', comprando casas juntas e construindo vidas em torno de suas amizades, criando filhos juntas.

Mais mulheres estão reexaminando suas relações com outras mulheres, tentando não temer experimentar sentimentos nem se comunicar com outras mulheres – revendo suas próprias atitudes em termos de amizade e emoções. Há muitas providências práticas que as mulheres estão tomando, segundo minha pesquisa, providências agora abertas a elas e que anteriormente se pensava estarem bloqueadas. Essas novas relações são extremamente benéficas para a sociedade.

Informação Obtida no Relatório Hite: Por que as Mulheres Brigam?

É verdade que as mulheres não conseguem trabalhar juntas, que sempre brigam?
Contrariando o estereótipo, as mulheres não brigam mais do que os homens; entretanto, examinemos a reputação feminina de brigas mais de perto: persiste entre mulheres a idéia de que são menos importantes do que os homens, fazendo com que as brigas não sejam resolvidas – e, assim, sendo mais freqüentes?

A 'explicação' padrão para as brigas das mulheres é que elas são 'mesquinhas, invejosas e competitivas'. Rivais. Por quê? Resposta padrão: porque a estrutura social as faz 'competir por homens'.

Embora haja alguma verdade nisso, há razões mais profundas. A inveja não é tanto o motivo quanto o são os sinais de deslealdade, as referências sutis à falta de 'importância do *status* da mulher'. As disputas femininas não se devem tanto a brigas por 'homens' (embora um homem ou um emprego possam superficialmente parecer ser o objeto), mas são sinais de que uma mulher não reconhece nem aceita a outra como membro primordial da sociedade.

Talvez isso esteja se tornando mais verdadeiro do que nunca. Há uma questão na cabeça de toda mulher hoje: posso ter uma participação plena em 'nosso' mundo? As outras mulheres são 'participantes integrais'? Como me relaciono com elas? Até que ponto devo levá-las a sério? Esse é o pano de fundo onde as relações entre as mulheres estão agora sendo elaboradas.

Um segundo motivo pelo qual podem surgir brigas atualmente é que as mulheres sentem que estão se relacionando mais completamente e em mais variados níveis, com mais liberdade que antes. Ironicamente, isso pode desestabilizar e irritar.

Quando surgem perguntas tais como quais são as novas 'regras de conduta' entre as mulheres no trabalho, até que ponto deve ou pode ir uma amizade e onde estão os limites, isso deixa os nervos em frangalhos.

As 'sacanagens' das mulheres são certamente exageradas (homens podem ser 'sacanas' também), mas, se isso é verdade, as mulheres se tornam ansiosas e argumentativas, exigentes entre si. Por quê? As mulheres podem se sentir confiantes em suas próprias habilidades, mas inseguras em relação a como as outras as percebem (positivamente ou não). As dúvidas das mulheres sobre sua própria valia (ou seu valor aos olhos da sociedade) podem fazer com que duvidem do valor das outras mulheres também, imaginar que outras mulheres as subestimem – e isso leva a relações frágeis, dúvidas, suspeitas e brigas.

'Por que as mulheres são tão críticas umas em relação às outras?'

Como podemos entender a inveja e a suspeita mútua entre as mulheres? Mulheres, como homens, podem ter um medo visceral de outras mulheres, esperando o pior, mesmo que as relações – especialmente no trabalho, por exemplo – sejam boas na superfície. Isolamo-nos depressa quando ouvimos palavras negativas de uma mulher, muito mais depressa do que quando ouvimos críticas ou sofremos com os gestos condescendentes de um homem.

Será que temernos que outras mulheres nos critiquem, às vezes, como nossas mães podem ter feito? Afinal, para muitas de nós, era a mãe quem tinha a função de nos supervisionar, disciplinar e ensinar; nossa mãe estava mais apta a nos 'criticar', assim como a nos encorajar. Mães freqüentemente recebem a tarefa do 'patrulhamento familiar'. Críticas vindas de alguém tão poderoso como a nossa mãe podiam ser muito dolorosas, cerceando nossa liberdade e nossa própria identidade.

Exclusão e inclusão: aceitação na sociedade

Muitas brigas entre mulheres têm um denominador comum: a questão da exclusão e da inclusão.

Embora algumas brigas sejam 'parte da vida', outras fazem parte de um sistema que tenta ocupar as mulheres com disputas, excluindo-as do poder.

Freqüentemente, assumem a forma de 'eleição' de uma dada mulher para assumir a culpa (como na peça *O Crucifixo*, de Arthur Miller, filmada em 1998) por tudo que dá errado.

Se uma mulher faz outra de bode expiatório, ela geralmente o faz (semi-inconscientemente) para se alinhar com o sistema e, desse modo, ficar 'salva'. Ela pode esperar 'ganhar pontos' por açoitar outra mulher, deixando assim clara sua aliança (ao sistema, não à mulher). Ao trair ou açoitar publicamente outra mulher, ela se coloca numa classe especial; significa que ela é 'do bem', é confiável. Mas isso é covarde! Ganhar 'pontos' derrubando outra mulher é covardia e é uma atitude míope. Claro, tal covardia e conformidade medrosa fazem parte do fascismo, com seu conhecido foco na exclusão de muitos e inclusão de poucos, os 'de dentro' e os 'de fora'.

Brigas e batalhas internas por ser mulher

É triste dizer, mas as mulheres podem ter uma boa razão para se zangar com outras mulheres às vezes, porque as mulheres também alimentam preconceitos contra outras mulheres!

Para piorar a situação, as mulheres podem dar mais ouvidos e atenção a idéias ou críticas vindas de homens. Pontos de vista ou críticas de outras mulheres nem sempre são 'ouvidos'; tudo que se 'ouve' é que 'ela está reclamando' ou 'está falando muito'. Mulheres tendem a ver outras mulheres que querem marcar uma posição, e até a se aborrecer com elas (ou com quem estiverem aborrecidas), como 'filhas más' que estão 'fazendo uma cena' para chamar atenção – ou como mães 'zangadas', dominando as megeras com quem é preciso manter o humor ('e se afastar o mais depressa possível'). Isso não é produtivo!

Quase tudo que uma mulher faz pode ser visto como motivo de problema: se uma mulher é muito prestativa, é 'grudenta e quer aprovação'; se ela não o é, e traça o próprio caminho, é 'egoísta e não se importa com ninguém além dela mesma', e por aí vai.

Medo oculto atrás da inveja: preconceitos femininos

A inveja é comum: 'Minha chefe é linda, rica e poderosa. Morro de inveja, é demais! Eu a detesto, quero ser ela. Mas nunca deixo transparecer, porque sei que isso me faria parecer uma escrota. Sou escrota! Por que não consigo superar isso? E o pior é que, com tudo isso, gosto muito dela.'

Em nossa cultura, a rivalidade sexual é encorajada entre filhas e mães, mulheres mais jovens e mais velhas.

As mães são vistas como 'velhas', enquanto suas filhas são 'Lolitas' para 'puro sexo' – mais divertidas e desejáveis. Mulheres mais velhas não são consideradas belas, seu poder é considerado negativo ou 'dominador', e sua auto-expressão é 'exigente'. Assim, sentimentos entre as duas são muito confusos e obscuros. Mas ver idade e beleza como motivos básicos das brigas entre mulheres é extremamente superficial.

Ironicamente, às vezes, as interações entre as mulheres são marcadas por um leve sentimento de raiva pelo fato de a outra mulher ser 'apenas uma mulher'! Raiva por ela não ser um homem! Estamos inconscientemente zangadas com a outra por não ser mais poderosa, por não ser 'homem', por não ter tanto *status*, poder e prestígio quanto os homens.

Com que freqüência mulheres dizem, quando comparam mulheres e homens, que queriam que os homens fossem 'gentis como as mulheres'. Mas quando mulheres são 'gentis como mulheres', isso deixa de ser uma qualidade para se tornar uma obrigação. Com que freqüência jovens dizem que suas mães eram tão amorosas, que as faziam sentir-se culpadas? Ou uma mulher pode até mesmo dizer à sua amiga: 'Você é perfeita demais! Que pena você não ser homem, seria ideal para mim!' Ela pode até nem perceber a ofensa que acabou de proferir.

Mulheres sentem, de modo muito confuso, que outras mulheres têm uma tendência a enfatizar seus defeitos, isto é, 'não sendo homens', 'sendo inferiores' aos homens. Enquanto esse preconceito não for examinado, nenhuma solução pode ser encontrada para essa relação.

Devemos confrontar nossos próprios preconceitos diretamente e trabalhar nossas cabeças para remover tais atitudes.

Estereótipos insistem que uma mulher deve ser humilde e ajudar os outros: 'fracas', elas nunca serão protagonistas no mundo, jamais 'heróis' da situação. (Características que seriam louvadas nos homens são condenadas nas mulheres.) Havia um broche de lapela usado por algumas mulheres que dizia: 'Sou uma mulher metida.' Isso queria dizer: 'Não sou dócil! Não tente me levar na conversa!'

Um clássico comentário negativo sobre uma mulher é: 'Quem ela pensa que é? A rainha de Sabá???' Criança, eu me perguntava quem teria sido aquela rainha e tinha uma péssima impressão dela. Mais tarde, formada em História, aprendi que ela havia sido uma regente antiga e bastante interessante do Sudão. Foi insultada quando derrotou os exércitos patriarcais dos estados vizinhos, porque representava uma mulher não-patriarcal honrando a ordem social.

Uma observação sobre a palavra 'puta'

Mulheres, às vezes, reforçam o duplo padrão de privilégio masculino x 'bondade' feminina, repetindo chavões em seus comentários.

A palavra supostamente usada para 'as piores características' de uma mulher, 'Puta!', é usada tanto por mulheres quanto por homens. Uma 'puta' é uma mulher que ama sexo, faz sexo com quem tem vontade, e não apenas com um homem só, 'não pertence a ninguém'. É interessante que, nos tempos antigos, antes da Grécia clássica (na Grécia arcaica), isso não era considerado um sinal negativo: 'não pertencer a nenhum homem' e 'ser dona de si' eram sinais de mérito. Hoje, aceitamos – espantosamente – essa terminologia para significar 'impossível' ou 'enfurecedora'. Secretamente, podemos até gostar de usar essa palavra; pode ser divertido e liberador 'detestar' mulheres – não levá-las tão a sério. Como as mulheres são derrubadas pelo dever de ser 'boas e compreensivas', precisam de um alívio, não sendo santas. E ainda assim...

Resumo

As mulheres têm mais segurança econômica hoje; muito mais mulheres hoje são auto-suficientes (mas não ricas!). Essa nova posição, porém, pode deixar as mulheres pouco à vontade, inseguras acerca de como se relacionar entre si. Não podem se tratar do modo como faziam há 20 anos, quando havia um diferente conjunto de protocolos e realidades – mas como devem interpretar as ações de outra mulher?

Embora as mulheres muitas vezes se irritem umas com as outras (elas estão cada vez mais dispostas a ser simpáticas), isso pode ocorrer porque sentem 1) que devem lealdade e 'simpatia' às mulheres, tratando-as melhor, mas 2) não acham que podem contar com uma mulher a longo prazo e, por conseguinte, não podem se apoiar numa mulher do modo como se apóiam num homem: não levam a mulher tão a sério.

Assim, muitas mulheres se aborrecem ao ser aprisionadas em um nó duplo constrangedor, numa situação impossível – sentem-se meio desonestas.

Rumores sociais não ajudam. Isso quer dizer que estereótipos informam as mulheres de que 'devem' ser 'sacanas' umas com as outras, tendo como subtexto a mensagem de que devem 'se cuidar', ficar em guarda contra qualquer sinal negativo de outra mulher 'desagradável' ou 'implicante' – e assim qualquer desses sinais se torna um ponto central, e o lado negativo de qualquer relacionamento, exagerado.

Além disso, mulheres aprendem instintivamente a temer o carimbo da palavra 'lésbica'. Assim, ironicamente, quando uma mulher gosta de outra e trabalha bem com ela, pode decidir se afastar e se tornar hostil.

Os feudos e as brigas de hoje podem não ser sinais tão 'clássicos' do 'papel descerebrado tradicional de mulheres adversárias dos homens': há um desconforto agridoce que as mulheres percebem em sua nova identidade e posição social – um tipo de nostalgia, uma indagação sobre o modo de se lidar com as outras em meio às novas realidades que elas próprias fizeram. A impaciência das mulheres – e a esperança, o sentido de antecipação – **pode existir exatamente porque elas sabem que o que estão fazendo e sentindo, dizendo e pensando, é novo**. Estão experimentando o modo de apreciar e avaliar as novas relações que emergem entre elas.

Esse repensar e experimentar é bom!

Muitas das brigas e tensões atuais acompanham a transformação que as mulheres estão fazendo em suas relações e na sociedade. Trazer problemas à tona irá acelerar muito o processo de mudança da posição das mulheres nos negócios.

Como pode uma mulher chefiar outras mulheres? Depende dela!

Pegue este livro e pense de forma criativa!

SUA OPINIÃO...

Quais são a sua opinião e experiência? O que você pensa? Quais têm sido as *suas* experiências sobre o que foi discutido neste capítulo?

Por favor, use este espaço para escrever suas anotações, ou mande comentários por *e-mail* para o *website Sexo e Negócios* em www.sexandbusiness.com/myopinion. Naturalmente, pode se expressar sem identificação.

_____

_____

_____

_____

_____

_____

O assédio sexual, bem como o estupro, é causado pela hostilidade de um homem querendo provar que manda, que quer ter mais uma marca de suas vítimas no cinto, mais um troféu de guerra – sem falar no poder que sente por ter 'levado para a cama' uma mulher (sempre mais uma, tradicionalmente, sob o domínio do homem, embora as mulheres possam virar essa mesa) e por poder espalhar para outros homens, comprando o silêncio da mulher. O assédio sexual, assim como o estupro, tem um só objetivo: humilhar a mulher. É por isso que o estupro é reconhecido como arma de guerra: um lado está tentando destruir o moral e a autoconfiança do outro. Talvez, no trabalho, alguns homens estejam tentando destruir o moral das 'novas concorrentes femininas'.

Capítulo 7
Assédio Sexual

Assédio sexual:
o que é
e como evitar

Assédio Sexual: O que É e como Evitá-lo

Os famosos casos de Monica Lewinsky e do presidente Clinton (embora o sexo tenha sido declarado consentido e mútuo), a ação judicial contra a Toshiba, que acabou custando à empresa mais de 5 milhões de dólares, e a ação judicial impetrada por uma modelo francesa contra uma empresa que a contratou para divulgar seus produtos e depois a demitiu – cancelando seu contrato –, segundo ela, quando se recusou a fazer sexo com o presidente... todo mundo conhece esses relatórios do novo fenômeno, o 'assédio sexual no local de trabalho'. O filme de Michael Douglas, *Assédio Sexual*, tomou o caminho inverso desse fenômeno, mostrando uma chefe mulher assediando um subordinado sexualmente.

As estatísticas mostram que são principalmente as mulheres que sofrem assédio sexual dos homens (índice semelhante às estatísticas sobre estupro). O filme *Assédio Sexual* foi uma tentativa de reverter a culpa, lembrando, de certo modo, alguns grupos que tentaram afirmar que os homens eram estuprados por mulheres tanto quanto elas o eram por eles – uma idéia que foi mais ou menos rapidamente negada pelos órgãos oficiais da saúde na década de 80 e transmitida em rede de televisão numa mensagem de saúde pública.

Mas *por que* acontece o assédio sexual? Deve ser fácil para qualquer um perceber quando outra pessoa não quer realmente se envolver sexual ou romanticamente. Por que, então, após uma investida inicial (mesmo que imprópria no ambiente de trabalho) a situação continua até causar um incidente, até mesmo um processo judicial? Certamente ninguém está tão 'desesperado por sexo' no mundo de hoje ou é tão incapaz de ser mais sutil, que precise realmente usar a força (física, psicológica ou financeira) para vencer essa batalha.

Por que acontece o assédio sexual?

Um homem verbaliza sua visão nada incomum:

'Não estou absolutamente interessado em assediar ninguém sexualmente. Por que eu quereria fazer isso? Não sou aquele coitadinho que não consegue mulher! Se quero uma, acredite, sei onde achar. Tudo bem, se você é rejeitado quando faz uma investida, pode ser uma tentação "empatar", mas sou ocupado demais para esse tipo de coisa. Não estou preocupado; há muitas coisas bem mais empolgantes a fazer. Acho que os homens que fazem esse tipo de coisa têm algum problema.'

Mas... é assim tão simples?*

---

* Claro, não é tão simples; dada a definição da sociedade para um 'homem de verdade', há, de forma perversa, uma satisfação do ego para alguns homens em fazer uma mulher efetuar algo que ela não quer fazer, pressionando-a e assediando-a sexualmente, já que vê-la encurralada os faz se sentirem poderosos.

Minirrelatório Hite: Dados Estatísticos

Mulheres
Você já esteve envolvida em uma situação de assédio sexual, como assediada ou como agressora?

- 45% Sim, tenho sido assediada sexualmente com freqüência; não pela mesma pessoa. Não dei queixa.
- 14% Sim, já fui e no momento estou sendo assediada por uma pessoa. Não dei queixa.
- 17% Sim, mas só aconteceu uma ou duas vezes em minha vida. Não dei queixa.
- 8%   Sim. Dei queixa.
- 16% Não, nunca aconteceu comigo (se aconteceu, não percebi).

Resumo: Quantas mulheres nessa amostragem da pesquisa dizem que, embora nunca tenham dado queixa, foram assediadas sexualmente? 76%

Você assediou sexualmente alguém?

- 40% Não sei o que isso significa para uma mulher
- 13% Acho que não, mas quem sabe? Chamar um cara para sair é assédio sexual?
- 21% Sim, uma ou duas vezes flertei com um cara até ver que ele estava excitado, mas na verdade ele não estava a fim.
- 26% Nunca, seria algo muito abaixo de mim.

Resumo: A maioria das mulheres não está em posição superior aos homens; flerte não se inclui na categoria de assédio, se o emprego do homem não é ameaçado nem há risco.

Homens
Você já foi sexualmente assediado?

- 12% Sim, freqüentemente sou sexualmente assediado, não pela mesma pessoa; não dei queixa.
- 9%   Sim, fui e estou sendo, por uma pessoa; sem queixa formal.
- 23% Sim, mas aconteceu somente uma ou duas vezes em minha vida; sem queixa formal.
- 3%   Sim, e apresentei queixa.
- 53% Não, nunca aconteceu comigo (ou não percebi).

Mas a maioria desses homens, embora tenham respondido, não trabalha para mulheres.

Resumo: Muitos homens confundem sugestões sexuais em geral com a cantada, combinada ao medo de perder o emprego, ao poder que uma pessoa detém de dar ou negar trabalho a outra.

Você já assediou alguém sexualmente?

- 31% Não sei o que isso significa exatamente; com certeza; já brinquei com mulheres.
- 12% Acho que não, mas quem sabe? Chamar para um encontro é assédio sexual?
- 17% Sim, uma ou duas vezes fiz propostas indecorosas até ver que ela estava excitada, mas na verdade ela não estava a fim; daí parei.
- 19% As saias curtas dela me enlouqueciam, até que um dia resolvi mostrar a ela.
- 21% Nunca, isso estaria abaixo de mim.

Você já foi acusado/a de assédio sexual?

Mulheres:
- 21% Sim
- 79% Não

Homens:
- 52% Sim
- 48% Não

Experiências de Assédio Sexual

Como as mulheres o descrevem

'Assédio sexual? Acho que faz parte da vida; eu aceito como parte da vida. Os homens – pelo menos alguns – são assim mesmo, o que se pode fazer? Quando estou no mundo, incluindo o mundo profissional, acontece freqüentemente, de mil maneiras, grandes e pequenas. Acho que adquiri prática em lidar com isso. Mas se chegasse a uma situação em que eu poderia perder meu emprego se eu não cooperasse de algum modo, não sei se saberia lidar com isso sem sair perdendo.'

'Fui ao meu superior e lhe disse que Jeff estava me enchendo, que eu encontrava coisas como revistas pornográficas em minha pasta quando estava me aprontando para ir embora, e depois ele ficava de bobeira perto do elevador, me esperando, na expectativa de uma conversinha (apimentada?). Mandei que ele parasse, disse-lhe que achava aquilo chato e que não devia me tratar daquele jeito. Ele continuou, não acreditou em mim, e até piorou: uma noite, me agarrou no elevador e me beijou. Comecei a procurar não ficar nem um minuto depois do horário (eu ficava arrumando minha mesa quando terminava o expediente), saía em bando com os outros. Comecei a ficar na defensiva e com medo dele. Foi então que resolvi dar um basta, e fui ver meu supervisor.

Imagina como me senti quando, em vez de dizer que ele ia conversar com Jeff ou transferi-lo para outra divisão ou seção do escritório, o chefe simplesmente me disse que não havia nada que pudesse fazer, a menos que acontecesse um "incidente real" ou eu sofresse algum dano!

Depois disso, fiquei por uns dias me sentindo como alguém num filme de suspense, mas resolvi marcar um horário com o diretor e lhe contei! Esse passo inesperado deve ter dado uma sacudida nas coisas, pois até meu supervisor foi transferido, e eu fui promovida.'

'Sim, quem ainda não foi? Eu tinha acabado de sair do colégio e era meu primeiro emprego como secretária. O chefe, um homem mais velho que meu pai, havia me contratado depois de pedir um currículo com foto e me disse na entrevista para o emprego (que acabei conseguindo) que eu era linda. Sua outra secretária, mais velha do que eu, me disse que ele falou, quando estava vendo os pedidos: "É essa aqui", quando viu meu retrato (uma foto 3x4 em preto e branco, de máquina, em que eu usava um xale). Me senti esquisita com o comentário dele, sabendo que o emprego era meu por "aquele motivo", mas sabia que era capaz, tinha bastante autoconfiança e pensava que seria uma boa secretária (eu datilografava bem, tinha uma ortografia impecável...), e assim foi. Ele se ofereceu para pagar minha passagem de avião para a entrevista (uma hora de vôo). Passei o vôo todo tentando me maquiar, para ter certeza de que daria uma "boa impressão". Minha família não estava nem aí, não queria saber o que estava acontecendo; só me deram uns 10 dólares e um "desejamos boa sorte". Comparado com isso, meu novo patrão parecia mostrar um cuidado e um carinho genuínos. Então, nas vezes em que tentou me chamar para ir ao seu apartamento ou mesmo (uma ou duas vezes!) correu atrás de mim em volta da mesa (parece história, mas é verdade), não me incomodei muito. Só me preocupava se ele ia ficar ofendido, porque estava claro que eu não gostava dele fisicamente, era repugnante quando ele tentava me beijar, e eu fugia dele todas as vezes. Mas achava seus comentários delicados e sua atitude verdadeiramente carinhosa, muito embora (como todas as outras secretárias) o salário fosse abaixo da média. Não pagava bem, mas me levava para o trabalho de carro. Depois saí para fazer faculdade. Ele ainda me manda flores toda semana, sem falhar, e tenta me levar para passar os fins de semana com ele. Isso é assédio sexual?'

'Eu me sentia presa. Trabalhava para uma empresa manufatureira, e meu trabalho dependia de meu chefe. Ele era mais velho do que eu e divorciado. Uma vez, depois do expediente, ele saiu e voltou meio bêbado. Ficou me bolinando, e não o impedi. Até brinquei com seu pênis e seus quadris. Ele disse que estava adorando aquilo, mas eu não (daí, parei). Mais tarde, o que eu podia dizer? Que tinha sido assediada sexualmente. Eu tinha, tinha sido sexualmente intimidada, financeiramente aterrorizada, socialmente constrangida (com medo de que alguém no escritório suspeitasse do que havia acontecido e me menosprezasse). Mas eu tinha cooperado, e parece ter sido mútuo, não?'

'Há um homem com quem trabalho por quem estou apaixonada. Ele é bem jovem, está na divisão de brinquedos informatizados da fábrica. Às vezes, durante o almoço, ele mexe comigo, quando estamos de pé no balcão esperando as bebidas (café, refrigerante, suco de laranja etc.), dizendo que eu tenho coisas grandes (peito e bunda), essas coisas. Se rio, se faço "cara dura", se faço de conta que não estou vendo, ele e os outros ficam de sacanagem comigo, instigados por ele. Então tento tomar a iniciativa agora e faço comentários sobre o corpo dele antes que ele comece. Até agora, tem ajudado a desanuviar, mas sinto que é um jogo perigoso de praticar. Sinto a hostilidade dele crescendo em relação a mim.'

Como os homens falam disso
'Não dava para acreditar quando ela foi falar com nosso chefe. Quero dizer, ela devia ter vindo falar comigo primeiro. Nunca a machuquei, nunca a toquei. Mas ele veio igual a um diabo em cima de mim. Não acredito que ele realmente quisesse me espinafrar, acho que a empresa o forçou a fazer isso. Eles morrem de medo de processos e de ter que pagar um dinheirão. Estou meio que em período probatório na companhia agora. Espero que não atrapalhe minhas chances de promoção ano que vem. Quem sabe talvez até ajude!'

'Ela era um encanto, e eu olhava para ela e para seus olhos azuis da cor do céu todo dia; de manhã, ficava perto de sua mesa enquanto escrevíamos textos juntos, ouvia quando conversava em surdina com amigos e namorados (acho eu), a via cruzar e descruzar as pernas à mesa enquanto mexia nos papéis, mexer no cabelo pensando, sair para o banheiro. Até que ficou demais para mim, ficava tão excitado nessas pequenas situações – será que ela também não ficava? Eu não tirava os olhos dela. Será que ela sentia? Se sentia, não dava a perceber. Nada. Talvez por ela saber que sou casado, nunca me deu uma olhada. Era simpática nas conversas gerais, mas era só – eu ficava louco. Um dia resolvi fazer alguma coisa; então parei à frente dela e disse, à queima-roupa: "Você já viu como fico excitado por você?" Ela virou de lado, se levantou e me deu um fora.'

'Sempre dou um tapinha nas costas da minha secretária quando passo, depois que acabamos a correspondência. É meu jeito de dizer: "Bom trabalho. Agora vamos trabalhar." Acho que ela sabe. Mas no verão, quando ela vinha de braços de fora, pensei duas vezes antes de dar o tapinha, já que ia encostar naquela pele nua. E isso podia ser entendido de forma equivocada.'

'Há uma moça no meu escritório que está mesmo pedindo. Vem de minissaia curtinha, preta, e blusinhas justas. Aposto que tem um monte de namorados. Geralmente dou um jeito de dizer a ela que a acho *sexy*. Acho que um dia desses vamos sair à noite juntos. Uma noite.'

'Uma das mulheres em meu escritório me abordou sexualmente. Ela me convidou para jantar, mas eu sabia o que ela queria. Saímos e ela falou do trabalho, mas isso era só pretexto. Eu sentia o magnetismo e, sob a mesa, pus a mão no joelho dela, embaixo da saia. Ela estava de meias de seda, e senti quando tremeu com minha mão. Perguntei se estava molhadinha – porque eu estava de pau duro! Ela me pareceu meio constrangida, o que é normal, e gaguejou alguma coisa. As coisas evoluíram, e acabamos na cama dela.'

'Adoro mexer com Martha. Toda vez que ela vai pegar um café ou um refrigerante, tem que passar na nossa frente (técnicos de computação). Quanto mais eu assobio e faço comentários (como "Sua mãe sabe que você saiu?", "Olha as coisas grandes!", "Oi, menina, que tal dar uma baita volta comigo???"), mais ela anda rebolando. Isso faz os seios e a bunda dela balançarem, e mexo mais ainda. Acho que ela adora.'

Teste-se: Essas Histórias São Casos de Assédio Sexual ou Não?

'Amanda trabalha para um colega meu, como secretária. Ele é uns 20 anos mais velho do que eu, mas Amanda e eu somos mais ou menos da mesma idade. Percebi que ela não era casada porque uma vez havia dito ao Lou que não podia trabalhar no sábado porque ia viajar com "amigos". Sei que não é nenhuma bobinha. Perguntei logo se ela gostaria de me encontrar no bar do hotel da esquina, um lugar chique, de primeira, e passar a noite lá comigo. Para que ficar disfarçando? Era isso que eu estava querendo; então achei que devia ir direto e falar. O problema foi que ela ficou com medo. Começou a gritar comigo, quase chorando, dizendo que ela "não era dessas" (sei lá o que isso significava) e que eu devia escolher outra pessoa e deixá-la em paz. Fiz isso, mas até hoje não sei se ela realmente não queria ir ou se foi o jeito como falei.'

'Quando ela me disse que o namorado ia viajar por uns dias, pensei que estava falando por falar. Mas quando sugeriu que fôssemos nadar no sábado, comecei a suspeitar. Não queria contar que tinha namorada, porque ninguém no escritório sabe de nossa relação, de acordo com a política da empresa. Então fiquei frio e não respondi nada. Na segunda, ela recomeçou, dessa vez me convidando para um drinque rápido com ela, depois do trabalho, num bar na mesma rua. Eu disse: "Claro, e por que não levamos Sally e Jerry conosco?" Ela ficou meio cabisbaixa, mas disse "tudo bem". Como eles não apareceram, tomei meu drinque e depois inventei uma história dizendo que tinha que comprar flores para o aniversário de minha mãe (já sei, desculpa esfarrapada!) e me arranquei. Espero que ela não tenha ficado mal.'

'Meu chefe constantemente faz carinho em meu cabelo, sempre que passa por minha mesa ou está ditando cartas. Ele é três vezes mais velho do que eu, um velhinho muito doce; então, quem sabe, meu cabelo (que é comprido e castanho) lhe traz lembranças de quando era novo? Não quero falar nada com ele sobre o que ele faz. Mas eu ia odiar se alguém o visse fazendo isso. Me sentiria comprometida.'

'Meu nome é Hannah e adoro ir trabalhar vestindo as roupas mais decotadas e abusadas que posso imaginar. Isso enlouquece os homens, e faço de propósito. Eles têm todo o poder no trabalho; então por que não mostrar o meu – do único modo que posso? Como me delicio dizendo àqueles caras "não" quando me chamam para sair! Somente uma vez um sujeito (já saiu, não está mais aqui) me disse que ia me ajudar, me arrumar um emprego com um contrato regular incluindo benefícios, plano de saúde, tudinho, era só dar um tempo; ele queria passar os fins de semana comigo viajando, visitar seus pais, ir ao teatro – parecia coisa séria. Pena que eu não sentia nada por ele. E era até bonitão.'

'Tenho um supervisor que fica dando em cima de mim. Trabalho como gerente de vendas de uma companhia de cosméticos. Minha área inclui toda a Europa Ocidental. Meu supervisor é meu contato com o conselho diretor. Sou casada, e ele sabe, ele também é casado. Às vezes vamos aos mesmos ralis da companhia com nossos cônjuges. Nunca fui infiel, e a idéia me parece sórdida. Mas preciso ter cuidado para não ofendê-lo completamente, porque ele não mudaria de emprego, provavelmente será meu supervisor durante um bom tempo. Já se vão seis anos, e ele começou a me cercar há uns três anos, se me lembro bem. Admito que gosto cada vez mais dele, porque me mostra que de algum modo ele é sincero em sua admiração por mim. Há algo especial entre nós, como ele diz, mas não sei, não consigo achar certo ter um caso.'

'Descobri que ficava chamando um homem no trabalho de "querido", embora ele não gostasse e não fosse certo, mas acabava escapando. Eu o conhecia havia anos e achava que ele era simpático. Ficou óbvio, mas do jeito errado. Eu não achava o modo certo de me expressar. Acho que isso o deixava constrangido.'

Uma mulher 'executiva' relembra um incidente de outro tipo:

'Eu era responsável pela supervisão da reforma de um grande prédio de apartamentos. Todo dia eu tinha que ir verificar se determinado trabalho havia sido completado, se estava bem-feito etc. Eu chegava ao local da obra e deparava com 99% de homens, e a cena era inacreditável. Eles ficavam assustados de ter uma mulher "supervisionando" o trabalho deles! Com certeza não me viam como alguém a quem recorrer ou uma amiga a quem pedir ajuda, encomendando produtos ou equipamentos melhores. (Meu pai trabalhava nesse ramo, foi assim que eu entrei e conheço um bocado de operários, com quem fiz amizade.)

Também havia sempre novos trabalhadores, contratados por empreitada, e, devo admitir, muitas minorias étnicas, que provavelmente não tinham os documentos ou os falsificavam, coisas desse tipo. Era melhor não fazer muitas perguntas! Um dia, cheguei a uma obra e, lá no alto do prédio, eu estava verificando o trabalho de reboco e pintura que estavam fazendo. Havia seis homens trabalhando lá. Três deles, eu percebi, eram árabes muito jovens. Enquanto eu escrevia na prancheta alguma coisa sobre a pintura, ouvi "Moça! Moça!". Me virei e uma daquelas três crianças havia tirado as calças e estava de cuecas! Eu disse: "O que está fazendo?" O amigo dele falou: "Ele está só trocando de roupa." Mas eles estavam rindo. Eu olhei para ele. "É normal mudar de roupa na frente dos outros aqui? Não seria mais normal entrar numa sala onde você tem mais privacidade?" "Ah, não, na minha cultura, mudo de roupa onde eu quiser!" Os três continuavam rindo, ainda mais nervosos naquele instante. Àquela altura, um dos trabalhadores mais velhos se aproximou (provavelmente um tio de um deles, parente ou amigo), falou alguma coisa, de cara feia, em árabe, e o menino imediatamente puxou as calças e voltou a trabalhar.

Isso foi assédio sexual? Acho que sim, que foi. Deu para entender? Sim. As pessoas mais vulneráveis e destituídas de poder naquele aposento tentaram "ordenar as coisas" mostrando que podiam "dominar uma mulher". Felizmente para mim havia outros presentes. Eu detestaria pensar no que tais jovens presumidamente inocentes poderiam fazer a uma mulher em outra situação. Mas ainda assim, pensando agora, tenho que rir. Foi engraçado. Não, não apresentei queixa.'

O assédio sexual vem de todo lado. Quase todas as empresas correm riscos, não importa o que possam pensar.

Infelizmente, atitudes empresariais no nível executivo, tais como 'É problema americano', são pouco realistas. Quem pensar assim está especialmente vulnerável, na verdade, já que ele/a claramente desconhece o que é o assédio sexual e a freqüência com que ocorre. (Ele/a também pode pensar que não é possível trabalhar sem se divertir com o sexo oposto e, ainda assim, manter um ambiente livre de assédio sexual – não é verdade!)

A resposta não é agir como um robô congelado; a resposta é buscar informação (aqui). Você pode ser 'charmoso/a e galante' ou 'charmoso/a e lindo/a', e não cair nessas armadilhas. Você não precisa virar uma máquina, nem agir como uma.

Quando se entende a dinâmica interna que funciona entre os gêneros, novos comportamentos chegam naturalmente, sem nem precisar fazer força. Arrisque e tente.

A Definição Clássica de Assédio Sexual

Ao contrário do que se pensa, assédio sexual é uma expressão que se refere somente a uma relação no ambiente de trabalho. Basicamente, é uma pressão pessoal aplicada por alguém em posição superior a alguém em posição inferior, cujo emprego ou renda pode ser afetado por sua reação.

Talvez devesse se chamar 'intimidação sexual', por motivos óbvios.

Nem todo contato pessoal entre um funcionário sênior e um júnior, ou entre colegas, é assédio sexual – mesmo que haja palavras ou gestos impróprios. Há uma fina linha divisória, transitada apenas por advogados. Você não precisa chegar a essa posição.

A seguir, alguns componentes típicos de assédio sexual:

- **Flertar**
  Olhares compridos e provocantes.

- **Tocar**
  Quando o toque é mútuo? Como se fica sabendo?

- **Beijar**
  E quanto a beijo no rosto? É aceitável como cumprimento ou despedida, um gesto gentil e educado, ou somente é apropriado entre amantes ou amigos especiais?

- **Fazer comentários**
  Comentários grosseiros e sugestões sexuais verbalizadas.

Se contar piadas pesadas num grupo consiste ou não em assédio sexual é uma questão discutível: se as piadas parecerem ter uma pessoa como alvo, embora na presença de outras, pode ser assédio sexual. Mas se os comentários forem de âmbito geral, não dirigidos a alguém em particular, então é perfeitamente possível que não consistam em assédio sexual – a menos que você controle o emprego de um indivíduo que se afasta, e sua saída ou o fato de não achar graça possa ser um indício de hostilidade, levando à demissão.

Como decidir?
Evidentemente, há uma diferença entre assédio sexual (geralmente praticado por um superior a um inferior, alguém com mais poder a outra pessoa com menos poder) e atração consentida mútua.

E se você estiver interessado/a em alguém que trabalha com você? Você decide contar ou não? Você não quer que a situação fique ambígua, mas, depois de tentar por alguns meses, não consegue se livrar do sentimento que percebe ser real, e há sinais de que seu/sua colega sente algo especial por você também.

Se vocês são colegas do mesmo nível, as coisas são relativamente simples. Ele/a lhe dirá logo se há algum interesse ou se é sua imaginação.

Se você está em um nível superior à pessoa em questão, nunca terá certeza. Mesmo que você inicie uma relação e a outra pessoa corresponda, nunca saberá se isso se deve à sua posição ou a 'você mesmo/a'. Você vai querer isso?

Se você está em um nível inferior à pessoa em questão, pode ser ainda pior – imagine se 'seu objeto de interesse' acreditar que você está apenas tentando se beneficiar?!? Em tal situação, é muito difícil convencer a outra pessoa de sua sinceridade.

Jogo Cerebral 7.1

Dramatize as situações na última seção, baseando-se na troca de gêneros (masculino ou feminino) e de níveis (superior ou inferior) nas várias situações.

Chavões que Você Pode Ouvir

Uma das entrevistas com superexecutivos que conduzi na França foi provocadora, interessante e vivaz, mas também cheia de chavões absurdos.

Você consegue identificá-los?

O que o senhor pensa da questão do assédio sexual?

Aqui na França, às vezes, dizemos que se uma mulher é atraente, ela conseguiu o emprego por 'promoção de sofá' (= sexo). Também, se um homem contrata uma mulher bonita, pode-se dizer que ele quer sexo com ela. Eu teria medo de ter uma assistente atraente.

Às vezes, as mulheres na França dizem que *gostam* de assédio sexual! [Risos.]

Mas certamente não quando isso compromete seus empregos...

É uma questão da atitude de um homem, de sua sensibilidade. Você já viu o comercial do perfume Égoiste? As mulheres ficaram zangadas, chamando-o de egoísta, não porque ele queria ter sexo com elas, mas porque ele não as levava ao orgasmo!

Não foi essa minha interpretação do comercial. Ele me pareceu estar debochando das mulheres, uma piada com as mulheres que haviam sido enganadas fazendo sexo, e depois viam o homem ir embora (e assim o chamavam de egoísta). Além disso, o fato de que havia tantas mulheres – umas doze – e somente um homem dava a impressão de que ele estava certamente 'dando suas voltinhas', e as mulheres não conseguiam tanto 'sucesso'...

Não, a piada era com ele.

O senhor acha que um dos segredos para dirigir uma empresa de sucesso é garantir que as pessoas não se envolverão em casos amorosos dentro dela? Que mantenham a vida privada fora do trabalho?

Não é possível ter uma empresa sem vida pessoal, já que cada pessoa vem trabalhar todo dia com sua vida pessoal na cabeça. Mas é muito importante torcer para que nenhum empregado tenha um caso ou se apaixone, ou vá morar – ou se casar – com outro funcionário. Isso atrapalha a comunicação com todos os outros no trabalho e cria feudos, pequenos grupos dentro da companhia.

Por que as mulheres estão tendo tamanha dificuldade em chegar aos cargos mais elevados nas empresas?

Já vi muita injustiça nos vários lugares onde trabalhei. As mulheres geralmente trabalham para homens. Mas os homens culpam as mulheres pelas coisas que dão errado.

Mulheres não confiam em homens, porque estão acostumadas a ser amarradas neste sistema.

O chefe nunca lhes dirá que algum sucesso se deveu a elas – mas, se algo der errado, a culpa é delas. Homens no trabalho são covardes; geralmente culpam a mulher.

Não sei como isso funciona nos negócios das áreas metalúrgica, automobilística etc., onde você tem poucas mulheres trabalhando, mas, em firmas onde há mais mulheres, você vê essa dinâmica acontecendo o tempo todo.

Pondo Sofás no Escritório

Toda mulher 'atraente' no escritório, provavelmente, já ouviu dizer que 'deve ter conseguido o emprego você-sabe-como'. É injusto, mas os chavões são muito fortes e, embora estejamos em um tempo de mudanças, muitos ainda crêem nos estereótipos. Não estamos à frente dos chavões, nem livres deles, e nem realmente acreditamos neles – mas ainda temos que viver com eles.

Minirrelatório Hite: Dados Estatísticos

Pergunta: Se você já fez sexo ou prestou favores sexuais a um homem, porque isso ajudaria seu emprego ou sua carreira, valeu a pena?

- 31% Não tenho certeza
- 14% Sim, ele cumpriu a palavra
- 17% Ele me ajudou na carreira; mas não tanto quanto eu esperava
- 9% Sim, e, olhando para trás, acho que eu preferia ter recebido dinheiro
- 29% Não, ele não ajudou em nada.

As experiências de mulheres nessa área variam muito:

'Não tivemos um acordo claro, mas minha carreira parecia estar indo direitinho, principalmente durante o período em que eu saía com ele. Talvez não, se não fosse assim. Nunca vou saber. Talvez eu não tivesse ganho tanto dinheiro quanto ganhei nos contratos com a firma, mas nunca falamos nisso. Não sei se ele era superdiscreto e elegante ou se meu próprio trabalho daria frutos mesmo. Por acaso, é difícil para mim admitir para você que eu fiz isso. Soa vulgar e estúpido para mim mesma – mas sou inteligente e ética a maior parte do tempo.'

'Jogar bola com os meninos leva as mulheres adiante? Não tenho certeza. Mulheres alguma vez já conseguiram chegar lá desse modo ou é a eficiência do "recrutamento do sofá" apenas uma lenda? Devo admitir que tentei me aproveitar do sexo para obter vantagens no trabalho e ainda estou esperando o resultado (resultados de verdade). Mas devo admitir que é interessante e, afinal, você tem mesmo que dormir com alguém, não tem? Me diverte seduzir um homem no trabalho, quer dizer, gosto do jogo de sedução que há na negociação com um homem. É um desafio, um pouco como ser um caçador de animais de grande porte.'

Um homem ajudar a carreira de uma mulher porque há ou já houve intimidade sexual vai depender, segundo minha pesquisa sobre a psicologia masculina acerca de amor e sexo, de sua própria identidade sexual e emocional.

Segundo os achados do *Relatório Hite sobre a Sexualidade Masculina*, muitos homens são ambivalentes acerca da *paixão* por uma mulher ou da atração sexual. Essa ambivalência – 'Ela é boazinha?', 'Merece meu amor?', 'Ela tem poder demais sobre mim?' – cria confusão, conflito e dúvida que, juntos, podem fazer um homem excluir da promoção uma mulher que ele ama, não importa quanto o trabalho dela mereça. Um homem pode querer punir a mulher em vez de gratificá-la e incluí-la nos negócios.

Em alguns casos, um homem – após um encontro ou uma relação sexual – simplesmente larga a mulher em vez de a ajudar (pensemos em Monica Lewinsky e na famosa tentativa de Vernon Jordan de ajudá-la a conseguir outro emprego...) – mas talvez nem sempre pelo motivo 'óbvio', ou seja, 'ele é um canalha'. Mais do que isso, ele pode estar cheio de dúvidas e culpa por estar apaixonado ou interessado: 'Uma simples mulher não devia ter tanto poder sobre mim!' Por outro lado, parece, aparentemente, que um homem tem medo de que os outros digam que ele está jogando com favores sexuais, mas, na verdade, alguns homens gostariam que outros homens soubessem que estão tendo um caso e que tiveram que promover a moça em pagamento.

Segundo minha pesquisa sobre a psicologia masculina, parece que a ambivalência do homem apaixonado ou atraído para uma mulher '*sexy*' funciona como uma prova de que ele ainda pode ser um homem 'inteiro', em total poder e controle sobre sua vida ou, pelo contrário, se é bobamente 'enfeitiçado' por essa 'fêmea que logo vai lhe dar o fora' – essa confusão cria tamanho tumulto emocional e tamanha dúvida em muitos homens, que eles acabam excluindo a mulher amada de qualquer ajuda possível.

Isso é difícil para as mulheres entenderem, por que os homens parecem tão poderosos. Por que não podem confiar? Por que não podem ajudar? A resposta tem a ver com os complexos medos masculinos de 'se apaixonar', 'ser homem' e 'depender da mulher' (ver Capítulos 4 e 5).

Causas Mais Profundas do Assédio Sexual

O que está acontecendo psicologicamente em casos de assédio sexual? Obviamente, se o problema fosse simplesmente de atitudes e modos, tais coisas jamais aconteceriam.

Já que geralmente fica logo claro quando a outra pessoa está interessada e corresponde, ou não, como é que as coisas chegam a esse estágio?

Algumas vezes a situação surge de uma confusão: um homem pode não estar sexualmente interessado em uma mulher e ainda assim dar uma cantada nela. Por quê? Porque, historicamente, duas questões estão em jogo. Primeiro, eles ouviram dizer que 'homens com H' sempre tinham que cantar 'mulheres jovens' – então, quem não seguir a regra não é um 'homem de verdade'. 'Espera-se' isso. Em segundo lugar, se um homem gosta de uma mulher, embora possa não estar sexualmente interessado nela, a cultura só lhe deu dois cenários onde localizar seu sentimento de 'afeto': uma relação com uma mulher só pode evoluir se duas pessoas de sexos opostos ficam próximas – namorando, tendo uma 'relação' (sexual ou emocional) ou sendo parentes (irmãos, pai e filha). Não existe isso de uma 'amizade' socialmente aceita entre um homem e uma mulher (embora, é claro, tais amizades existam). Há muita suspeita cercando as relações entre homens e mulheres que não sejam sexuais. Homens e mulheres, é claro, às vezes ultrapassam os controles sociais para ficar amigos.

Estamos tentando construir aqui novos modos de direcionar a energia positiva entre pessoas no trabalho. Pode haver novos tipos de relações entre os sexos, tipos que talvez nunca tenham existido antes – ou, pelo menos, não na memória histórica. Somente porque não foi assim no passado não significa que não possamos construir tais relações agora.

Essas novas relações, que poderíamos chamar de 'companheirismo de trabalho', podem liberar uma quantidade enorme de energia a ser canalizada para o trabalho conjunto, projetos e planos. Essas novas relações podem trazer prazer às partes mais mundanas de nossos trabalhos e nos inspirar – sem danos.

Porém, o assédio sexual pode ser causado por algo mais do que uma simples confusão. Pode ser um sinal de hostilidade desesperada, um tipo de intimidação sobre as mulheres que se assemelha à que os meninos sofreram no pátio da escola nos dias (de puberdade) em que eram ameaçados para 'virar homens': 'Você agüenta?' Muitos homens sentem que a recompensa por toda a brutalidade que suportaram (os chamados 'ritos de iniciação') é o *status* especial que deveriam receber como 'homens', ou seja, o trabalho é prerrogativa particular masculina, e nenhuma mulher deveria estar lá. Tais homens, principalmente aqueles que sentem não estar recebendo o devido apreço ou recompensa na vida, podem voltar e fazer com outros o que lhes foi feito e, especialmente, tentar afastar as mulheres através de intimidação e ameaça sexual. Isso, na verdade, tem sido feito em alguns casos trazidos à baila no meio militar americano, como na Academia de Treinamento de West Point, onde estudantes mulheres (as poucas que tentaram entrar) foram intimidadas e perseguidas até finalmente saírem.

O assédio sexual, bem como o estupro, é causado pela hostilidade de um homem querendo provar que manda e que quer mais uma marca de suas vítimas no cinturão – e pelo poder de ter 'levado para a cama' uma mulher (sempre mais uma, tradicionalmente, sob o domínio do homem, embora as mulheres possam virar essa mesa), pela possibilidade de contar para outros homens sobre isso, comprando o silêncio da mulher.

O assédio sexual, assim como o estupro, tem só um objetivo: humilhar a mulher. É por isso que o estupro é reconhecido como arma de guerra: um lado está tentando destruir o moral e a autoconfiança do outro. Talvez, no trabalho, alguns homens estejam tentando destruir o moral das 'novas concorrentes femininas'.

O assédio sexual, principalmente sem queixa formal, pode ser perigoso para as mulheres. Mesmo que um homem não tenha tido sexo com uma mulher, o fato de que ele é visto assediando-a sexualmente, dizendo gracinhas sobre sua roupa, mexendo com ela na frente dos outros, pode começar a marginalizá-la e a isolá-la dos demais.

O assédio sexual é unilateral? A pessoa que assedia é a única envolvida? Uma 'vítima' de assédio sexual deve se sentir culpada de ter cooperado com a situação? Uma vítima comenta:

'Às vezes uma mulher pode ficar realmente confusa. Por um lado, ela sente que não está sexualmente atraída por esse homem que dá em cima dela. Mas, por outro, seria divertido passear no veleiro dele, conhecer gente importante, ter jantares sofisticados com champanhe. E não vai afetar as aparências no trabalho! Essas são coisas em que ela fica pensando, enquanto ele está vindo em sua direção e ela tenta decidir o que fazer. Não é sempre "Ei, sou uma moça direita, por que está agindo assim?"'.

A paquera pode alcançar um certo nível que é agradável para as duas pessoas, como a admiração nos olhos, um comentário simpático, gentilezas num momento importante. Paquerar não é o mesmo que assediar. (Paquerar não corresponde ao estereótipo de Carmen, uma mulher com blusa decotada fumando um cigarro; isso é um tipo de exposição social, uma declaração diferente.) Assediar é escolher uma pessoa, perceber a sexualidade dela, pedir uma entrada sexual, em um contexto no qual o poder pertence ao assediador. Não há como saber com clareza se a pessoa assediada reagirá como gostaria nessa situação. Ambas as partes ficarão se sentindo, de algum modo, inseguras e traídas. Mas já que muitos acham tais situações sexualmente excitantes, é quase inútil usar a lógica para deter as pessoas; o único modo efetivo de se ter certeza de que isso não acontece dentro de uma empresa é o estabelecimento de regras e orientações claras.

Comandos de *Software* Cerebral

⊖ **SOFTWARE A DELETAR**

Qualquer flerte sexual é assédio sexual.

⊕ **SOFTWARE A INSTALAR**

A pressão sexual é um assédio sexual se afetar o emprego da pessoa.

Informação Obtida no Relatório Hite: Assédio Sexual Tem a Ver com Sexo – ou com Poder?

Uma observação sobre a sexualidade masculina

O que é a sexualidade masculina?

Está na 'natureza sexual' do homem sempre 'tentar dar uma trepadinha'?

> 'O assédio sexual' é um problema socialmente construído, não um problema inevitável de 'biologia' ('pôr um homem e uma mulher num quarto juntos, sozinhos, é brincar com fogo...').

Os homens não agem em resposta a um 'imperativo biológico', a um pacote de *software* social que lhes diz que 'homens com H' têm que cantar todas as mulheres e que nenhum homem é monógamo por natureza!

As pessoas costumam pensar que conhecem a sexualidade masculina: um condutor para a penetração, para reproduzir, para 'funcionar' com mulheres atraentes. Ser James Bond, Darth Vader (com genitais).

Acredito, porém, que o que conhecemos como 'sexualidade masculina' é um conjunto socialmente construído de comportamentos, um modo que a sociedade encontrou de canalizar o que homens sentem em um cenário (reprodutivo) único. Quando perguntei a mais de 7.000 homens sobre suas experiências sexuais, um quadro mais variado do que se esperava surgiu, dando a entender que o que fazemos sexualmente com nossos corpos é algo definido pela mente. De fato, os locais onde colocamos nosso 'desejo', as fantasias que temos, muitos de nossos sonhos sexuais são em parte dirigidos pela programação da sociedade – não importa que isso nos dasagrade.

A pergunta-chave é: as empresas têm vontade de rearrumar a identidade psicossexual masculina para que os homens não sintam que é 'natural' assediar sexualmente as mulheres? Executivos podem temer que tal programa de treinamento não seja muito popular. Mas, é claro, tal programa de treinamento poderia ser muito, muito popular!

Informação Obtida no Relatório Hite: 'Homens com H' e Viagra

A droga Viagra esteve muito em moda no final da década de 90, uma 'pílula milagrosa' que significava que um homem poderia ter ereção 'à vontade'. Os benefícios para os homens? Por um lado, muitas reportagens pareciam reforçar nos homens uma idéia danosa: que a ereção é necessária para um 'homem de verdade ter sexo'.

Por motivos de divisão histórica entre 'corpo e alma', aprendemos que a ereção é mecânica; muitos homens não parecem perceber que sua ereção tem algo a ver com sua condição emocional. Se não têm ereção, pode haver um problema na relação, não no pênis. Embora emoção e ereção estejam vinculadas, muitos homens gostariam de acreditar em outra coisa, isto é: 'Bem, acho que, quando se chega à meia-idade, isso acontece.'

A implicação disso é achar que o pênis não é ligado aos sentimentos, que o pênis é ligado a um conjunto mais ou menos independente de hormônios ou mecanismos físicos que devem operar, não importa pelo que o homem está (ou não) passando na vida. As pessoas costumam brincar com a idéia de masculinidade como 'brinquedos de meninos' ou o 'set de ereção' – blocos de madeira que os meninos arrumam de formas diferentes para construir prédios, átomos etc. Você usa um *set* de madeira para construir 'a ereção' também? Outros apontam para arranha-céus e objetos pontudos, dizendo que são representações artísticas do pênis.

Mas toda essa conversa, esses comentários bobos, fazem os meninos adquirir a impressão, enquanto estão crescendo, de que têm um objeto estrangeiro entre as pernas – que o pedaço de carne em seu corpo chamado 'o pênis' não faz parte do resto do 'ser', de sua personalidade, mas apenas um 'pedaço grosseiro de carne', 'lá embaixo'. O epíteto 'Ele pensa com o pênis' é ainda mais prejudicial, já que implica que quando os homens têm uma ereção, conectada com o desejo sexual, não estão pensando: estão sendo 'estúpidos' ou 'animalescos'. Há vários epítetos relacionados à masturbação, a 'brincar consigo mesmo'.*

A verdade é que o pênis é uma parte delicada do homem, aquela que responde com bela sensibilidade a cada nuance de emoção que um homem pode sentir.

Entretanto, já que a sociedade não aceitou essa forma de masculinidade (a versão sensível), ela tenta insistir em que 'um homem de verdade' deve 'ficar duro' à vontade, quando achar (em sua cabeça?) que é 'adequado'. Mas é impossível querer comandar a ereção. Tentar fazê-lo tem causado grande dor psicológica e auto-rejeição em muitos homens – e freqüentemente em suas parceiras, pois ambos tomam a falta de ereção como um sinal de falta de desejo, de falta de amor.

A ereção ou o desejo sexual são coisas, em homens ou mulheres, que vêm das profundezas do sentimento – do sentimento por outra pessoa, por um entusiasmo pela beleza do dia ou pela bela cor de um vestido, ou por uma perversão vista no vídeo pornográfico. (As causas desse tipo de excitação são fascinantes, mas complexas demais para dissecar aqui.)

Os cinco Relatórios Hite vêm afirmando já há vários anos que, de fato, um homem pode apreciar 'sexo' mesmo sem ter uma ereção. Como? De duas maneiras. Primeiro, como as mulheres vêm fazendo há séculos sem ter sempre um orgasmo, também os homens poderiam gostar de ajudar uma mulher a ter um orgasmo pela estimulação clitoriana, excitando-se com ela, juntos, sem ter um orgasmo seu. Segundo, a definição de sexo deve

---

* A autora se refere, em inglês, ao adjetivo pejorativo 'jerk' (babaca), derivado da gíria 'jerk off' (ejacular). (N.T.)

mudar. O sexo tem sido centrado no ato reprodutor, isto é, o coito, porque evoluímos de uma cultura que queria aumentar a reprodução. Agora, entretanto, a maioria de nós usa o controle da natalidade, no panorama sexual que aprendemos.

O sexo, porém, pode ser mais interessante se não for sempre visto sob esse prisma, o ponto alto sendo a penetração ou a inserção (coito); o sexo pode ser uma linguagem individual variada de modos de tocar, acariciar e se excitar e a outra pessoa – quer implique estimulação manual, quer signifique compartilhar a excitação de uma fantasia sexual ou do sexo oral. Pois nenhuma dessas atividades requer uma ereção.

Finalmente, ereções vão e voltam nos homens – durante o ato sexual e durante o sono. Um homem beijando a amada pode parar, preocupado: 'Não estou tendo uma ereção agora; talvez seja melhor não continuar com isto.' Mas, na verdade, ele pode ou não ter uma ereção e ainda continuar profundamente envolvido fisicamente com sua parceira. Muitos homens se estimulam durante o sexo, masturbando-se por um ou dois minutos, para garantir que seu pênis fique duro no tempo certo que quiserem. Esta é a melhor abordagem, a que funciona melhor do que qualquer outra. Nenhum homem deveria temer a falta de ereção, pois não há problema em se tocar, enquanto continua a abraçar e amar sua parceira.

Submissão Sexual – O Ponto do Assédio?

Claro que o assédio sexual não é geralmente tão simples quanto 'alguém querendo sexo com outro alguém'.

Por que pode ser excitante para muitos homens 'obrigar uma mulher a se submeter sexualmente'?

A resposta a essa importante pergunta é uma das chaves vitais para entender a sexualidade – e não somente a sexualidade masculina. (Ver 'Identidade Sexual dos Meninos', no Capítulo 5, para melhor entendimento.)

Batom e Saia Curta no Trabalho

É complicado demais procurar causas profundas de assédio sexual, motivações ocultas?

Eis o dito popular, segundo relato de uma pessoa:

'Afinal de contas, muitas mulheres se vestem com elegância para trabalhar, usando a última moda das revistas, roupas *sexy* e batom, minissaia e blusinhas apertadas... elas não estão pedindo? Não estão criando situações, as mesmas situações ("assédio sexual") de que tanto reclamam?'

Se for considerado a 'mais pura verdade', esse pressuposto faz das mulheres bodes expiatórios. No passado, acreditava-se que as mulheres que eram estupradas provocavam o estupro por causa das roupas que usavam. Entretanto, os tribunais ocidentais agora estabeleceram que o réu, não importa o que a mulher esteja vestindo, é o estuprador, e não a pessoa agredida.

O estupro no casamento também já foi declarado ilegal.

É interessante ver que, nos casos não formalizados de assédio sexual (85%), é geralmente o agressor que mantém o emprego e a mulher assediada que perde o dela ou deixa a empresa.

Conexões entre a discriminação salarial e o assédio sexual

Há uma questão oculta aqui: a discriminação de salários e promoções. Aparentemente desvinculada, tem tudo a ver com o crescente número de processos judiciais de assédio sexual.

Texaco, Merrill Lynch, Ford Motors – hoje em dia, a discriminação contra as mulheres, sexual ou salarial, está custando milhões de dólares às empresas, em indenizações, perdas e danos, geralmente através de ações judiciais coletivas, por intermédio dos sindicatos.

As mulheres são às vezes contratadas porque, como Alan Greenspan soltou alguns anos atrás, 'custam menos e fazem mais'. Uma certa empresa que espremeu sua margem de lucro através do subpagamento de suas trabalhadoras se viu nos tribunais por uma coalizão dessas mulheres, exigindo justamente salários retroativos, danos e compensações financeiras. Até agora, a maioria dos casos tem tido sucesso. As empresas deveriam procurar novos modos de usar a energia e as habilidades especiais das mulheres, sem se arriscar a perdas financeiras posteriores. Esse novo modo integra mulheres e homens no trabalho, mostrando que mais trabalho leva ao sucesso, sem contar com grupinhos que saem para beber etc. Mas ainda...

As situações dentro de uma empresa que tendem a fomentar assédio sexual e ações judiciais incluem:

① Intimidação de mulheres ou atitudes arrogantes por parte de colegas e chefes do sexo masculino.

② Sentimento de disparidade na promoção ou na visibilidade das mulheres, que não recebem crédito pelo que produzem.

③ Desigualdades salariais.

O assédio sexual pode acontecer em qualquer lugar, mas é menos provável que aconteça ou que uma empresa seja acionada judicialmente se as mulheres participam do poder, sabendo-se confiantes em que seu trabalho as conduzirá adiante, sem ter que dar 'passos extras' de formas ocultas, usando uma 'ajuda especial' de alguém.

O assédio sexual seria uma questão importante se as mulheres recebessem salários e promoções iguais aos dos homens? Talvez não.

Mas essa é uma não-questão, já que o assédio sexual, por definição, quer dizer que alguém mais poderoso do que outro pede àquela pessoa que preste serviços sexuais ou emocionais, afeto físico etc. Se houvesse paridade entre mulheres e homens nas empresas, as mulheres se sentiriam mil vezes mais capazes de lidar com as situações sexuais e emocionais individuais que aparecessem. Como está, as mulheres sentem que esse símbolo de diferença de poder na empresa é humilhante e ofensivo – e merece ser tornado público.

As mulheres podem ficar ainda mais zangadas com o assédio sexual no trabalho devido ao fato de que isso é um indicador de seu *status* secundário. Por exemplo, quando um jovem pedreiro desceu as calças trabalhando para uma mulher, o que ele estava tentando dizer era que seu *status* como homem era maior do que o dela como 'empregadora', pelo fato de ser mulher.

Muitos homens estão horrorizados com tais histórias e querem honestamente mudar as coisas. Será tarefa desses homens, bem como das mulheres, pôr em movimento as rodas da mudança.

Essa mudança deve acontecer, claro, no *software* mental das pessoas, e não apenas na legislação. Uma atmosfera deve ser criada para que os homens possam repensar, explorar suas idéias sobre o que é uma 'expressão sexual masculina' válida – e decidir se realmente acreditam e querem (ou não) continuar o velho jogo do 'meu pau é maior do que o seu'. ('Aquele que não consegue ter ereção é impotente...' etc.)

A Solução Será 'Neutralizar' o Escritório?*

Alguns executivos dizem, de forma simplista, que o modo de evitar qualquer problema de assédio sexual no trabalho será declarar inaceitável qualquer manifestação relativa ao gênero do sexo oposto, com ênfase principal no namoro ou nas relações de intimidade sexual.

Essa solução é realista? Não, e imaginar que uma simples política como essa vá 'resolver o problema' e significar que não vá haver assédio sexual na empresa é procurar problema. E é de uma inocência cega, na melhor das hipóteses.

Há uma diferença fundamental entre atração sexual e assédio sexual (ver Capítulo 8); a atração é algo que pode se expressar de mil maneiras, enquanto o assédio é algo que um indivíduo sabe, perfeitamente bem, ser intimidador para a outra pessoa, mas continua fazendo do mesmo modo, porque de certa forma é sexual e psicologicamente prazeroso humilhar o outro. É feito para 'provar alguma coisa', isto é, para provar que uma pessoa pode fazer uma outra aceitar suas vontades.

* 'Neutralizar' está sendo usado aqui como uma terceira opção à oposição macho x fêmea, homem x mulher. (N. T.)

Empresas que tentam bloquear o problema do assédio sexual entre os gêneros, ou implantam vetos ao 'amor', apenas aumentam o prazer para o agressor: a 'cantada' sexual é duplamente ilícita.

A proibição apenas conseguirá fazer os funcionários se sentirem mais solitários, gradativamente alienados da empresa; isso se aplica especialmente aos empregados solteiros – um número crescente da força trabalhadora de hoje (perto de 50%).

Informação Obtida no Relatório Hite: Por que as Mulheres às Vezes Cooperam com o Assédio Sexual?

Flertando com os pais para obter tratamento especial
'Minha mãe me acusava de flertar com meu pai. Eu era mesmo muito próxima a ele, mas não é a mesma coisa. Eu não tinha o direito de ser próxima a ele? Eu o amava, e ele me amava, me compreendia como ninguém mais naquela família.'

Os sentimentos das meninas 'favoritas' do pai podem ser muito difíceis de lidar: a menina pode sentir que está traindo a mãe, pois é a mãe que deve ser amada, não a filha; a filha pode também se envergonhar das implicações sexuais implícitas, quer se sinta sexuada ou não. Até sorrisos trocados com o pai às vezes são carregados de culpa.

A filha pode pensar: 'Estou flertando ou sendo irresistivelmente adorável, superior à minha mãe?'

Podem as meninas desejar, no fundo do coração, 'seduzir' o pai, pelo menos emocionalmente, porque isso significaria ter mais poder na família, mais poder do que a mãe ou o pai? Isso tiraria a menina da odiosa categoria de destituída, de 'criança'. Assim, um impulso nessa direção seria natural. Entretanto, interpretar isso como perversidade da parte das meninas seria incorrer no erro que Freud cometeu quando interpretou o desejo das meninas pelos direitos dos homens na sociedade como sendo 'inveja do pênis'.

Para entender o que está acontecendo, não devemos deixar de lado o gênero e as construções de poder etário imbricadas na estrutura da 'família tradicional'. Esses sentimentos e essas atitudes em família certamente não implicam que haja uma 'atração heterossexual natural' ou alguma necessidade entre pai e filha. A sociedade está ocupada em sussurrar de banda, tanto ao pai quanto à filha, que 'poderiam' sentir essa atração sexual. Será, porém, que, sem essa sugestão ou tensão social, os pensamentos ocorreriam tão facilmente? Sem isso, pais e filhas teriam relações muito melhores. Poderiam ser amigos.

O sistema familiar como o conhecemos é estabelecido problematicamente porque, devido ao modo como a ordem social é construída, a maioria das meninas logo aprende que seu poder básico e único é sua sexualidade (enquanto o dos meninos pode estar nos esportes, na competência atlética, em boas notas, na liderança etc.).

Algumas meninas pensam que são 'culpadas' por ter sentimentos sexuais por seus pais, quando não o são. Por exemplo, uma menina que recebe presentes do pai – dinheiro, vestidos, sapatos etc. – poderia naturalmente sentir prazer e excitação, o que poderia fazer com que seu corpo, incluindo a genitália, se inundasse de uma sensação quente e feliz. Essa sensação poderia ser confundida ou interpretada como 'excitação sexual' culpada.

Pode ainda ser entendida como uma excitação emocional geral, uma felicidade. Essa seria a interpretação provável se o presente viesse da mãe. Porém, por trás de toda troca entre pai e filha há um enorme cartaz: 'Perigo. Heterossexualidade aqui.' Há 'sempre' a possibilidade de atração sexual entre gêneros opostos.

Essa autoconsciência do 'significado de tudo' ou o 'medo de parecer o que não é' empresta uma atmosfera sexual até onde não há nenhuma. Filmes como *Lolita* e *Gigi* dão essa idéia, socialmente reconhecida, principalmente entre homens mais velhos e moças jovens. Além disso, há pouquíssimos exemplos de homens e mulheres 'apenas amigos' em nossa sociedade: geralmente 'amigos' são do mesmo gênero, assim como se presume que todos os contatos com o gênero oposto sejam sexuais.

A situação para uma menina, numa família assim, é semelhante à dinâmica emocional experimentada no estupro. Numa cena típica de estupro, o homem diz: 'Você também quer... Mesmo?', e, como o corpo dela pode estar estimulado e excitado pela situação, a menina sente que não pode, honestamente, dizer 'não'. Em outras palavras, as moças muitas vezes não sabem direito por que gostam de sexo, quando na verdade querem dizer 'não'. Entretanto, isso não significa que *emocionalmente* a mulher 'realmente queira'.

A divisão entre uma reação emocional e uma reação psicológica pode ser confusa para uma moça. É essa confusão que é explorada pelos pais ou parentes mais velhos, em casos de abuso sexual.

O motivo pelo qual as meninas aprendem que a 'sexualidade feminina' é poder, ou sua única arma real, tem a ver com a construção, em nossa sociedade, do 'lugar da mulher', e não com as meninas em si ou com o fato de uma menina ser 'boazinha' ou 'má'. Quando alguém tem tão pouco, é uma tentação natural usar o poder. Isso nada 'prova' acerca dos 'impulsos heterossexuais entre pai e filha como naturais'; somente prova que os pais têm poder na família hierárquica e que as meninas vêem que o único caminho para chegar àquele poder e àquela aprovação é através do flerte sexual, da 'gracinha' ou da 'inocência'.

Mulheres de carreira devem observar seu *software* para estar certas de que não repetem nenhuma dessas cenas com os chefes (ou 'papais') à sua volta.

Como os 'Pais' Superexecutivos se Sentem a Respeito da Sexualidade de Suas 'Filhas' Funcionárias?

Alguns superexecutivos são como pais que não gostam que 'suas filhas' façam sexo nem se apaixonem por outro homem?

As políticas relativas a jovens mulheres (casadas ou não) que engravidam (*versus* mulheres solteiras 'mais jovens') parecem indicar que 'sim'!

Há empresas que têm problema com funcionárias 'grávidas' porque não gostam dos sinais visíveis de atividade sexual feminina?

Simplesmente porque uma barriga gestante é a referência sexual visível de que (supõe-se) 'a mulher fez e gostou'?

Há ainda, na maioria de nossos *softwares* mentais, o velho arquétipo da 'boa mulher' sendo alguém como Maria, pura, assexuada, mãe... e um arquétipo da 'mulher má' sendo 'uma tentação sexual', uma Eva que é sexualmente perversa e merece cair.

No estilo gerencial paternalista, o pai é como Deus ou Moisés, e uma mulher ou 'filha' deveria ser como Maria (antes de ter o Cristo). Se ela é ativa sexualmente ou engravida, se torna a 'mulher má', a Eva, que teve que ser banida do Jardim do Éden. Assim, grávidas devem ser banidas de todos os jardins empresariais...

**Informação Obtida no Relatório Hite
Pais e Filhas: A Necessidade de Amizade**

No modelo da Sagrada Família que temos no Ocidente,* não há um tipo de relação entre homens e mulheres que não seja baseado em gênero. O modelo enfatiza sexualidade e gênero como formadores da base de todos os relacionamentos: filhos e mães, pais e filhas, mulheres e maridos – a amizade nem chega perto, não está no mapa.

Não é de admirar que muitos pais tenham dificuldade em saber como se relacionar com suas filhas.

Os arquétipos sexuais guardados no *software* da maior parte dos pais, segundo minha pesquisa, podem provocar palavras duras quando uma filha atinge a puberdade e seu corpo floresce sexualmente.

Há um momento em que alguns pais 'acusam' suas filhas de serem sexuadas, lamentando: 'Você era tão boazinha, tão doce, quando era pequena. O que aconteceu? Você mudou.'

Uma jovem mulher descreve:

'Meu pai se apavorava toda vez que eu mencionava alguma coisa como batom, encontros ou bailes. Uma vez minha mãe e eu fomos fazer compras e comprei uma capa linda de veludo roxo numa liquidação. Mostrei a meu pai, e ele me chamou de prostituta ("menina da rua" foi a expressão que ele usou: acho que ele tinha em mente a prostituta bíblica.) No dia seguinte, dei a capa para o Exército da Salvação.'

Muitas vezes, sem totalmente entender o que estão fazendo, pais reagem à nova sexualidade de suas filhas com idéias misóginas dúbias:

'Não passe esse batom! Você parece uma prostituta.'

'Você era minha menininha querida, o que aconteceu?' (Ao ser 'confrontado' com uma filha com seios e/ou namorado etc.)

Há casos de filhas relatando exemplos de pais que não as respeitam:

'Meu pai era muito abusivo. Cresci aprendendo a ter ódio e medo dele. Ele sempre me viu como uma puta. Eu era bonita e simpática, e em sua mente psicótica aquilo significava ser piranha. Agora ele parou de beber e está mais amigável, mas ainda é incapaz de afeto.'

As meninas geralmente se chocam quando coisas assim lhes são ditas. A maioria pensa que aquele não é seu 'pai verdadeiro' falando e esperam que ele volte a seu *eu* mais agradável, o verdadeiro pai que elas conhecem, sem aquele comportamento 'ameaçador'. Infelizmente, a maioria dos pais nunca encontra um modo de reconhecer positivamente (ou mesmo negativamente) o

* Já que esse modelo reprodutivo da família (visto em cartões de Natal e nas vitrines das lojas de departamentos) tem na verdade menos de 2.000 anos, obviamente não é a 'natureza humana'.

aparecimento da menstruação de suas filhas ou de construir outras pontes de comunicação.

Muitos pais se sentem genuinamente confusos quanto a seus próprios sentimentos. Serão eles 'sexuais'? Ou apenas afeto? Se um homem cresceu vendo nada mais do que atos patriarcais em relação às mulheres, e ele gosta de sua própria filha, pode questionar seus próprios sentimentos.

Como ele pode expressar sentimentos de amizade e admiração – mesmo de 'atração' – e não ser 'politicamente incorreto'? Os homens têm poucos modelos de amizade com mulheres e meninas – mas a cultura sempre lhes apresentou o 'fato' de que 'um homem de verdade' deve ser malicioso e lascivo com relação às fêmeas mais jovens. E isso pode não ser o que o pai está sentindo, absolutamente.

Ele pode conversar sobre isso com a mãe da menina?

Como os Pais Podem 'Ver' e Aceitar a Sexualidade de Suas Filhas?

Deve haver um modo para os pais falarem com suas filhas sobre a sexualidade que seja mais direto, e não coquete; expressar uma observação companheira e afetuosa de que ela está crescendo e de que ele percebe sua 'feminilidade' indica que ele está procurando um modo de se relacionar com esse novo aspecto dela com respeito. Eles poderiam fazer isso juntos?

Mães, avós e outros parentes geralmente indicam ou fazem referências à masculinidade ou sexualidade dos meninos com orgulho e/ou espanto – há um sentimento de: 'É dele, não posso fazer nada, faz parte do mundo masculino, é mais forte do que eu, é sua auto-identidade, é bem grande, hein! É, vai ser um homem, ter um pênis, vai ter todos os direitos e machezas de um homem!'

Os pais, entretanto, em suas referências sexuais às filhas, freqüentemente as envergonham de sua sexualidade – por quê? Talvez por não conhecerem qualquer outra linguagem (exceto talvez a linguagem do amor, e essa é ainda mais negativa no contexto)? É tempo de mudar tudo isso e de os pais parabenizarem suas filhas e se tornarem seus amigos, cheios de mútuo orgulho! Essa seria a melhor proteção (se alguma é necessária no tipo de mundo que esperamos construir) contra a degradação ou exploração a que ela possa estar exposta nas relações com outros homens no decorrer de sua vida.

Muitos pais não sabem como se relacionar com suas filhas depois que elas se tornam 'fêmeas', já que há pouco espaço na sociedade para amizades entre homens e mulheres. A maioria das meninas relata coisas como: 'Meu pai passava o tempo comigo indo a museus, lendo. Conversávamos muito sobre *tudo* menos sexo (ele é tão puritano!). Eu queria que ele tivesse se sentido livre para conversar comigo sobre as relações homem/mulher, mas para essas coisas eu era mandada correndo para minha mãe.'

Um pai pode respeitosamente reconhecer a nova sexualidade de sua filha e dizer que ela está crescendo e se tornando mulher e atraente, centrando-se nos pontos positivos. Expressar um encorajamento que não seja malicioso; que o sexo para a mulher não seja uma cópia do modelo masculino ou de '*dominatrix*' – mas uma identidade própria, feliz, positiva, de busca, que faz sua própria assinatura sexual, individual, com orgulho.

Soluções e Modos Práticos de Lidar com Situações no Trabalho

Nem toda cabeça pode ser mudada, iluminada. Então, o que fazer?

Como discutir o problema do assédio sexual

① Se você pensa que pode ter dito ou feito a coisa errada, pareceu estar assediando um empregado ou colega (caso seja você o/a agressor/a...), qual das três respostas abaixo você escolheria?

- ⓐ Ignorar o que aconteceu e não fazer mais.
- ⓑ Pedir desculpas e nunca mais fazer.
- ⓒ Sentar-se junto e conversar sobre o assunto.

② Se você é a parte assediada, deveria:

- ⓐ Dar queixa imediatamente.
- ⓑ Pensar melhor à noite e conversar com seu/sua melhor amigo/a sobre isso.
- ⓒ Esmurrar o/a agressor/a.
- ⓓ Outra.

③ Se um membro do seu *staff* ou colega reclama que está sendo assediado/a, procura você para ser compreendido/a ou ajudado/a, você:

- ⓐ Denuncia a situação imediatamente.
- ⓑ Conversa com ela durante o jantar.
- ⓒ Enfrenta o agressor junto com ela.
- ⓓ Outra.

Como se podem evitar problemas de 'assédio sexual'?

- Compreendendo a dinâmica que o causa.
- Memorizando as orientações simples dadas aqui.

A Base

Como você vê as ações judiciais de assédio sexual em sua empresa? Como esse problema ameaçador pode ser eliminado da cultura empresarial?

Dando à energia sexual, à atração e a seus brilhos fugazes um outro espaço – um lugar ainda mais atraente do que um encontro sexual de pouca duração ou um caso escondido.

E onde está isso? Novos tipos de relações empolgantes de trabalho, relações que não levarão a sexo, mas que irão desenvolver um novo tipo de coleguismo, como companheiros de uma equipe.

Quais são as regras de tais companheiros de equipe e de outros novos relacionamentos?

① Pode sair para jantar.

② Não pode passar a noite, fazer amor nem beijar na boca.

③ Podem ir aos lugares juntos; o pessoal no trabalho pode saber que vocês trabalham especialmente bem, como uma equipe.

④ Essa equipe não exclui formar outra equipe com mais alguém, mas exclui sentir ciúme do companheiro e do grupo.

⑤ O foco de sua relação devem ser primariamente o trabalho e os projetos que estão fazendo juntos.

Esse é um novo tipo de relacionamento.

Para evitar ações judiciais de discriminação por gênero, assédio sexual ou salários atrasados, uma empresa deve pensar e rever suas políticas de contratação e promoção de mulheres.

Isso não significa somente a contratação de jovens recrutas, mas também a contratação de superexecutivas. Um número crescente de empresas descobriu que a tendência não é somente promover executivos dentro da companhia, mas também trazê-los de outros lugares (até mesmo superexecutivos e diretores) para conduzir a empresa de uma nova forma. Não há motivo pelo qual executivas não possam ser encontradas: há muitas hoje nas profissões e nas universidades, assim como nas posições executivas do governo (nesses locais, onde os sistemas de cota foram postos em prática, há mais executivas agora).

Uma empresa deveria rever seus níveis salariais, do modo como o governo britânico fez em 1999. Embora as descobertas de um estudo feito por uma companhia não sejam fáceis de ler, pelo menos haverá um lugar por onde começar, e a força pensante interna pode se debruçar sobre o problema: abaixam-se alguns salários de homens? Sobem-se os salários das mulheres ao nível dos homens? Muda-se a estrutura salarial e de gratificações da empresa inteira? Essas são questões que cada empresa deve querer responder por si, mas são questões urgentes: quanto mais tempo forem deixadas de lado, maior será a probabilidade de que o conselho diretor seja subitamente surpreendido pelo tipo de ação judicial que a Merrill Lynch e a Texaco, dentre outras, tiveram que enfrentar.

Repensar essas políticas fará as pessoas terem orgulho de sua empresa.

SUA OPINIÃO...

Quais são a sua opinião e experiência? O que você pensa? Quais têm sido *suas* experiências do que foi discutido neste capítulo?

Por favor, use este espaço para escrever suas anotações, ou mande comentários por *e-mail* para o *website Sexo e Negócios* em www.sexandbusiness.com/myopinion. Naturalmente, pode se expressar sem identificação.

_____

_____

_____

_____

_____

É natural para homens e mulheres se sentirem atraídos e se apaixonarem no trabalho. Atualmente, a maioria das pessoas com carreiras sérias tem muito pouco tempo para 'sair e conhecer alguém'; é natural formarem-se relações com pessoas que se vêem diariamente e com quem se compartilham interesses. (Isso não quer dizer que toda relação termina perfeitamente ou de modo feliz...!) Um estudo mostrou que a maior parte das pessoas se casa com alguém que mora a um raio de doze quilômetros de distância. Por quê? Porque estar com alguém que mora muito longe é irregular demais. Assim, as pessoas no trabalho, que se vêem com freqüência e aprendem a se conhecer em diferentes condições (cansadas, de olhos brilhantes, alegres, tristes), têm maiores chances de se envolver sentimentalmente.

Capítulo 8
Amor e Sexo no Escritório – Tabu?

Amor e romance
são inadequados
no trabalho?

Amor e Romance São Inadequados no Trabalho?

Muitas empresas têm uma política* – oficial ou extra-oficial – de que o 'amor' não deveria acontecer no trabalho. O flerte é banido do escritório. Mas metade dos empregados hoje são solteiros e muitos têm pouco tempo livre fora do escritório para 'procurar alguém':

'Toda manhã tomamos o táxi para o trabalho juntos, de nosso apartamento até o escritório, mas antes de chegarmos lá, mais ou menos um quarteirão antes, ela salta e eu continuo, para ninguém no trabalho suspeitar de que nós viemos juntos ou de que moramos e dormimos juntos...'

Quarenta e dois por cento das pessoas nas empresas investigadas na minha pesquisa estão vivendo relacionamentos com alguém do trabalho; 35% estão escondendo essa relação dos outros colegas de escritório.

Embora alguns executivos 'racionalizem' ou justifiquem essa política dizendo que isso evita ações judiciais de assédio sexual, tal premissa é demasiado simplista. Declarar o local de trabalho impróprio para namoro ou relações íntimas não irá 'salvar' a empresa; apenas irá temporariamente empurrar a questão para debaixo do tapete.

O modo de evitar ações de assédio sexual é mudar atitudes, implementando as orientações indicadas neste livro e promovendo sessões de treinamento nos tópicos relacionados a como mudar a interação com 'o outro sexo' no trabalho (indicado nestes capítulos), bem como organizando seminários e grupos de debate para executivos e funcionários sobre 'questões de masculinidade', sobre as novas atitudes empresariais e 'sobre questões básicas da psicologia feminina' e da 'identidade psicossexual do macho'. (Favor entrar em contato com a autora para uma lista de consultorias viáveis.)

Meninos e meninas vão à escola juntos no mundo inteiro e se saem bem. O desempenho universitário de homens e mulheres mostra que estudantes não se distraem no cumprimento de suas tarefas, embora namorem e tenham casos amorosos regularmente.

Não há evidência de que mulheres e homens não possam trabalhar juntos em empresas.

Histórias de Amor

O que acontece quando pessoas em escritórios 'neutros' (onde sexo e amor foram banidos) se apaixonam ou começam a namorar?

---

* Recentemente, vem-se discutindo um novo 'contrato amoroso' para empregados; nele, um empregado promete informar à companhia de qualquer envolvimento pessoal (sexual, romântico) com outro funcionário. Essa é claramente uma política equivocada.

'Eu estava com 30 anos quando conheci John. Sempre pensei que nunca ia querer me casar, não me interessava, e os homens que conheci não me motivaram a querer dividir um apartamento, quanto mais a levá-los para minha mãe conhecer. Ele era maravilhoso. Quando o conheci, não podia acreditar. O cabelo, os olhos, o corpo! Ele era sempre sensível e carinhoso (nos conhecemos no trabalho); quando eu tinha um problema de trabalho ele me ajudava, mas nunca mostrava nenhum interesse sexual especial em mim e agia de modo "normal". Eu não tinha a menor idéia de que ele estava interessado. Ele me contou mais tarde que ia para casa e ficava fantasiando sobre mim. Pensava muito nele, mas ficava me dizendo que era colega de trabalho, que casos amorosos no trabalho não funcionam e que era isso aí, ponto final. Finalmente, um dia nos achamos sozinhos no trabalho, todo mundo estava fora, era feriado bancário. Nós dois tínhamos ido adiantar o trabalho. Do lado de fora dos banheiros (eu sei, eu sei!) caímos nos braços um do outro. Foi o abraço mais maravilhoso de minha vida. Acabamos indo morar juntos e, seis meses depois, nos casamos. Sim, ainda trabalhamos no mesmo lugar e, sim, contamos a todo mundo (convidamos todos para o casamento), e não parece ter causado qualquer problema no trabalho.

Eles dizem que, se todo mundo sabe que duas pessoas estão juntas, isso forma uma espécie de Máfia no trabalho e os outros se sentem excluídos, não conseguindo cooperar tão bem quanto é preciso se você é sozinho. Mas isso presume um local de trabalho superneutro, onde ninguém conhece ninguém, e ninguém sabe quem é amigo de quem. Nós sempre soubemos quais dos rapazes eram amigos, quem saía para beber depois do trabalho ou almoçava junto etc. O trabalho seria terrivelmente solitário e triste se todo mundo tivesse que evitar fazer amizade. Uma vez trabalhei num lugar assim e acabei com uma úlcera estomacal. Acho que saber que John e eu nos amamos faz não somente minha vida melhor, mas também as vidas daqueles ao meu redor. Amá-lo faz minha vida tão boa e só pode ter um efeito positivo nos outros. Deixa as pessoas lá saberem que amar é ótimo.'

Você Pode se Apaixonar no Trabalho – Sem Conseqüências Desastrosas?

'Casos sexuais no trabalho não funcionam'
Essa idéia largamente aceita é verdade? Segundo as estatísticas da minha pesquisa, casos amorosos entre colegas continuam tão felizes quanto casos e namoros fora do trabalho, com uma taxa ligeiramente mais alta (5% mais elevada) de sucesso.

Do mesmo modo que relações de namoro têm altos e baixos, e muitas podem não funcionar por um motivo ou outro, as relações no escritório podem ou não ter uma 'aterrissagem feliz'.

Sim, problemas emocionais entre casais podem atingir o trabalho. Mas problemas emocionais fora do escritório também afetarão o trabalho, isto é, um empregado estará aborrecido mesmo – e desesperadamente tentando usar o telefone o dia inteiro, na maior parte dos casos.

Metade do *staff* do escritório é solteira*

Hoje, metade da população das maiores cidades do mundo está 'solteira', e cerca de 50% dos funcionários da maioria das firmas estão solteiros.**

Se metade do pessoal nos escritórios (de variadas faixas etárias) está solteira nos escritórios de hoje, as empresas devem esperar que as pessoas sejam 'estáveis e casadas', especialmente acima de um certo estágio? Se superexecutivos 'devem ser casados e ter filhos' (ver Capítulo 3), não deveriam também todos os outros empregados? Mas o romance entre empregados é considerado 'inadequado'; logo, logicamente, as empresas esperam que seus empregados, gerentes e executivos sejam casados com alguém que não trabalha nelas – ou, se solteiros, que namorem firme fora do escritório, sem telefonemas, sem visitas ao escritório, sem fotos na mesa etc.

Essas são as regras implícitas perseguidas quando diretores de empresas dizem, contentes: 'O modo de evitar ações judiciais de assédio sexual é dizer que sexo e amor são impróprios no trabalho.' Mas essas regras são pouco práticas e difíceis quando se trata da qualidade de vida das pessoas.

A política das empresas, geralmente tácita (não escrita), contra 'relacionamentos' no trabalho vai diretamente de encontro às necessidades de muitos empregados, isto é, a maioria das pessoas que trabalham não têm tempo de procurar por aí, fora do trabalho, gente para conhecer, gostar e amar.

É mais humano desenvolver interesses e se entender com outras pessoas no trabalho.

Atitudes empresariais anunciando que um romance no trabalho é 'inadequado' não funcionam e refletem pressupostos implícitos – um *software* que precisa de atualização e substituição.

Medo de Sexo...

Pergunta: alguns superexecutivos são como pais que não gostam que 'suas filhas' façam sexo ou se apaixonem por outros homens?

É natural para homens e mulheres se sentirem atraídos e se apaixonarem no trabalho. Hoje, a

---

* Embora isso seja considerado um 'desastre' refletindo o 'colapso da civilização', tais exageros são inverídicos (ver página 73: 'Democratização da Família').

** E se a maioria da força de trabalho for 'solteira'? Sempre se presume que 'muitos solteiros e divorciados' representam uma rede inconstante de trabalho, mas isso não é verdade. A revolta contra a 'família tradicional' (estatísticas mostrando que 50% da população moram sozinhos) não quer dizer que a 'civilização' ou os negócios estão sofrendo um colapso; de fato, está acontecendo um processo de democratização e reavaliação das relações pessoais. Essa mudança anuncia o nascimento de uma vida pessoal mais moral e mais satisfatória, uma identidade 'completa' dentro da pessoa, bem como um reajuste do lugar do trabalho na vida.

maioria das pessoas com carreiras sérias tem muito pouco tempo livre para 'sair e conhecer alguém'; é natural formar relacionamentos com as pessoas que vemos todo dia e com quem compartilhamos interesses. (Isso não quer dizer que toda relação termina de forma perfeita, ou feliz...!) Um estudo mostrou que a maior parte das pessoas se casa com alguém que mora a um raio de doze quilômetros de distância. Por quê? Porque estar com alguém que mora muito longe é irregular demais. Assim, as pessoas no trabalho, que se vêem com freqüência e aprendem a se conhecer em diferentes condições (cansadas, de olhos brilhantes, alegres, tristes), têm maiores chances de se envolver sentimentalmente.

Muitos executivos, gerentes e empregados em empresas trabalham doze horas por dia, às vezes até mais. Mesmo se um executivo 'encontrar alguém' fora do escritório, terá ainda que investir mais 'tempo de qualidade' na relação. Então não é muito mais lógico compartilhar parte desse tempo no trabalho e ter um motivo para ficar em contato (o trabalho, além do desejo), e assim o que o outro 'faz o dia inteiro' deixa de ser mistério, causando conflitos desnecessários?

Outros argumentam que um 'casal' reconhecido no trabalho constrói um feudo, levando a nichos de poder no trabalho etc. Mas isso não seria verdade de qualquer modo? Alguns empregados não criam ilhas de poder?

No futuro, à medida que mais mulheres trabalharem em todos os níveis das empresas, as pessoas encontrarão parceiros principalmente no trabalho, desenvolvendo sentimentos pelas outras através da experiência emocionante de trabalharem juntos. É um segredo bem-guardado: a fascinante energia de ligação no trabalho compartilhado e projetos conjuntos levam a ótimas parcerias.

As empresas fariam melhor desenvolvendo novos pontos de vista acerca da existência de 'sentimentos particulares' dentro do escritório, em vez de insistir em que 'não haja sexo ou vida privada no trabalho'.

A Estrada Acidentada para o Amor: E se Você se Apaixonar por Alguém no Trabalho?

Fazer amantes se esconder nos bastidores é bom para a produtividade e o moral de uma empresa? O veto ao sexo e ao amor no escritório significa que muitos casais escondem suas relações dos colegas. As tensões assim criadas ('é nosso segredo') podem às vezes ser divertidas, mas a longo prazo prejudicam a relação quando não há um final previsível para o dilema:

'Venho tendo um tórrido caso de amor com Stuart. É um cara lá do meu trabalho, e realmente o adoro. Mas ele não tem coragem de contar para ninguém no trabalho sobre nós, e estou começando a perder o respeito por ele. Acho que está sendo um banana nesse aspecto. Como posso levá-lo a sério, se temos que nos esconder o tempo todo?'

O diretor da Spanish Telecom (ver Capítulo 3), ele próprio jovem e solteiro, comentou em 1999:

'Não é bom para um empregado ter que procurar toda noite com quem vai jantar etc., e assim, se tem um/a parceiro/a, tentamos ajudar ambos a ter empregos aqui, acreditamos em relacionamentos, não importa onde as pessoas se conheceram. Isso é bom para a empresa.'

Políticas empresariais negativas podem destruir relações.

O que acontece quando a empresa dá uma festa anual ou regular à qual as pessoas são encorajadas a levar seus cônjuges ou namorados/as? Isso deixa os que não estão em 'relações santificadas' numa situação pessoal delicada:

'Tony e eu quase terminamos uma vez, quando houve um passeio de barco da empresa, e não pudemos ir juntos – muito embora àquele ponto nós já estivéssemos morando juntos havia um ano. Íamos trabalhar juntos toda manhã, mas sempre tomávamos precauções para não entrar juntos. Eu lhe disse que, se ele fosse naquele passeio de barco sem mim, isso seria equivalente a me liberar, e eu ficaria livre para fazer como quisesse, embora vivesse com ele – já que ele parecia sentir que podia fazer como quisesse, sem se importar com meus sentimentos. E assim, avisei que, se ele fosse, eu começaria a sair com meus amigos e até me encontraria com outros homens, embora "morasse com ele". Continuava sendo "nosso segredo". Adivinha o quê? Ele contou a todo mundo que tinha se casado comigo! Fomos juntos no passeio de barco, e até agora está tudo bem no trabalho.'

Não há motivo para banir o amor do escritório.

Isso não quer dizer que casais devam se dar as mãos nas reuniões: apenas significa que as regras básicas de comportamento no escritório devem continuar dentro do escritório – mas não há problema em desenvolver um relacionamento pessoal com um colega. Se der certo, eles podem contar ao pessoal mais tarde.

Alguns militares americanos tiveram vários incidentes negativos por causa de suas normas envolvendo mulheres no trabalho. Os militares têm um registro infeliz de assédio sexual às mulheres nas forças armadas; na verdade, o alto comando já deixou claro que preferia não ter mulheres como militares – de forma alguma.

Políticas empresariais que querem negar a presença das mulheres (fazendo com que até casos discretos de paixão pareçam 'inadequados') parecem espelhar atitudes de 'melhor sem mulher por perto' (elas atrapalham o 'trabalho sério dos homens') – mas, se você precisa tolerar, tente fazê-las invisíveis...

O Escritório (Sexualmente) Neutro (!)

Alguns executivos dizem que as empresas deveriam promover a neutralização de todo comportamento no trabalho: não deve haver reconhecimento de gênero (especialmente o feminino) de forma alguma. Por exemplo, se um homem e uma mulher passam por uma porta, o homem não deveria segurar a porta para ela; o empregado mais jovem deve segurar a porta para o mais velho ou para seu superior na empresa (ver Capítulo 3). Potencialmente, esse esquema poderia barrar as mulheres do local de trabalho, pois os homens (preocupados com as mulheres como concorrentes?) poderiam dizer que 'não trabalham com mulheres' porque se 'distraem' – embora a distração fosse criada pelo veto imposto sobre 'pensamentos naquela direção', e não pela tal da 'tentação sexual supostamente oferecida pelas mulheres'.

'Não há sexo nesta casa!': motivos ocultos para o veto ao amor no trabalho

Dizer que a vida privada deveria ser 'deixada fora do escritório' é, de um modo muito suspeito, semelhante à abordagem que muitos pais fazem/faziam, ou seja, 'não quero sexo nesta casa!'. Do mesmo modo que pais sabem que seus filhos adolescentes estão interessados em sexo (talvez estejam até em algum lugar 'lá fora' fazendo sexo), enquanto não trouxerem 'para casa', não fazendo em casa, está tudo bem. Em outras palavras, nem 'as crianças' nem seus pais 'fazem sexo' em casa, parecendo que os pais quase nunca se beijam apaixonadamente ou falam de sexo com seus filhos,* para que filhos e filhas concluam que 'não há sexo nesta casa'.

Superexecutivos, diretores e outros 'papais executivos' podem estar projetando um pouco dessa atitude no local de trabalho. Alguns chefões de empresas sentem ciúme de suas filhas e filhos com vida sexual ativa. Será esse um motivo pelo qual eles aprovam a política do veto ao sexo e ao amor?

Tais atitudes ocultas poderiam explicar também as estranhas políticas empresarias com relação a mulheres e gravidez. A maior parte dos diretores entrevistados nesta pesquisa sentia que 'o problema que impede as mulheres de avançar na carreira executiva são o casamento e a maternidade'. Entretanto, são as próprias empresas que mantêm uma política punitiva para as mulheres nesse âmbito, bloqueando suas carreiras. Isso não quer dizer que 'empresas deveriam garantir mais licenças de maternidade e paternidade' (essa é outra questão), mas sim que as empresas não querem ver mulheres grávidas trabalhando. Não querem ver a prova de que 'uma de suas filhas' andou fazendo sexo com alguém ('andou fodendo', para falar cruamente). Essa parte da vida de uma mulher deve ser mantida escondida, distante das quatro paredes da empresa, semelhante à história bíblica de Maria dando à luz Jesus: não há barrigão (nenhum quadro a retrata assim), não há sangue ou abertura das pernas durante o parto, nem líquidos 'sujos' no pós-parto – não, a concepção e o parto foram 'imaculados'. As empresas estão, comicamente, impondo o mesmo modelo de reprodução às mulheres dentro das corporações atualmente!

Pense nisso.

---

* Dá para imaginar uma mãe preparando o café da manhã para os filhos e contando a eles: 'Ah, estou cansada esta manhã! Seu pai e eu ficamos acordados até tarde, fazendo amor...' (Ver o *Relatório Hite sobre a Família*.)

Qual seria uma outra paisagem empresarial? As pessoas poderiam delinear algo mais digno, e mais realista, para as novas relações no trabalho?

se tornar meu "fã ardoroso" e massagear meu ego, de um jeito que uma amiga não faz? Acho complicado demais pensar nisso; preferia não tentar ser amiga de um homem com quem trabalho.'

Amigos ou Amantes?

Como você pode saber antecipadamente se é amizade ou romance sexual?
Muitas pessoas se sentem pouco à vontade para começar um novo tipo de relacionamento com alguém do sexo oposto, sem saber onde vai dar:

'Estou com medo de que ele queira mais de nossa relação do que eu posso dar. Ele diz que só quer ser meu amigo, que é ridículo – o que estou imaginando? Que ele quer me levar chutando e gritando para o quarto dele? Acho que até mesmo o fato de dizer isso me parece ser o que está pensando. Claro, tais comentários aguçam minha imaginação e me fazem pensar nesse lado dele – enquanto ao mesmo tempo me tranqüilizam. Uma parte de mim pensa que ele fala a verdade, que só quer ser meu amigo. Ele diz que pode existir amizade real entre os sexos, e o que ele vai ganhar com isso é uma amiga que é interessante e interessada nele também. Mas será que quero só isso? Talvez eu queira que ele esteja atraído por mim, talvez eu queira dizer a mim mesma "sim, podemos ser apenas amigos", porque desse modo posso permitir a chance de ele me dar uma cantada,

Comandos de *Software* Cerebral

⊖ **SOFTWARE A DELETAR**

Se eu tenho uma relação importante com alguém do sexo oposto, haverá sempre um componente sexual ali; se eu parar para pensar nisso, serei capaz de reconhecer.

⊕ **SOFTWARE A INSTALAR**

Tenho novas escolhas hoje, um mundo maior está disponível para mim, posso me relacionar com o sexo oposto sem que haja um envolvimento sexual, relações que não irão interferir com minha vida amorosa (não mais do que uma amizade do mesmo sexo interferiria), mas que ao mesmo tempo podem ser próximas e compartilhadas. Essas relações tornarão possível para mim experimentar a vida mais completamente e me expandir como pessoa.

Um Novo Espectro de Emoções: Novas Relações no Trabalho

Naturalmente, toda relação no trabalho entre uma mulher e um homem não tem que acabar na cama. Você diz: 'Eu sei disso!' Mas será que realmente acredita nisso? Que a vida pode ser gratificante e plena sem sexo?!?

A tese deste livro é que mais relações (do que é necessário) se deterioram na estrada do 'estamos atraídos, nos gostamos, somos de sexos opostos e então só podemos estar atrás de sexo'. Muita gente sente um lampejo de atração por outra pessoa que não é exatamente realizável plenamente através de uma relação sexual. (E o que você faz depois? Se um de vocês não quer fazer de novo, a outra pessoa vai ficar zangada, acusando a primeira de 'querer só dar uma trepadinha'?) É melhor ter uma escolha mais ampla de rumos a tomar numa amizade que se inicia; as relações que querem acontecer podem se desenvolver melhor em termos de trabalho e amizade.

Atualmente, quando as pessoas no trabalho sentem uma atração sutil, podem usar essa energia numa variedade de direções. Não precisam concluir que o único modo de se estar 'perto' (declarar um armistício de gênero e se sentir segura???) é se atirar nos braços uns dos outros. Suponhamos que ambos sejam casados e não queiram grandes mudanças, são felizes – mas sentem que 'parece uma lástima parar por aqui, deixar para lá'. A essa altura, seria bom ver que há dois ou três outros tipos de relações mais ou menos longevas que podem ser apreciadas.

A sociedade ficaria muito melhor com escolhas mais flexíveis de modos de relacionamento entre mulheres e homens do que apenas na direção da possibilidade de reprodução ('sexo', isto é, coito).

Uma diversidade de relações possíveis é apropriada e irá beneficiar a todos.

Amigos ou um novo tipo de colegas?

As relações no escritório devem ser de amizade ou alguma nova forma de convívio entre colegas?

As pessoas no trabalho desempenham melhor suas tarefas quando estão junto de colegas, sem se tornar amigas? O crescimento e desenvolvimento de uma relação de trabalho no estilo de amizade ou coleguismo vão depender de diversos fatores.

A amizade no trabalho, principalmente com alguém do sexo oposto, é freqüentemente oculta; a tendência é diminuí-la.

Parece que amizades entre homens e mulheres no trabalho são um tabu, do mesmo modo que são um tabu na sociedade em geral:

'Comecei a me divertir no bar com Sally depois do trabalho. Era inofensivo, só uma forma de relaxar. Notei, porém, que nenhum de nós agia como se fôssemos amigos quando estávamos no escritório e sempre saíamos do prédio separados. Era um acordo tácito, nosso "segredo culpado".'

Amizades são consideradas 'normais' entre pessoas do mesmo sexo – homens saem com seus amigos homens, mulheres saem com 'as meninas' –, mas, se um homem sai com uma mulher, isso é visto com estranheza ('a menos que ele esteja atrás de alguma coisa'), portanto estão tendo sexo ou se encaminhando para isso.

Essa situação é ainda mais complicada se um ou outro está num nível mais elevado; não somente é complicado para as pessoas envolvidas (ver Capítulo 7), mas também para os de fora, que pensarão coisas que jamais pensariam se dois homens, um júnior e um sênior, saíssem juntos.

Jogo Cerebral 8.1

Considere as diferenças

Situação um:

Notando que dois homens tendem a andar juntos, um sênior, o outro júnior, os colegas comentam: 'Hummm, eles se dão bem. Acho que o Sr.... está polindo "Jim" para lhe dar uma posição melhor.' 'Jim espera crescer na companhia, então teve sorte de que ele e o Sr.... tenham se dado bem.'

Situação dois:

Colegas percebem um homem e uma mulher saindo juntos, um sênior, o outro júnior: 'Fico me perguntando quem está usando quem? Aposto que um dos dois está querendo sexo, e o outro, uma promoção! Boa sorte para os dois!' 'Se ela pensa que vai a algum lugar daquele jeito, ainda tem muito que aprender.'

Há uma diferença clara de percepção quando dois colegas de sexos opostos se tornam amigos. É essa diferença que devemos trabalhar para erradicar de nossas mentes, no interesse de toda a nossa saúde mental e da vida inteligente futura no planeta.

Na verdade, as situações descritas podem não retratar pessoas que são amigas, mas que trabalham juntas, uma equipe (o que também chamo de coleguismo de estágio 2, um companheirismo mais profundo). No coleguismo de estágio 2, o foco da amizade é o trabalho, com mais comentários pessoais e observações permitidas do que no estágio 1. Este se desenvolve melhor com pessoas com as quais não se está plenamente afinado/a no trabalho, aquelas com quem certas formalidades e normas polidas de etiqueta funcionam melhor. Mas há uma diferença entre ficar amigos e ser um time (colegas do estágio 2).

Deveríamos realmente mudar nossa tendência a falar mal de amizades entre mulheres e homens, já que muitas pessoas acham que tais amizades existem e são excelentes.

Comandos de *Software* Cerebral

⊖ **SOFTWARE A DELETAR**

Entre um homem e uma mulher não existe tal coisa de 'somente amigos'; qualquer um que pense isso é bobo e está se enganando.

⊕ **SOFTWARE A INSTALAR**

Amizades entre mulheres e homens (de todas as idades e situações financeiras) são úteis e fazem parte de uma sociedade que funciona mais plenamente, rumo ao futuro.

Tenho o direito de ser amigo/a de pessoas do sexo oposto: de quem eu gostaria de ser amigo/a?

O Futuro Sexual

Nem sempre é fácil seguir fazendo amizades ou construindo um convívio sério de trabalho (criando companheiros de time) com alguém no trabalho, como esta mulher explica:

'Eu realmente gostava de um de meus colegas. Sempre o convidava para ir aos lugares, o levava junto quando saíamos em grupo etc. Era tão fácil conversar com ele, e eu não queria limitar nossa relação profissional sendo formal o tempo todo. Até parecia ajudar o trabalho se nos divertíssemos, conversássemos sem compromisso, relaxados, era bom para o trabalho. Mas, ao mesmo tempo, não o convidava para ir a qualquer lugar, porque eu me preocupava se, embora a situação funcionasse a princípio, poderia retroagir de algum modo e criar problema mais tarde. Que problema? Não sei, talvez ciúme de algum colega se nos déssemos muito bem ou mesmo tensões entre nós ("e agora?", você sabe a sensação!), ou talvez uma inabilidade de aceitar outra relação homem-mulher que um de nós poderia ter... Bem, perdeu-se uma chance de se desenvolver uma ótima amizade? Fiz a coisa certa e salvei o projeto? Não sei, nunca vou saber.'

Os homens hesitam ainda mais do que as mulheres em iniciar elementos de amizade numa relação de trabalho, especialmente com alguém acima ou abaixo na hierarquia da empresa, fora de seu próprio nível:

'Era difícil. Ficava vendo Sally e me controlando para não ficar indo à sua mesa conversar. Era completamente natural, sempre pensava em conversar com ela, me ajudava. Mas me perguntei sobre isso: minha motivação real era que eu estava ficando atraído sexualmente por ela? O que ela iria pensar? Ela provavelmente acharia que eu estava dando em cima, e me tornei inseguro em relação a ela, até pensei em parar de conversar com ela, o que seria um problema. Isso me irritava, e adorei quando ela foi transferida para outra filial – embora gostasse dela e torcesse para que ela ficasse conosco. Não faz sentido, faz?'

Ao tentar mudar as relações de trabalho, mulheres e homens podem quebrar novas barreiras e formar amizades criativas e estáveis que podem continuar através dos anos, sem jamais sentir a necessidade de 'progredir até o inevitável clímax'.

Isso não quer dizer que estamos construindo um 'universo neutro' no escritório; significa que estamos criando um mundo mais diversificado, com uma variedade mais adequada de escolhas entre homens e mulheres.

Amizades no Trabalho – Levando a Novos Tipos de Relações entre Mulheres e Homens

O local de trabalho atual oferece uma grande oportunidade para as pessoas romperem com velhos padrões de relações e criar novos – e, assim, criar um novo tipo de sociedade.

No passado, a área principal onde as pessoas do sexo oposto se encontravam era na 'vida privada'. O perigo agora é involuntariamente aplicarmos velhas idéias desse *software* preexistente em nossas cabeças a situações de trabalho – e perder a chance:

'Se é uma mulher, ela deve ser como minha mãe, minha irmã ou minha amante'; 'se é um homem, deve ser como meu pai, meu irmão, meu namorado ou meu marido'. Isso é ilógico, mas muitas pessoas pensam assim sem se dar conta.

As pessoas no trabalho hoje em dia têm um painel muito maior de escolhas para definir as relações entre si do que tinham antes, na 'vida privada'.

Agora é uma questão de transformar as relações, de um modo que nunca fizemos antes.

Para chegar lá, devemos acreditar em nós mesmos, redefinir nossa programação de *software* – ver com nossos próprios olhos, e não através de chavões antiquados ou programas de *software* empurrados em nossas cabeças. Contagiando os outros, depois de nos examinarmos com questões e *software* genuinamente novos, poderemos criar essas relações.

Uma grande tarefa.

SUA OPINIÃO...

Quais são a sua opinião e experiência? O que você pensa? Quais têm sido *suas* experiências do que foi discutido neste capítulo?

Por favor, use este espaço para escrever suas anotações ou mande comentários por *e-mail* para o *website Sexo e Negócios* em www.sexandbusiness.com/myopinion. Naturalmente, pode se expressar sem identificação.

_____

_____

_____

_____

_____

_____

Explosão Final do *Software*

Esses exercícios são para aqueles/as ainda presos/as em suas rotinas...

(a) Dê dez razões para o veto ao amor no trabalho.

(b) Dê três exemplos de atitudes masculinas renitentes, do tipo 'vou-te-mostrar-meu-domínio'.

(c) Dê três exemplos de medo feminino perante o poder (corporativo) masculino.

(d) O que você deseja mais profundamente mudar no seu escritório?

(e) O que você gostaria de eliminar do escritório, e por quê?

(f) Você mudou alguma coisa em si mesmo/a desde que começou a leitura deste livro? O quê?

(g) O que é assédio sexual, e por que isso é uma questão?

(h) Um indivíduo pode encontrar um significado na empresa?

(i) Você quer ser um/a superexecutivo/a em dez anos? Por quê, ou por que não?

(j) Você está apaixonado/a por alguém no escritório? Como estão as coisas?

Por favor, mande suas respostas (anonimamente, não assine) para:
S. Hite, Pearson Education
128 Long Acre, London WC2E 9AN
England

Ou por *e-mail* para
s.hite@hite-research.com

Impresso no Brasil pelo
Sistema Cameron da Divisão Gráfica da
DISTRIBUIDORA RECORD DE SERVIÇOS DE IMPRENSA S.A.
Rua Argentina 171 – Rio de Janeiro, RJ – 20921-380 – Tel.: 585-2000